リハビリテーションMOOK

編集主幹
千野　直一（慶應義塾大学名誉教授）　安藤　徳彦（前横浜市立大学教授）

編　集
大橋　正洋（神奈川リハビリテーション病院部長）
木村　彰男（慶應義塾大学教授）
蜂須賀研二（産業医科大学教授）

15

リハビリテーション工学と福祉機器

金原出版株式会社

REHABILITATION MOOK No.15

*Rehabilitation Engineering and
Technical Aids for the Disabled*

Editors-in-Chief
Naoichi CHINO, M.D.
Norihiko ANDO, M.D.

Associate Editors
Masahiro OOHASHI, M.D.
Akio KIMURA, M.D.
Kenji HACHISUKA, M.D.

© First Edition, 2006
KANEHARA & Co., Ltd., Tokyo
Printed and Bound in Japan

編集にあたって

　病気や怪我で身体の機能を失った人へ，どのような支援を行えるのか。医学の分野では，そのような障害が発生しないように，初期治療に最善が尽くされています。しかし，医療が進歩すればするほど，複雑で重度の障害をもつ人たちが増えているのが現状です。おそらく再生医療がさらに進歩すれば，障害をなくしてしまう「夢の医療」が提供されるのでしょう。しかし「夢の医療」を受けられるようになるまでには，もう少し時間がかかりそうです。

　第二次世界大戦が終わったとき，戦傷で手足を失った軍人が復員してきました。この人々のニーズに応えて，元航空技術者であったMcLaurinは，終戦から間もない頃，カナダのトロント市の退役軍人病院で，当時としては画期的な義足を次々と実用化していきました。McLaurinはその後活躍の場を米国に移し，1970年代には他のエンジニアや臨床家と検討を重ねて，リハビリテーション工学の定義を明確にしました。McLaurinによりリハビリテーション工学は，「医学・工学および関連科学による総合的リハビリテーションアプローチによって，身体障害者のQOLを高めること」と定義されたのです。彼が開発した義足が現在も使われているように，彼によるリハビリテーション工学の定義も現在に通用しています。

　工学的手段によって障害を代償すること，これは手足を失った切断者だけでなく，脊髄損傷などを原因として運動麻痺がある人々，視覚や聴覚などの感覚器官，心臓・腎臓・膵臓などの内部臓器の障害がある人々にも適用されます。言葉の区分としては，人工臓器を研究するのは医用工学，身体障害への工学的対応を図るのがリハビリテーション工学と考えてよさそうです。

　さて本書は，わが国のリハビリテーション工学の第一線で活躍されている方々が執筆されたものです。本書の執筆中に，技術の進歩によって実用化が見えてきた福祉機器や，障害者自立支援法の施行など，本書で取り上げることができなかった事柄も次々と起きています。しかしMcLaurinが示した，エンジニアと臨床家の協働によって身体障害者のQOLを高めることができる，というリハビリテーション工学の本質は，本書から読み取っていただくことができると思います。

2006年6月

大橋正洋

リハビリテーション工学と福祉機器 ― 目 次

[1] 総論：リハビリテーション工学の過去から現在まで ………………… 1
 1．リハビリテーション工学の歴史 ……………………………田中　理……1
 2．障害者運動の歴史と工学的支援機器 ………………………巴　雅人……7
 3．福祉機器の開発 ………………………………………………松尾清美……19
 4．福祉機器の規格 ………………………………………………髙橋義信……28
 5．共　用　品 ……………………………………………………後藤芳一……39
 6．福祉工学教育 …………………………………………………小川喜道……49
 7．医学と工学の連携―リハビリテーション医学の立場から …………岡島康友……55

[2] 各論A：最新の機器と今後の発展 ………………………………………62
 1．姿勢保持装置の現状と課題 …………………………………繁成　剛……62
 2．歩行訓練器 ……………………………………………………元田英一……72
 3．片麻痺者用短下肢装具 ………………………………………山本澄子……78
 4．義足と義手 ……………………………………………………中川昭夫……83
 5．手動車いす ……………………………………………………西村重男……89
 6．電動車いす ……………………………………………………米田郁夫……100
 7．介護用車いす …………………………………………………飯島　浩……107
 8．リフト …………………………………………………………市川　洌……114

9．入浴・排泄用機器と住環境整備 …………………………………………橋本美芽……118

10．環境制御装置 ………………………………………………………………畠山卓朗……125

11．AAC（拡大・代替コミュニケーション）………………………………伊藤英一……131

12．情報機器へのアクセシビリティ―コンピュータ・アクセシビリティ

　　　　　………………………………………………………………………奥　英久……136

13．障害者用運転装置 ……………………………………………鈴木　実・鎌田　実……143

14．競技用スポーツ機器 ………………………………………………………沖川悦三……151

[3] 各論B：目で見る福祉機器 ………………………………………………………155

姿勢保持装置 …………………………………………………………………繁成　剛……155

手動車いす ……………………………………………………………………西村重男……156

介護用車いす …………………………………………………………………飯島　浩……158

入浴・排泄用機器 ……………………………………………………………橋本美芽……161

環境制御装置 …………………………………………………………………畠山卓朗……163

障害者用運転装置 ………………………………………………鈴木　実・鎌田　実……164

[4] 福祉用具に関する制度 ………………………………………齊場三十四……166

JCLS〈㈱日本著作出版権管理システム委託出版物〉
本書の無断複写は著作権法上での例外を除き禁じられています。
本書の複製権・翻訳権・上映権・譲渡権・公衆送信権（送信可能化権を含む）は金原出版株式会社が保有します。
複写される場合は，その都度事前に㈱日本著作出版権管理システム（電話 03-3817-5670，FAX 03-3815-8199）の許諾を得てください。

[1] 総論：リハビリテーション工学の過去から現在まで

1 リハビリテーション工学の歴史

田中　理*
Osamu Tanaka

> **SUMMARY**
>
> 1）英語のrehabilitation engineeringに対応する，リハビリテーション（以下，リハビリ）工学という言葉は1971年にアメリカで初めて公式に使用された。
> 2）日本では，1970年前後に国家プロジェクトで推し進められたサリドマイド児用の電動義手の研究開発がリハビリ工学を誕生させるきっかけをつくった。
> 3）その頃わが国に根づきはじめたリハビリ医学の指導者たちは，伝統的な義肢装具の研究開発にも工学技術の関与が有効なことを認識し，労災義肢センター（1969年），国立補装具研究所（1970年），東京都補装具研究所（1971年）の設立や，工学部門を備えたリハビリセンターである兵庫県リハビリテーションセンター（1971年），神奈川県総合リハビリテーションセンター（1973年）の設立に大きな影響を与え，これらの機関で初めてリハビリに直接参加するエンジニアが誕生した。
> 4）やがてエンジニアたちはリハビリには義肢装具だけでなく幅広い工学的ニーズがあることに気づき，車いすやシーティングシステム，移乗機器，移動機器，コンピュータ・コミュニケーション機器，環境制御装置，機能的電気刺激など，障害者を支援する広範な機器システムの研究開発に取り組むようになり，今日のリハビリ工学の基盤を築いていった。

●●はじめに

リハビリテーション（以下，リハビリ）工学とは，失われた人間の機能やそれが原因で起こる能力障害や社会的不利を改善するために，本人個人と周囲の環境に働きかけ，これを評価，分析して問題の所在を解明し，対象となる人々の自立を支援すべき人工の装置や環境システムを研究，開発，適用する工学である。言い換えれば，工学技術をリハビリに応用し，障害者のリハビリを支援することを目的にした工学がリハビリ工学である[1]。

リハビリ工学という言葉は，英語のrehabilitation engineeringに対応する言葉であるが，この言葉が初めて公式に使用されたのはアメリカであり，それは1971年のことであった。リハビリ工学が日本に誕生した時期は1970年前後のことである。ちなみに，日本でリハビリ工学という言葉が初めて公式に使用されたのは1973年のことであり，神奈川県総合リハビリテーションセンターに設置された研究室の名称「リハビリテーション工学研究室」に用いられたのが最初である。

現在，その内容に多少の差は見受けられるものの，先進国や多くの発展途上国においてリハビリ工学に関する何らかの取り組みが行われている。かつては義肢装具や視覚障害代替機器がリハビリ工学の代表的な研究対象であったが，現在ではパソコンやITに代表されるさまざまな革新技術の発達に伴い，これらに加えて移動機器，環境制御装置（最近では遠隔制御装置という言葉に統一さ

*横浜市総合リハビリテーションセンター，副センター長兼企画研究課長

れつつある），コミュニケーション機器，スポーツ・レクリエーション機器といった生活支援機器から，パソコンやITを利用した職業支援機器，住宅システムや安全管理システムといった幅広い対象の取り組みが展開されている。

ここでは，主にわが国のリハビリ工学に焦点を当て，その歴史を概説する。

I．ME（医用工学）からBE（生体工学），そしてRE（リハビリ工学）へ

土屋[2]は，工学の医学に対する関わり方の流れを次のようにまとめている。

医学と工学の境界に対して工学側で最初に接触をもったのはME（medical electronics）領域であり，それは1960年頃のことであった。当初のMEは，診療，治療に電子機器や電子計算機の利用を試みていた医学側に対して，工学側がそれらのニーズの工学的把握に努めようと参加することから始まった。その後，制御工学が発達するにつれて，動的状態の変移の記述と合目的な設計ができるようになり，MEはいつしかmedical engineeringと呼ばれるようになった。

さらに脳や神経，運動筋の機能を一つの制御システムとして解析するBE（bio engineering）が出現し，工学領域と生理学や運動学領域との協働が始まった。その一部では，筋電位を情報源として義肢を制御したり，感覚を人体に付与したりするような試みが行われた。

その後の制御工学の発達は事象のシステム的な把握論理を発展させ，その対象を機械のみに限定せず，人間－機械システムにまで拡張して捉えるようになった。やがて，この流れはシステム工学を生み出し，その一部がリハビリ・システムに結びつき，RE（rehabilitation engineering）の誕生に関係したと考えることができる。

しかし，REが対象としたものは，物理学の範疇で把握できる単なる生体ではなく，意思を持ち主体的に活動する社会的動物としての人間であり[3]，その発展のためにはリハビリに同化できる新たな概念の注入が必要であった。

II．リハビリ工学の誕生と変遷

1．日本のリハビリ工学の誕生[1)4)]

リハビリ分野におけるわが国の工学側の関わりは，サリドマイド児用の電動義手の研究開発が一つの契機になっている。社会問題になったサリドマイド禍をこうむった子供たちが学齢期に達するのを機会に，厚生省（現厚生労働省）による特別研究班（国家プロジェクト）が設けられ（1968年），サリドマイド児の診療をしていた大学の医学部と工学部の研究者たちによって新しい義手の研究開発が開始された。1971年にこのプロジェクトが科学技術庁に引き継がれるに至って，工学側からの本格的な参画が得られるようになった。

サリドマイド児用の電動義手の研究開発は結果として実用レベルの電動義手を生み出すまでには至らなかったが，その頃やっとわが国に根づきはじめたリハビリ医学は，従来から使用されてきた伝統的な義手義足の研究開発にも工学技術の関与が有効であることをリハビリ領域の人々に認識させていった。

このような流れの中で，1969年に労働福祉事業団の労災義肢センター（現労災リハビリテーション工学センター），1970年に国立補装具研究所（現国立身体障害者リハビリテーションセンター補装具研究所およびリハビリテーション研究所），1971年に東京都補装具研究所（現在廃止）が相次いで設立された。また，時を同じくして工学部門を備えたリハビリセンターが設立され，1971年に兵庫県リハビリテーションセンターに義肢装具開発課（現兵庫県立福祉のまちづくり工学研究所）が，1973年に神奈川県総合リハビリテーションセンターにリハビリ工学研究室が設置された。ここに初めてリハビリに直接参加するエンジニア（以下，リハビリエンジニア）が誕生することになった。

2．欧米（主にアメリカ）のリハビリ工学[1)5)]

アメリカでは，1945年に義肢装具政策（Artificial Limb Program）が打ち出され，以後 National Academy of Sciences（NAS）に設置された義肢装具研究開発委員会（Committee on Prosthetics Research and Development；CPRD）が義肢装具の研究・開発・評価の調整統合の役割を果たしていった．

1971年にCPRDは向こう5～10カ年計画書を提案し，今後は義肢装具のように手足の問題に限定することなく，視覚障害者のための感覚代替機器なども包含して取り組んでいくべきだとし，この分野を rehabilitation engineering と名づけるとともに，リハビリ工学を推進する機関としてリハビリ工学センター（rehabilitation engineering center；REC）の設置を提唱した．CPRD の REC に関する基本思想は次のようなものであった．すなわち，REC をリハビリ工学に関する研究・開発・評価および教育の中枢的専門機関と位置づけ，これを大学の医学部と工学部にまたがる大学院として設置し，強力な教育体制をもたせるとともに，リハビリに実際に役立つ相当数の研究課題を設定し，アイデアや概念などの基礎を短期間のうちに実際応用に持ち込むことを促進させるというものであった．REC は当初5カ所（ランチョ REC，テキサス REC，シカゴ REC，フィラデルフィア REC，ボストン REC）であったが，その後20カ所程度まで拡大された．

1977年には，このような REC に所属するリハビリエンジニアが主体となり，アメリカ，カナダを中心とする北米リハビリテーション工学協会（Rehabilitation Engineering Society of North America；RESNA）が結成され，以降今日まで北米はもちろんのこと，世界のリハビリ工学の発展に大きな貢献を果たしてきた．

アメリカのリハビリ工学はその初期において国の政策で強力に押し進められてきたきらいがあるが，イギリスやスウェーデンのようなヨーロッパの福祉先進諸国では，リハビリ工学は社会のニーズに応じて自然に国の政策に取り入れられ，取り組まれてきたような印象を受ける．ヨーロッパでは，1996年にヨーロッパ各国のリハビリ工学研究者たちにより欧州リハビリテーション工学協会

表1．日本のリハビリテーション工学機関の設置年表

- 労働福祉事業団労災義肢センター（1969）
- 東京都補装具研究所（1971）
- 兵庫県総合リハビリテーションセンター（1971）
- 神奈川県総合リハビリテーションセンター（1973）
- 国立身体障害者リハビリテーションセンター（1979）*
- 労働福祉事業団総合せき損センター（1979）
- 埼玉県リハビリテーションセンター（1982）
- 富山県リハビリテーションセンター（1984）
- 日本リハビリテーション工学協会設立（1986）
- 横浜市総合リハビリテーションセンター（1987）
- 名古屋市総合リハビリテーションセンター（1989）
- 石川県リハビリテーションセンター（1994）

*：所沢移転年とした

（Association for the Advancement of Assistive Technology in Europe；AAATE）が結成され，以後2年に1回開催されるカンファレンスでリハビリ工学に関する研究者たちの情報交換が盛んに行われている．

このほか，オセアニアでは1995年にオーストラリアのリハビリ工学研究者たちにより豪州リハビリテーション工学協会（Australian Rehabilitation & Assistive Technology Association；ARATA）が結成され，この地域のリハビリ工学の発展に貢献している．

3．日本のリハビリ工学の変遷

表1に日本の各所にリハビリ工学機関が設置された年譜を示す．先述したように日本のリハビリ工学は，1960年代後半から70年代前半にかけて，義肢装具と歩行分析の研究開発のために設立された研究所やリハビリセンター研究部門のリハビリエンジニアたちによって開始された．まもなくリハビリエンジニアたちはリハビリには義肢装具だけでなく幅広い工学的ニーズがあることに気づき，車いすやシーティングシステム，移乗機器，移動機器，コンピュータ・コミュニケーション機器，環境制御装置，機能的電気刺激など，障害者を支援する広範な機器システムの研究開発に取組

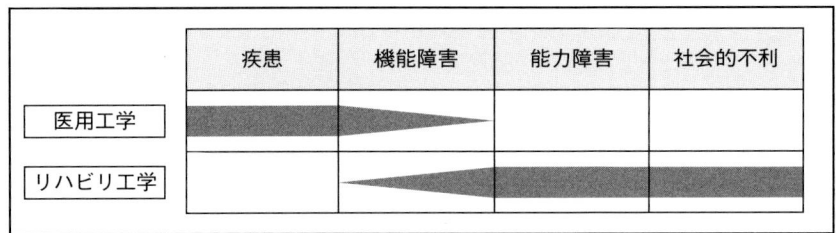

図1. リハビリテーション工学の意義

むようになった。

一方，サリドマイド児の電動義手の研究開発に結集した研究者たちによって結成された人工の手研究会が，1973年にバイオメカニズム学会と改称され，以後リハビリ工学領域も取り込むことによって初期のリハビリ工学の学術的基盤の拠り所となった。

1970年代後半から80年代前半にかけて開設されたリハビリセンター（国立身体障害者リハビリテーションセンター，総合せき損センターなど）には，幅広い工学的ニーズに応えるリハビリ工学部門が併設されていった。やがて相互の技術的情報交換の必要性がリハビリエンジニア間で共通認識され，アメリカのRESNAのような活動をする協会設立を目指して，1986年に日本リハビリテーション工学協会（Rihabilitation Engineering Society of Japan；RESJA）が結成された。

1980年代後半から90年代前半にかけて，リハビリ工学部門を併設するリハビリセンター（横浜市総合リハビリテーションセンター，名古屋市総合リハビリテーションセンターなど）がさらに拡大された。リハビリエンジニアたちは，リハビリ工学や後述する支援技術が障害者のリハビリに大きな効果を発揮することを証明していった。

1990年代に入ると，日本が将来迎えることになる未曾有の高齢社会に対するさまざまな施策が開始された。リハビリ工学や支援技術は高齢者の生活支援のための新しい技術開発分野として期待されるようになり，いくつかの大学の工科系学部にリハビリ工学や支援技術を中心に据えた専門学科が創設されるようになった。このような流れの中で，2000年に産・学・官の関係機関や関係団体，研究者の幅広い連携により日本生活支援工学会が結成された。ここに，日本のリハビリ工学と支援技術は，学究面から臨床実践面まで広大な裾野をもつようになった。今後，相互の連携がうまく機能すれば，大きな発展が期待される。

Ⅲ．リハビリ工学の今日的意義と位置づけ

リハビリ工学は，疾患の診断や治療に工学技術を応用することを目的とする医用工学とは異なり，疾患の結果として生じる3レベルの障害（機能障害，能力障害，社会的不利）のうち，主に能力障害，社会的不利に対して工学技術を用いて問題解決を図ることを目的とする（図1）[4]。

支援機器（assistive products）はリハビリ工学の典型的な研究対象である。リハビリ工学は，麻痺による知覚障害や筋萎縮などのため起こりやすくなる褥瘡に対する予防手段（機能障害対応技術），起立・歩行機能を代替する電動車いすやそれに乗り移るための移乗用リフトなどの移動・移乗手段（能力障害対応技術），コンピュータ・コミュニケーション機器などの就学・就労支援や余暇活動支援手段（社会的不利対応技術）として，工学技術を応用した支援機器を個々人の特性に合わせて提供することで，障害に起因する諸問題の解決を図り，個々人の生活や人生を支援することに主眼を置いた工学である。支援機器による障害者個々人への直接的な技術サービスの提供はリハビリ工学の極めて重要な側面であり，臨床的実践を基盤にすることがリハビリ工学の大きな特徴であるといえよう。

このような特徴をもつリハビリ工学は，いわばパーソナルデザインに重きを置く技術であり，そ

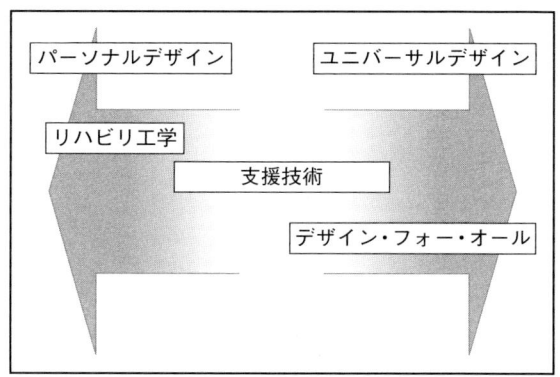

図2．リハビリテーション工学と支援技術の位置付け

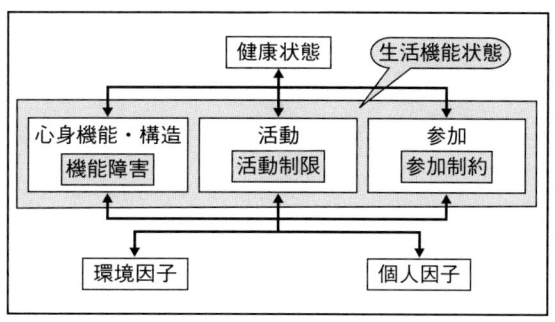

図4．WHO・ICFモデル

行とともに電動イーゼルの機能を追加拡充し，現在の3作目の機器は音声で制御する仕組みをもっている（図3）。この支援機器により，この画家は自らの仕事である絵画の創作活動を途中であきらめることなく，今日も続けている。リハビリ工学が個々人の生活や人生を直接支援する工学であることを理解していただけよう。

Ⅳ．今後の課題

最後に今後の課題について述べる。まずは，リハビリ工学の考え方，進むべき方向についてであるが，これからのリハビリ工学は概念軸を「統合」から「包括」に変換して対応していくことが必要になると思われる。リハビリは，「統合」すなわち社会に存在するバリアを取り除き，障害者が差別を受けない状態を拡大していこうとする，いわばバリアフリーの概念から，「包括」すなわち障害があること自体の理由では差別を受けない社会状態をつくっていこうとする，いわばユニバーサルの概念に移行していこうとしている。このような新しい概念による社会構築には，障害者自らの参加「ユーザー・パーティシペーション」を含めて，関係する幅広い専門家との協働が必要である。

2001年，WHOは従来の国際障害分類（ICIDH）を改定し，新たに国際生活機能分類（ICF）を提唱した（図4）。ICFの意義は，従来の「障害」という側面だけの視点に偏り過ぎていた問題点を改善し，人が生きていくために必要な生活機能を「心身機能・構造」「活動」「参加」という三つの

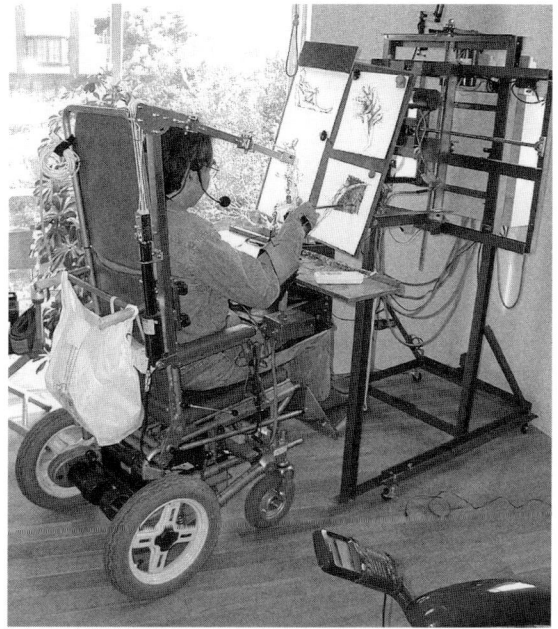

図3．臨床リハビリテーション工学の一例

の対極にあるのがユニバーサルデザイン，中間を広くカバーするのが支援技術といえそうである（図2）。今後この三つの技術分野が調和しながら発展していくことが，誰もが主体的に参加できる豊かな社会形成に大きな力を発揮するものと思われる。

横浜市総合リハビリテーションセンターでは典型的な臨床リハビリ工学を実践している。その活動の中で提供されたパーソナルデザインの一例として，筋ジストロフィの画家に提供した電動イーゼルという支援機器を紹介しておこう。病気の進

要素で捉え，この3要素が低下した状態をそれぞれ「機能障害」「活動制限」「参加制約」と解釈し，それらを総合して「生活機能の状態（すなわち障害の状態）」と定義したことにある．3要素の間には相互作用があり，従来モデルの「疾病」に取って替えられた「健康状態」とともに，個人を取り巻く人的・物的環境や法制度などの社会的「環境因子」や性，年齢，価値観などの「個人因子」を，「生活機能」に影響する背景因子に位置づけることで，「生活機能の状態」は個人が所属する社会状態の影響を受けるものであることが明示された．リハビリ工学と支援技術は，このICFモデルの環境因子に作用する重要な要素と位置づけることができ，その役割が一層明確になったと考えられる[6]．

さて，このようなリハビリ工学と支援技術の進むべき方向をより強固なものにするために，次のような具体的課題に取り組んでいくことが必要である．まず第1に，リハビリ工学と支援技術を新しい科学技術として確立，発展させていくことである．そのためには，リハビリ工学と支援技術の専門技術者の教育と育成が必要である．第2に，現代のニーズに則したリハビリ工学と支援技術のサービス提供ができる機能をもつ施設を整備拡充し，そのシステム化を図ることが重要である．そして，これらの推進のためには，リハビリ工学と支援技術に関する法制度を時代に見合ったものに改正整備していく必要があると思われる．

おわりに

リハビリはそれぞれの国の社会状況に応じてその様相を異にするものであるが，根底に横たわる理念や概念は国境を越えて不変のものである．リハビリに深く関わるリハビリ工学も全く同様である．ここに述べた「リハビリテーション工学の歴史」が，リハビリに従事する関係諸氏の何らかの参考になれば幸いである．

文　献

1) 田中　理：リハビリテーション工学の国際比較．福祉・介護機器，土屋和夫，齊場三十四監修，中央法規，1989, pp 9-14.
2) 土屋和夫：リハビリテーション工学．総合リハ 1(5)：553-558, 1973.
3) 加藤一郎：リハビリテーションの現代化．総合リハ 9(4)：259-260, 1981.
4) 田中　理：リハビリテーション工学の視点から．リハビリテーションマニュアル，日本医師会編，日本医師会雑誌 112 (11臨増)：198-202, 1995.
5) RESAグループ（加藤一郎，江原義弘，大井進，他）：ランチョ・ロス・アミゴ・リハビリテーション工学センター．総合リハ 2(6)：459-468, 1974.
6) 田中　理：巻頭にあたって「リハビリテーション・マインド」．横浜市リハビリテーション事業団研究紀要 14：1-2, 2004.

[1] 総論：リハビリテーション工学の過去から現在まで

2 障害者運動の歴史と工学的支援機器

巴　雅人*
Masato Tomoe

SUMMARY

1）「障害者や高齢者への支援機器」という言葉を発すれば，車いすや歩行器などのさまざまな福祉用具がすぐに浮かんでくる。これらの機器は現在では，さまざまな福祉の制度のおかげで簡単に入手できるようになった。また，たくさんの商品が出回っており，しっかりとした情報さえあれば，必要な福祉用具を見つけ出すのはそれほど困難なことではない。

2）しかし，ひとたび過去に目をやれば，福祉用具を入手することは想像以上に大変な作業であり，そのような役立つ道具があることすら知られていないことが多かったようだ。

3）この稿では，第二次世界大戦以降（1945年〜）の障害者を取り囲むそれぞれの社会情勢の中で，障害者が目標としてきた自立に向けてのさまざまな活動や社会参加などを通じて，当事者の権利や暮らしやすい環境を獲得してきた過程を紹介する。

4）そしてそれと同時に，常に障害者の傍らに存在し，その目標のために必要とされてきた福祉用具も併せて紹介する。

5）また，この活動の歴史は，よくいわれるように，障害者の支援機器（福祉用具）は特別な道具ではなく，ごく当たり前に使われるべき物であり，しかしながら障害者にとっては，自立の目的のためには，なくてはならない手段だということを伝えている。

はじめに

『社会参加』という言葉は一般的によく使用されるが，その内容や行動を意識して生活している人はそれほど多くはない。しかし，ひとたび体に障害をもてば，否応なしにこの社会参加が現実味を伴った障壁として生活を取り囲み，場合によってはその障壁（いわゆるバリア）に支配されていく。

例えば，車いす常用の障害を負えば，風呂やトイレはどうなるのか，店には入れるのか，学校・職場には戻れるのか，バスや電車は使えるのか，といった事柄から，友人と今までどおりつきあえるか，結婚できるか，じろじろ人に見られないか，障害のある自分を相手にしてくれるか，など広く心理的な面にまで影響を及ぼす。これらのバリアが障害者の外出を妨げ，障害者の社会参加を遅らせてしまった要因といえる。また，これらのバリアをキーワードでくくるならば，外に向けては「人権」と「環境」といえるし，内面的には「自分との葛藤」ともいえる。

しかしながら，障害者たちは「自分との葛藤」とともに，「人権」を獲得し，「環境」を変えてきたのである。その時代に使用された支援機器とともに，バリアにドアを開けてきた歴史を紐解いてみる。

I．障害者社会運動の歴史

1．第二次世界大戦以前

第二次世界大戦以前の障害者は，単に貧困者の

*㈲車座，代表取締役社長（仙台）

一部として，救貧対策の対象としてみられたに過ぎず，しかも，この救貧対策の対象は厳しく制限されたため，ほとんどの障害者は家族の扶養に委ねられていたといえる。

a．閉じ込められた障害者の存在

明治政府は1874年に，その後約60年にわたってわが国の救貧対策の基本となった「恤救規則（じゅっきゅうきそく）」を定めたが，貧民救済は本来「人民相互の情誼」によって行うべきものとしている。生活困難な老人や障害者は，何よりもまず家族や親族が扶養し，さらに近隣で援助すべきこととし，働く能力がありながら働かない者を厳しく罰するものであった。従って，「恤救規則」により援助を受けた「不具廃疾者」の数は少なく，毎年平均2,000人くらいであった。

しかし，やがて貧困者の数も増え，社会問題となってくる。特に1929年の世界恐慌は大量の貧困者を生み出し，同年には「救護法」が制定され，この中に「不具廃疾，疾病，傷病，その他精神または身体の障碍に因り労務を行うに故障のある者」という表現で『障害者』として規定されることとなった。また，援助内容も拡大され，公的扶助責任の原理が示されるなど近代化がみられるが，保護請求権はなく，障害者は依然として一個の生活困窮者であり，慈恵的な援助の対象者である点で「恤救規則」と同様であった。しかし，この法により援助を受ける障害者数は増加し，1934年には約11,000人に達した。

以上のように，障害や貧困は個人の責任であって，その救済は家族を中心に民間で行うべきもので，どうしてもやむを得ない場合に限り国や自治体が慈恵的に援助するのであるが，当然のことながら障害者は援助を請求する権利をもつものではない，というのが戦前の障害者対策の基本理念であった[1]。

b．傷痍軍人と盲人施策

一般の障害者対策とは対照的に，戦争による障害者（傷痍軍人）に対しては相当手厚い援助がなされていた。特に日清（1894～95年），日露（1904～05年）戦争，第一次世界大戦（1914～18年），日中・第二次世界大戦（1937～45年）と，大きな戦争に関連して，傷痍軍人対策は充実していった。例えば，増加恩給，再就職の援助，医療，訓練，名誉を表彰するための傷痍記章，国鉄・私鉄の無賃乗車，タバコ小売人の優先指定，租税などの減免，子女の育英のための学費補給などである。各種の国立のリハビリテーション施設も，結核療養所約40，温泉療養所10，精神・脊髄・頭部戦傷療養所各1，傷痍軍人職業補導所3，失明軍人寮・失明軍人教育所各1，などが設けられていた。

また，明治政府により当道座という職業独占的組織を解散させられた盲人たちは，その運動を通じて鍼灸の職業権を確保し，盲児の教育体制も整備が進んだという点で，他の障害者たちとはやや異なった状況にあった[1]。

c．当時の義足と車いす

わが国で義足を用いた最古の記録は，幕末から明治初期に立女方（たておやま）として活躍した歌舞伎役者，三世沢村田之助（1845～78年）であろう。彼は退廃的な芸風とその伝奇的生涯で知られている。19歳の頃より脱疽にかかり，1867（慶応3）年，横浜でアメリカ人医師 Hepburn（ヘボン式ローマ字を考えた人）に左下腿切断を受け，活人形師 松本喜三郎のつくった義足を用いたが，実用にならなかった。翌年アメリカのセルホーフ社製の義足を装着し，また舞台に出たという。障害者のリハビリテーション，とりわけ役者としての職場復帰という視点では感心させられる（図1）。

その後の戦争の間，陸軍により開発され普及したものに『鉄脚』といわれる義足と，『15年式義手』がある。鉄脚はアルミニウムのソケットに鉄の支柱をつけ，膝ロックで足部も鉄板になっている。一方，15年式義手は，臨時東京第三陸軍病院のスタッフにより開発・実用化および装着訓練・追跡調査がなされた。現在の進んだ義肢の水準からは多くの問題があるにしても，日本で第二次世界大戦中につくられ普及したということでは意義があろう[2]。

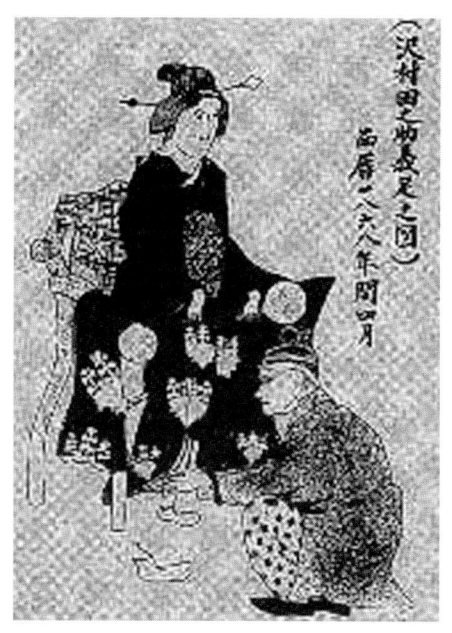

図1. 沢村田之助義足
(わが国の義肢業界の歩み：社会法人日本義肢協会，1992より)

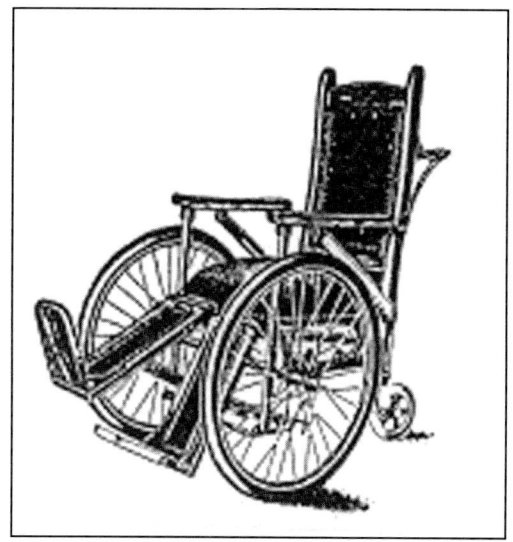

図2. 箱根式車いす
(日本リハビリテーション工学協会：車いす SIG, HP より)

車いすは，1921年頃に『廻転自在車』と呼ばれた国産第1号と思われるものが登場している。この頃は人力車の時代であり，人力車メーカーか自転車メーカーによって製作されたものであろうと推察される。昭和の初期には，北島藤次郎商店によって製造され，国立療養所箱根病院の傷痍軍人に愛用されたことから『箱根式車いす』と呼ばれるようになった[3] (図2)。

2. 第二次世界大戦後

終戦直後の日本の状況は，全国119都市が戦災に遭い，200万戸の住宅が焼失し，900万人の住民が焼け出されていた。戦災で住む家や職場を失った人々や戦傷病者を大量に生み出し，生活に困窮している者に対する緊急な援助が必要とされていたが，従来の軍人に対する特別な援助はGHQの禁止するところとなり，これまでの「救済法」を根本的に改正することを求められた。また，1947年の民法の改正により家制度が廃止され，良くも悪くも家族の中で世話されてきた，あるいは家の名を汚すとされ閉じ込められていた障害者の，社会との関わりが始まった[4] (表1)。

a. 社会福祉基盤整備から高度成長期（1945〜64年）

1) 身体障害者福祉法の制定

終戦直後には，身体障害者職業安定要綱（1947年），12カ所の身体障害者収容授産施設の設置（同年）など，緊急援護的対応が取られたが，最も重要なことは日本国憲法が制定（1947年）されたことである。憲法は，主権在民や戦争の放棄を宣言したうえで，個人の尊重（13条），法の下の平等（14条），国民の生存権と国の社会保障義務（25条），教育を受ける権利（26条），労働権（27条）などを規定しており，これに対応すべく1950年までに生活保護法，児童福祉法，身体障害者福祉法が成立し，福祉3法といわれる体系が一応整備された。

障害者福祉の中心的存在である身体障害者福祉法は，身体障害者手帳の交付，補装具の支給，身体障害者更生援護施設の設置，身体障害者更生相談所の設置などを定めており，まもなく福祉事務所の制度，更生医療の給付などが加わり，ようやくわが国でも身体障害者の対策は法的根拠を得たといえる[1]。この法律で目的とされたものは，金銭を与えることにより障害者を保護することでなく，医療や義肢装具などの機器により障害者の自

表1．戦後の障害者運動史年表

西暦	一般・社会福祉関係	施設整備・当事者運動・まちづくり
1945年	第二次世界大戦終わる	折りたたみ鉄製車いす出回る
1946年	日本国憲法公布	
1947年	児童福祉法公布	全日本聾唖連盟設立
1948年	国連「世界人権宣言」採択 ヘレンケラー来日	第1回全国ろうあ者大会の開催（京都）
1949年	身体障害者福祉法公布 （身体障害者の種類を視覚・聴覚・言語・肢体・中枢神経障害に限定．手帳交付，補装具給付）	国立身体障害者更生指導所設置（わが国最初のリハビリテーションセンター　神奈川県）
1951年	身体障害者福祉法改定（「職業能力の損傷」を削除） 身体障害児の療育指導，補装具交付制度創設	
1952年		国鉄身体障害者乗車割引制度実施 「第1回国際ストーク・マンデビル競技大会」開催
1953年	更生医療の給付始まる	
1956年	厚生省『厚生白書』初刊行	第1回の義肢技術講習会（厚生省社会局主催）
1958年	身体障害者福祉法改定（入所措置委託開始）	社会福祉法人　日本身体障害者団体連合会設立
1959年	国民年金法公布（無拠出の障害福祉年金支給） デンマーク1959年法（ノーマライゼーション理念の法定化）	全国脊髄損傷者連合会発足
1960年	小児マヒ大流行（1,000人以上） 障害者の雇用の促進等に関する法律施行 知的障害者福祉法 道路交通法公布（身体障害者の免許取得可能）	「国際身体障害者スポーツ大会」開催 日本リウマチ友の会結成
1961年	米国建築物基準協会『障害者が利用しやすい建築物と設備の設計書』刊行	大分県身体障害者体育大会 全国肢体不自由児父母の会発足
1963年	老人福祉法公布	第1回身体障害者体育大会山口大会が開催 全国青い芝の会結成
1964年	東京オリンピック開催 重度身体障害授産施設創設	「第2回国際身体障害者スポーツ大会」（初めてパラリンピックと呼んだ）開催（東京，22カ国，369人参加） （財）日本障害者リハビリテーション協会設立
1965年	国民年金法改定（障害福祉年金範囲拡大，金額引上げ） 「理学療法士及び作業療法士法」制定	（財）日本身体障害者スポーツ協会設立 「第1回全国身体障害者スポーツ大会」開催（岐阜県）
1966年	国連「国際人権規約」採択	
1967年	身体障害者福祉法改定（目的に「身体障害者の生活の安定に寄与」内部障害に心臓，呼吸器障害加えるなど）	全障研（全国障害者問題研究会）発足
1968年	手話奉仕員養成制度創設 スウェーデン1968年法（ノーマライゼーションの推進）	国際知的障害者援護団体会議で「知的障害者権利宣言」採択（エルサレム宣言） 義肢研究同好会が発足
1969年	厚生省　重度障害者に対する日常生活用具給付制度創設 第11回RI世界会議（ダブリン）で国際シンボルマーク採択	身障者生活圏拡張運動（仙台市） 労災義肢センター開設（名古屋）
1970年		国立身体障害センター補装具研究所開設
1971年	第26回国連総会『知的障害者の権利宣言』 重度身体障害者福祉工場建設決定（静岡・広島・大分） 道路交通法改定（車いす利用者を歩行者として扱う）	「福祉のまちづくり市民の会」発足（仙台市） 車いすJIS制定 全国車椅子バスケットボール競技大会開催
1972年	身体障害者福祉法改定（身体障害者療護施設創設，内部障害に腎機能障害入れる） 厚生省　重度障害児（者）日常生活用具給付等事業実施要項を通知（浴槽・便器．タイプなど）	自立生活センター設立（アメリカ，バークレー） 第1回全国身体障害者スキー大会（長野） 「車いすで歩ける街づくり運動」が車いすで街の実態調査（京都市）
1973年	70歳以上の老人医療費無料化実施 第一次石油ショック 厚生省　身体障害者福祉モデル都市制度	山形駅前地下歩道開通に伴う横断歩道廃止反対，エレベーター設置要求市民集会（車いすデモ）（山形） 「車いす体験旅行と交流集会」（第2回から車いす市民全国集会として発展）（仙台市） 全国頸髄損傷者連絡会発足

表1. つづき

西暦	一般・社会福祉関係	施設整備・当事者運動・まちづくり
1974年	厚生省　身体障害児に対する補装具育成医療の給付について通知 身体障害者自動車改造費助成事業創設	第1回「社会福祉施設の近代化機器展」(現：国際福祉機器展) 日本車椅子バスケットボール連盟設立 「建築物等に関する福祉環境整備要綱」制定(町田市)
1975年	第30回国連総会「障害者の権利宣言」 身体障害者の実態調査反対運動にて集計不能 建設省　身体障害者の利用を考慮した建築設計資料	義肢装具技術者協会発足 山陽新幹線開通ひかり号に車いすで使用できる座席・トイレ設置
1976年	第31回国連総会「1981年を国際障害者年」に決議 障害者団体の第3種低料金扱い実現 身体障害者雇用促進法改定(雇用率制度強化，納付金制度創設)	「障害者の足を奪い返す会」広島電軌鉄道に改善要求(広島) 「誰でも乗れる地下鉄を作る会」結成(大阪)
1977年	神戸市「神戸市民の福祉を守る条例」制定	バス乗車拒否への抗議行動(川崎・尼崎) 電動車いすJIS制定
1978年	運輸省「車いす利用者の乗合バス乗車について」通達(介護人同伴，固定ベルト着用など．撤回運動起きる)	共同作業所全国連絡会　第1回全国集会開催 24時間テレビ「愛は地球を救う」
1979年	養護学校義務制実施 東京地裁　国電高田馬場駅での視覚障害者転落事故死を国鉄の責任とする判決 厚生省　障害者福祉都市事業	養護学校義務制に反対運動 足立区花畑東小学校への就学闘争全国に拡大 北米リハビリテーション工学協会(RESN)発足 国立身体障害者リハビリテーションセンター開設(所沢)
1980年	国際障害者年日本推進協議会 航空旅客運賃の身障者割引実施 厚生省　身体障害者実態調査結果発表	「国際シンボルマーク」についての啓発活動を開始 日本チェアスキー協会発足 国際障害者年推進プレ国民会議開催
1981年	国際障害者年 政府12月9日を「障害者の日」に制定	国鉄町田駅エレベーター設置 東京都八王子自立ホーム開設 「第1回大分国際車いすマラソン大会」開催
1982年	建設省「身体障害者の利用を配慮した建築設計指針」 道路交通法施行令改定(欠格条項見直し，免許制限改善)	第1回障害者自立生活セミナー開催(東京) 住宅公団　車いす用住宅入居者募集
1983年	国連『障害者の10年』スタート 運輸省「公共交通ターミナルにおける身体障害者用施設設備ガイドライン」策定 国鉄駅の点字ブロック設置義務化	日米障害者自立生活セミナー開催(東京・神奈川・愛知・大阪・京都・北九州) 「第3回大分国際車いすマラソン大会」開催(フルマラソンを加える)
1984年	障害者雇用促進法改定(知的障害者も実雇用率の算定対象とする)	全国身体障害者総合福祉センター戸山サンライズ開設(東京)
1985年	建設省　視覚障害者誘導ブロック設置方針について通達(点字ブロックの形状，設置方法を定める) 国鉄「駅階段での車いす介助は正規の業務」と認める	大阪障害者情報センター開設 第7回車いす市民全国集会(沖縄) 車いす工業会発足
1986年	障害者の施設費用徴収制を導入 DPI日本会議発足 厚生省　障害者の住みよいまちづくり事業	施設費用徴収制度反対全国行動(車いす障害者500人が抗議) 日本リハビリテーション工学協会発足 第1回リハ工学カンファレンス開催(神戸市)
1987年	社会福祉士及び介護福祉士法公布 義肢装具士法公布	仙台ありのまま舎(身体障害者福祉ホーム)開所 財団法人テクノエイド協会設立
1988年	第16回リハビリテーション世界大会(RI)開催93カ国から2,800人が参加(東京) 建設省「身体障害者対応建築物促進事業」創設	大阪青い芝の会と大阪市民政局障害福祉課と第1回ケア付住宅研究会開催
1989年	年号が「平成」に改まる 「社会福祉士及び介護福祉士法」施行	第6回ISPO(国際義肢装具連盟)世界大全 第1回自立生活問題研究全国集会開催(東京) 日本車いすテニス協会(JWTA)を設立
1990年	アメリカ「障害をもつアメリカ人法」(ADA法)制定 建設省　福祉の街づくりモデル事業を創設 厚生省　住みよい福祉のまちづくり事業	六甲ライナー全駅エレベーター設置(神戸) 大阪モノレール開通．全駅エレベーター設置(大阪) 住宅改造費全額助成制度開始(東京都江戸川区)
1991年	運輸省　知的障害者のJRおよび航空会社の旅客運賃割引制度を認可 建設省「福祉の街づくりモデル事業」開始	第1回ジャパンパラリンピック大会を開催 大阪市，神戸市でリフト付バス運行開始 第11回世界ろう者会議開催(東京) 全国自立センター協議会発足

表1．つづき

西暦	一般・社会福祉関係	施設整備・当事者運動・まちづくり
1992年	道路交通法改定（身体障害者用車いすの定義明確化．電動車いすの型式認定制度の新設）	東京都・横浜市リフト付バス運行開始 大阪府，兵庫県　福祉のまちづくり条例制定
1993年	国連アジア・太平洋障害者の10年スタート 「福祉用具法」施行 厚生省　障害者や高齢者にやさしいまちづくり推進事業	全国知的障害者スポーツ大会（1993～2000年，9回開催）
1994年	運輸省　公共交通ターミナルにおける高齢者・障害者のための施設整備ガイドラインの策定 「ハートビル法」施行	
1995年	阪神・淡路大震災 厚生省「障害者・高齢者にやさしいまちづくり推進事業」施行 政府障害者対策推進本部「障害者プラン－ノーマライゼーション7ヶ年戦略」具体的な整備目標設定	第22回国際保健福祉機器展の入場者10万人突破
1996年	厚生省「知的障害者の施設入所者の地域生活移行促進」通達	社団法人日本福祉用具供給協会設立 宮城県「だれもが住みよい福祉のまちづくり条例」 仙台市「ひとにやさしいまちづくり条例」
1997年	言語聴覚士法 障害者雇用促進法改定（一般事業主1.8%，国および地方公共団体2.1%）	東京・大阪・京都・名古屋の公営バス，ノンステップバス導入
1998年	政府　98年度版「障害者白書」（情報バリアフリー）	冬季パラリンピック（長野県） JR東日本2001年度までに東京から50キロ圏内の約260駅のエスカレーター設置率を8割に引上げると発表 車いす姿勢保持協会発足 障害者放送協議会発足（放送のバリアフリー推進）
1999年	政府障害者施策推進本部　障害者の欠格条項見直し決定 運輸省　21年前の「車いす通達」（乗合バス乗車の際の介護人同伴規定）廃止	第1回自立生活国際サミット会議 「障害者の人権白書」発表（大阪）
2000年	「介護保険法」施行 「高齢者，身体障害者等の公共交通機関を利用した移動の円滑化の促進に関する法律（交通バリアフリー）」施行 経済産業省「障害者・高齢者等情報処理機器アクセシビリティ指針」	シドニーパラリンピック開催
2001年		第1回全国障害者スポーツ大会（宮城県） （別々に開催されていた，身体，知的の大会を統合）
2002年	「身体障害者補助犬法」施行 「ハートビル法」改正 厚生労働省　ジョブコーチ制度開始（知的障害者や精神障害者の雇用支援事業）	
2003年	「支援費制度法」施行	障害学会設立

（杉本　章：戦後障害者運動史年表．自立生活運動と障害文化，全国自立生活センター編，全国自立センター協議会，2001，pp409－438．加筆：大分国際車いすマラソン，日本リハビリテーション工学協会，財団法人テクノエイド協会，日本障害者スポーツ協会，財団法人日本障害者リハビリテーション協会，全国自立生活センター協議会，川村義肢株式会社，各HP参照）

立を支援することにあった．身体障害者福祉法とともに児童福祉法など関連する法律が整備され，補装具（**表2**）が法律による公費での支給対象となり，お金がないため義肢装具を装着できない，あるいは車いすを使えないといった障害者は皆無となった．

2）当時の障害者の現状

身体障害者福祉法が成立した年に障害者更生指導所が神奈川県相模原に開設され，そのことをラジオニュースで知った先天性脊椎破裂症による両下肢切断の25歳女性は"……意を決して私はその国立施設の規約を送ってくれるように申し込みを

表２．補装具種目

視覚障害	盲人安全つえ，義眼，眼鏡，点字器
聴覚障害	補聴器
音声・言語機能障害	人工喉頭
肢体不自由	義肢，装具，座位保持装置，車いす，電動車いす，歩行器，歩行補助つえ，頭部保護帽，収尿器，(18歳未満)座位保持いす，起立保持具，頭部保持具，排便補助用具
膀胱または直腸機能障害	ストーマ用装具

してみました。無謀とそしられようと，無知と笑われようと，私としては必死の気持ちだったのです……"（国立身体障害者更友会編「道程」より）という気持ちで応募している。しかし，当時16キロ離れた職業安定所で入所の手続きをするため，自転車にリヤカーを付け，農夫を雇って出かけたのである。施設に入ってからも車いすはなく，職員に背負われて移動していた[4]。家から出られない障害者像が浮かんでくる。

終戦後からは，鉄製の折りたたみ式車いすもつくられるようになったが，戦争による多くの障害者が氾濫し，車いすなどは簡単に入手できず，ミカン箱に車輪をつけたものに乗っている人もいたという。身体障害者福祉法制定以降，徐々に車いすが普及されてきたのである[3]。

3）施設での職業訓練の成果

1950年代になると，各地に身体障害者更生指導所が設置され，筆耕，洋裁，編物，自転車・時計・靴・ラジオの修理などの技術を学んでいった。背負われて入所した人が，義足と松葉杖で歩いて帰宅し，持ち帰った車いすによって一人でトイレに行ける喜びをかみしめ，習得した技術を生かしてお金を得る喜びを味わうようになったのである[5]。また，地域の施設の指導員として働いた者もおり，このような人たちが，当時まだ情報や施策が行き届かない地方の障害者のリーダーとして活躍していった。

この更生指導所の入所者は傷痍軍人が半数以上で，女子は引揚や戦災で障害を受けた者がほとんどであった。1955年以降は病気の後遺症者が入所するようになった。障害程度は片足を引きずる程度から，生まれて以来一度も立ったことのない人，手足や言語障害を併せもつ人など，千差万別であった。満足に教育を受けていない者や，家に閉じ込められたままの人も少なくなかったが，このような人々は施設入所によって初めて社会に触れ，多くの友人と集団生活や職業訓練を通じて自分を見出すことができた[6]。

4）自動車という移動手段の確保

1960年代に入ると日本の高度成長は本格的になった。カラーテレビ放送が開始されたのもこの年からで，自家用車も普及しはじめ，60年代後半には「マイカー」という言葉が一般化した。1960年に道路交通法の改正により，身体障害者でも技能試験に合格すれば自動車を運転することができるようになった。日本で最初に障害者が運転できる自動車を世に送り出したのは東洋工業（株），今のマツダ（株）であった。1960年に２段の自動変速機つきノークラッチのマツダR360クーペ（KRBC型）を発表し，翌61年，日本で最初のアクセルとブレーキを手で操作する運転装置を完成させた。日本の障害者にとっては画期的な製品であった。荷物を積んで行きたいところに移動できる，夢の自動車の誕生である[7]。

自動車の運転が可能になることは障害者の行動範囲を拡大させ，精神的にも大きな喜びとなった。後に障害者のリーダーとして活躍していった人たちの中には，この移動手段の獲得が自立の大きな要因になったと語っている人も少なくない。しかし，この法律は一方では，精神・知的・視聴覚障害者には運転免許の欠格条項をもたらすことになった。聴覚障害者に対して，補聴器着用条件

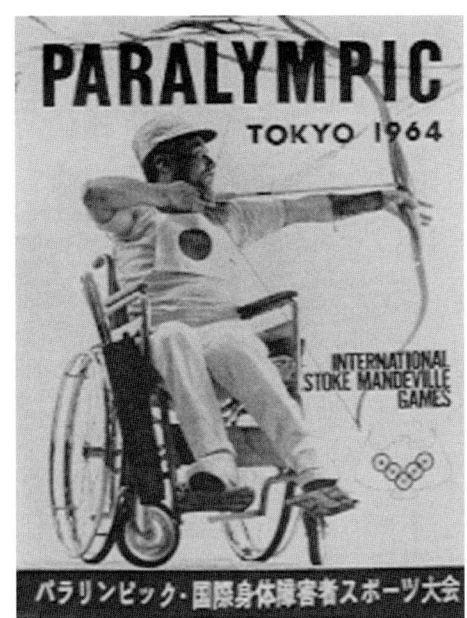

図3. 東京パラリンピックのポスター
(PAPALYMPIC TOKYO 1964 パラリンピック 国際身体障害者スポーツ大会 写真集 No.1より)

での自動車運転免許取得可能を警察庁が通達を出したのは，1973年のことである．

b．東京オリンピックから国際障害者年（1964〜70年代）

1）パラリンピックという大きなプレゼント

1964年11月，オリンピックの後に開催された「第2回国際身体障害者スポーツ大会」(パラリンピック東京大会，22カ国，369人参加)(図3)は，日本の障害者に対して大きな衝撃を与えた．日本選手の多くは病院か施設からの出場であるのに対して，スポーツ自体を楽しみ，自立し，仕事ももっている外国の出場者，この二つの大きな差は，日本の意識改革のきっかけとなり，福祉先進国へ目を向けることとなった．これが日本の障害者自立の始まりだった．

注目を浴びた競技の一つに車いすバスケットボールがあったが，日本は惨敗であった．しかし，この日本の惨敗に違う角度から心を痛めた障害者がいた．「日本タッパーウェア」を設立し，車いすに乗った社長，Justin Dart（ジャスティン・ダート）だった．奥様が日本人で，日本を第2の祖国と思っていた彼は，パラリンピックで日本勢が惨敗したのは日本の障害者施策の中にスポーツがないからだと考え，早速全国から10人の車いす障害者を雇用し，仕事とともにスポーツで鍛えることにした．こうして誕生した日本初の本格的車いすバスケットボールチームは，全国を回り各地の障害者の前に，また多くの地域の人たちの前で，障害者の新しい可能性と力強さをアピールしていった．

当時，車いす使用者の中には脊髄損傷者も多くなってきていた．脊髄損傷者の社会復帰を妨げる要因の一つは失禁の問題であり，これを解決する手段の一つが「集尿器」であるが，これもパラリンピックのプレゼントであった．数年後には障害者の補装具として身体障害者福祉法に組み込まれた[8]．

また同じ頃，車いすメーカーでは個々人の体の寸法に適したオーダーメイドの車いすを製作しはじめるところが出てきた．障害者は，今までの重くて体に合わなかった既製品から，自分の体に合ったサイズの車いすを求め，シートの色も選べるようになり，軽量化のニーズに対応したステンレスやアルミ合金を使用した車いすも出はじめた．このオーダーメイドの軽量な車いすは，先に述べた自家用車への積み込みも簡便で，この両輪がさらに障害者の行動範囲を拡大していった．

2）障害当事者が動き出した

1968年には日本で初めて電動車いすが製作され，77年のJIS制定の頃までには広く普及していった．電動車いすは，脳性麻痺，筋ジストロフィー，頸髄損傷など，自力での移動や車いす操作が困難な障害者にとっては力強い福祉用具であった．しかしながら，障害者の活動範囲も広くなると同時に，建築物や交通機関を利用できないという問題が表面化してきた．この問題に立ち向かったのは，70年代の脳性麻痺当事者の運動である．障害者が権利意識に目覚め，根本的な思想を獲得したのはこの運動からであった．

a）全国青い芝の会の活動

脳性麻痺者の人権回復を目的とした当事者団体

で，脳性麻痺者の立場から多方面にわたる問題提起を行ってきたが，住宅・交通問題に対しても各地で積極的な行動を展開してきた。特に1976年，神奈川県川崎市で車いすを使用した脳性麻痺者の市バスへの乗車を運転手が拒否したことに端を発した「川崎バスジャック事件」は，当時大きな社会問題となった。これは，重度障害者にとって交通機関が利用できないために生活が成立しないといった悲痛な叫びから発生した事件であり，まちづくり運動初期の象徴的な出来事であった[9]。

b）東京青い芝の会

1974年に結成された東京青い芝の会は，運動方針を行政との協働型とした。具体的には「東京都ケア付き住宅検討委員会」に当事者が参加し，行政・学識経験者と意見を交える形で報告書を作成した。それを基に検討を加えて建設された「八王子自立ホーム」（1981年）は，日本のケア付き住宅の第1号として位置づけられ，いまでも存続している。また，検討委員会における「重度肢体不自由者は，たとえ社会的生産活動への参加が不可能であるとしても，人間として生きる営みを自分で判断し，決定し，責任を負い，自ら人間形成を行って，さまざまな面で社会参加することは可能である。これが重度肢体不自由者の自立である」といった自立の定義は，その後日本で起こった自立生活運動の根幹をなす思想の源流となった[9]。

c）車いす市民全国集会

1970年代から全国各地で急速に展開された，障害者生活圏拡大運動の中心的存在であった車いす使用者が集まって，2年ごとに全国各地で開催された。この集会は，全国各地で行われているまちづくりを横断的につなげると同時に，この集会に参加したことを契機に各地で福祉のまちづくり運動が開始されるなど，全国への波及効果が大きかった。全国各地では障害者自身によるまちの点検活動グループが生まれ，各地の「車いすガイドマップ」が多く発刊された[9]。

c．国際障害者年とその10年（1980～90年）

1）障害者の自立－広がりと追求

『国際障害者年』は，国際連合が1975年に採択した障害者権利宣言の趣旨に基づき，次のテーマと目的を示すことにより，人類は地球上4億5千万人の心身に障害のある人々のためにさまざまな行動をとるよう，これまでにない大きな歩みを始めたのである。

テーマを「完全参加と平等」とし，併せて同年の目的を次のとおり揚げた。

① 障害者の社会への身体的及び精神的適合を援助すること。
② 障害者に対して適切な援護，訓練，治療及び指導を行い，適当な雇用の機会を創出し，また障害者の社会における十分な統合を確保するためのすべての国内的及び国際的努力を促進すること。
③ 障害者が日常生活において実際に参加すること。例えば，公共建築物及び交通機関を利用しやすくすることなどについての調査研究プロジェクトを奨励すること。
④ 障害者が経済，社会及び政治活動の多方面に参加し，及び貢献する権利を有することについて，一般の人々を教育し，また周知すること。
⑤ 障害の発生予防及びリハビリテーションのための効果的施策を推進すること。

当時，日本においても400万人以上の障害者に対して，社会福祉や権利保障の面で十分な施策が行われているとは言い難く，社会への完全参加を阻む壁が数多く存在していた。この国際障害者年の活動は，政府や地方自治体が全体として広報活動し，さまざまなイベントには，多くの障害者団体が企画の段階から参加し，ボランティアも数多く集まってきた。マスコミ各社も例年にはないほど，障害者，福祉，参加と平等といったキーワードを日本全国に発信していった。また，このような活動そのものが，当時の建築物などのバリアフリー活動に必然的に結びついていき，当時，エレベーターが設置されていない公共建築物などには，車いすごと乗車するキャタピラ式の階段昇降機などが設置された（図4）。支援機器も種類が広がってきた。言語に障害のある方のために音声を発生してくれる携帯型意思伝達装置（トーキン

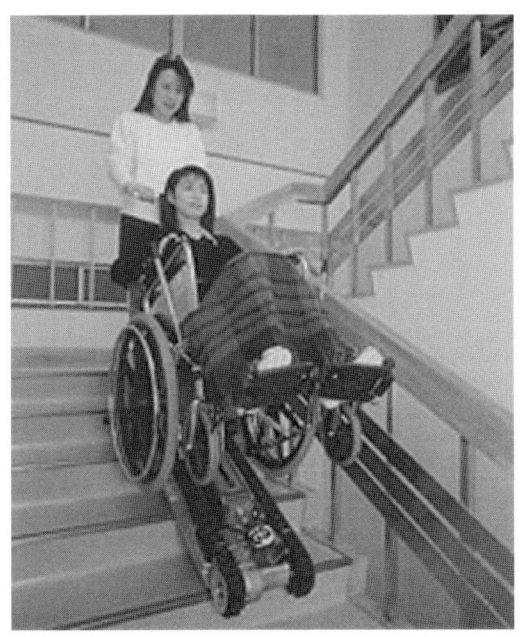

図4．階段昇降機（ステアエイド）

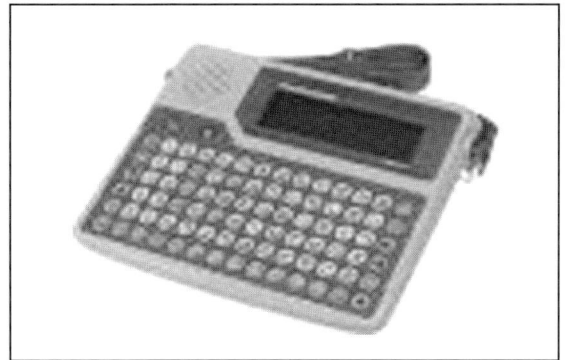

図5．携帯型意志伝達装置（トーキングエイド）

グエイド）（図5）は1985年から発売され，この機器の活用で，親が初めて自分の子供がどんなことを考えているのかを知ったというエピソードもあった．1990年には座位保持装置が補装具の種目に新たに加わり，座位保持を目的とした機器が発展し，重度障害者の生活範囲の広がりに寄与している．

2）自立センター運動

1980年代後半から数カ所あった自立センターが，1990年に入って全国組織の立ち上げに動きはじめ，91年に全国自立センター協議会（JIL）として発足した．

自立センターの事業内容は権利擁護と情報提供を基本とし，介護派遣サービス，住宅相談，ピアカウンセリング（ピアとは仲間の意味），自立生活プログラムなどであるが，その運営委員の過半数と実施責任者が障害者である，という利用者のニーズが運営の基本となるようなシステムをもっていて，ハンディをもつ人たちの権利を，組織の利益よりも優先させる方法をとっている．

「自立生活とは，どんなに重度の障害があっても，全ての人がその人生において，自ら決定することを最大限尊重され，そのために起こる危険を冒す権利と，決定したことに責任を負える人生の主体者であることを周りの人たちが認めていくこと，そして哀れみではなく福祉サービスの雇用者・消費者として援助を受けて生きていく権利を認めていくこと（自立センターパンフレットより）」．

d．個性ある自分らしさの追求（1990年〜）

1990年代は，ろう者の生活を取り上げた映画やテレビドラマが反響を呼び，コミュニケーション手段としての手話講習会などが盛んに開催された．情報バリアの解消としては，最近，その性能が著しく向上している携帯電話のメール機能があげられる．これらの機能の充実は聴覚障害者の恩恵のみならず，社会全体に及び，バリアフリーというより，ユニバーサル・デザインと換言してもいいだろう．

また，スポーツも陸上，水泳，卓球，車いすバスケットボールといった，従来からの競技に加え，車いすマラソンや車いすテニスなども盛んになり，ツインバスケットボール，ボッチャ，電動車いすサッカーといった，重度の障害者でも参加できるものも普及してきた．また，チェアスキーや切断者の短距離走のように，専門用具の開発などによりそれらの競技性が飛躍的に向上した種目もある．さらに，知的障害者の全国大会が開催されるなど，社会参加の大きな柱として障害者スポーツは位置づけられてきた．

また，IT（情報技術）の進歩が加速しはじめたときであり，障害者の支援機器，特にコミュニ

表3. 国際シンボルマーク掲示基準

玄関	地面と同じ高さにするほか，階段の代わりに，または階段のほかにスロープ（傾斜路）を設置する
出入口	80 cm以上の幅とする．回転ドアの場合は，別の入口を併設する
スロープ	傾斜は1/12以下とする．室内外を問わず，階段の代わりに，または階段のほかにスロープを設置する
通路・廊下	130 cm以上の幅とする
トイレ	利用しやすい場所にあり，外開きドアで，仕切り内部が広く，手すりがついたものとする
エレベーター	入口幅は80 cm以上とする

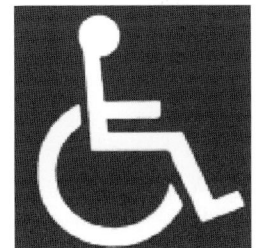

図6．国際シンボルマーク

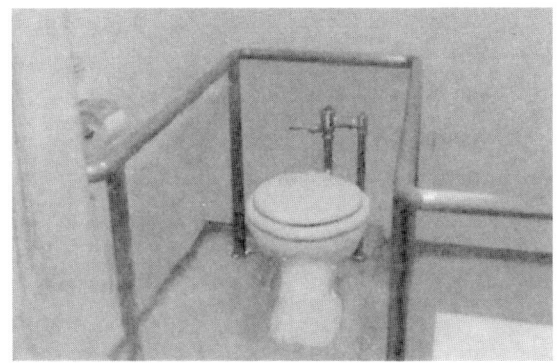

図7．1970年代初期に仙台の福祉のまちづくりにより改修されたデパートのトイレ
（東洋大学教授 高橋義平氏提供）

ケーション機器の開発が盛んに行われている．さらに，このITの社会への浸透は，SOHO（スモールオフィス，ホームオフィス）などの新たな就業形態や，HP（ホームページ）などの机上でできる情報発信の作業を生み出し，移動が困難な障害者にも雇用拡大が期待されている．

II．福祉のまちづくりの展開

1．まちづくりの原点は仙台市

いわゆる福祉のまちづくりは，1969年に宮城県仙台市で一人の障害者と一人のボランティアの出会いから始まった（『虹の会』結成）．当時，障害者は施設の中で生活を送ることがいわば当然のように考えられていたが，施設の充実も大事なことかもしれないが，ごく普通に一人の人間として家庭や社会で生活できる場つくりこそが本来の姿であるべきであり，その生活の場つくりができていないから，多くの障害者が施設の中で生活せざるを得ないのではないか，という結論に達した．この動きは，障害者団体，ボランティアグループ，市民団体などの協力を得て次第に大きな運動体となり，1971年に「福祉のまちづくり市民の集い」を発足させ，車いすでも利用できるトイレ，スロープなどを市に要請した．この要請を受けた市側は，その意義を十分に理解して，市内のいくつかの場所を障害者が利用しやすいように改造を行った[11]．

2．国際シンボルマークの活用

その後各地で同様の活動が始まったが，主な要請はスロープの設置とトイレの改修であった．スロープはコンクリート製のもので，鉄かステンレスの手すりを設置したものが多かった．スロープ勾配に関しては，1969年に国際リハビリテーション協会（RI）により採択された，国際シンボルマーク（International Symbol of Access）の基準に適合した形で進められていった．このシンボルマークを活用した運動にしていったのが，仙台での活動が成功した要因の一つでもある（表3，図6）．

スロープに比較して，トイレ改修は各地で特徴のある形式となった．障害者が使いやすいトイレ改修の情報などなかった時代であり，実際に当事者が使用している施設のトイレを参考にしたりした．また，当時使用していた車いすが制定された

ばかりの JIS 基準の大型車いすだったため，例えば仙台市の例であるが，その大型車いすからの移乗しやすさを考慮して，便器下部に補高してある例が多く見受けられた（図7）。あるいは，まちづくり運動の主体である障害当事者の障害種別による特徴が現れている例もよくみかけられる。

3．福祉のまちづくりは障害当事者が担い手

その後は，1973年の「身体障害者福祉モデル都市事業」の実施以来，「障害者福祉都市事業」「障害者の住みよいまちづくり事業」「住みよい福祉のまちづくり事業」「障害者や高齢者にやさしいまちづくり推進事業」(年号は表1参照)と，ほぼ連続してまちづくり事業が展開されるようになってきた。しかし，次第に市民の手から離れてしまい，行政主導型のまちづくりになってしまった。

先に述べた仙台市の場合は，障害者団体の要望すなわち利用者の意見の集約，言い換えれば，生活のニーズに根ざした意見の集約だったといえる。しかし，行政施策として最初に実施された「身体障害者福祉モデル都市事業」では，厚生省（現厚生労働省）が事業全体の枠組みを示唆しており，自治体が十分な準備をしなくても事業進行させるにはそれほどの困難はなかった。しかし，このような進め方は市民の意見が組み入れられる余地は次第に少なくなり，事業が形骸化していく危険性をもっているといえる。

やはり，事業の効果を上げたところには，役所内にとどまらず，これに市民や福祉関係事業者・学識経験者・社会福祉協議会などを含めた幅広い組織をつくって，多くの意見を集約した自治体であったことが調査でわかってきた。特に，利用当事者を交えた組織にすることが重要で，現実に福祉のまちづくりをよくやっている地域には，必ずといってよいほど障害者団体の積極的な活動が根付いている[11]。

言い換えれば，障害当事者の活動を活発化させれば，障害者や高齢者，子供も含めた本当に住みやすい地域づくりができることに他ならないのである。

●● おわりに

障害者運動の歴史や，制度の部分にウエイトを置き，支援機器に関する項目が少なくなってしまったが，支援機器は目的ではなく，障害者が自立や参加をするための手段であるという認識を再確認するために，また，工学的支援のモチベーションを深めるために，これらの内容に興味を寄せていただきたい。

●● 文　献 ●●

1) 財団法人日本障害者リハビリテーション協会（編）：日本のリハビリテーション　No 3．財団法人日本障害者リハビリテーション協会，1992, pp33-60（HP掲載）．
2) 川村義肢株式会社 HP：義肢装具の歴史．
3) 高橋義信：日本リハビリテーション工学協会 HP，車いすの歴史．
4) 岩坪奇子：1生活環境の変遷．生活環境論，木村哲彦監修，医歯薬出版，1992, pp 4-6.
5) 岩坪奇子：1生活環境の変遷．生活環境論，木村哲彦監修，医歯薬出版，1992, p7.
6) 岩坪奇子：1生活環境の変遷．生活環境論，木村哲彦監修，医歯薬出版，1992, p8.
7) 成瀬正次：提言・直言．夢の自動車．社団法人日本自動車工業会 HP ライブラリー．
8) 近藤秀夫：車いすバスケットボールとジャスティン・ダートとの出会い．自立生活運動と障害文化，全国自立生活センター編，全国自立センター協議会，2001, pp188-189.
9) 野村　歓：障害者運動からみた福祉のまちづくり．リハビリテーション研究，財団法人日本障害者リハビリテーション協会，1997, pp39-43（HP掲載）．
10) 樋口恵子：日本の自立生活運動史．自立生活運動と障害文化，全国自立生活センター編，全国自立センター協議会，2001, p17.
11) 野村　歓：第4章まちづくりの推進体制．「共生のまち」ガイド，財団法人日本障害者リハビリテーション協会，1994, pp57-63（HP掲載）．

[1] 総論:リハビリテーション工学の過去から現在まで

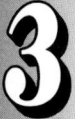

福祉機器の開発

松尾清美*
Kiyomi Matsuo

SUMMARY

リハビリテーション工学における福祉機器開発の過去から現在の状況について,先進国と日本を相対しながら,筆者が経験していない時代は文献で検索し,筆者が関わった現在までの25年間については日本リハビリテーション工学協会の講演論文集と筆者の開発経験から記述する。
　1)海外と日本の福祉機器の開発の歴史について,社会情勢や法律制度でどのように発展してきたかについて,2章に分けて記述している。
　2)福祉機器の役割と本人の役割について,国際障害分類での考察を行った。また,国際生活機能分類への概念の移行について触れた。
　3)福祉機器開発の経験から,福祉機器開発のきっかけや機器開発の流れ,実用化のための研究開発の進め方などについて記述した。
　4)最後の「おわりに」で,今後への期待を記述し,締めくくった。

●●はじめに

　この稿では,リハビリテーション工学(以下,リハ工学)における福祉機器開発の過去から現在の状況について,先進国と日本を相対しながら,筆者が経験していない時代は文献で検索し,筆者が関わった現在までの25年間については,リハビリテーション工学協会における研究開発活動と筆者の開発経験から,福祉機器の開発について記述する。

●● I．福祉機器とは

　福祉機器とは,福祉機器やリハビリテーション(以下,リハビリ)機器とも呼ばれ,医療機器,

---
*佐賀大学医学部地域医療科学教育研究センター,助教授

補装具,自助具,介護機器,バリアフリー用設備機器なども含んだものの総称で,精神や身体の障害のため,あるいは高齢となり身体機能の低下や認知症のため,生活するうえでの不便や不利益を少なくする目的で使用する機器具を示している。欧米では,長年テクニカルエイドと呼ばれてきた。近年では,福祉機器ばかりではなく,機器導入に係る支援方法や支援体制などの技術も重要であることに気づき,福祉機器と支援技術の総称としてのAssistive Technology(AT)の重要性が認知されている。米国においては,1998年に支援技術法(Assistive Technology Act;ATA)が制定されており,「障害者の機能的能力を増進し,維持し,あるいは改善するために使われる装置あるいはシステム」と定義されており,機器だけでなく,本人の生活方法に適した処方や適合あるいは練習や訓練方法など,生活や制度全体から判断する必要性が示唆されている。このことは,日本も大きな影響を受けて現在に至っており,「生活

[１]総論：リハビリテーション工学の過去から現在まで

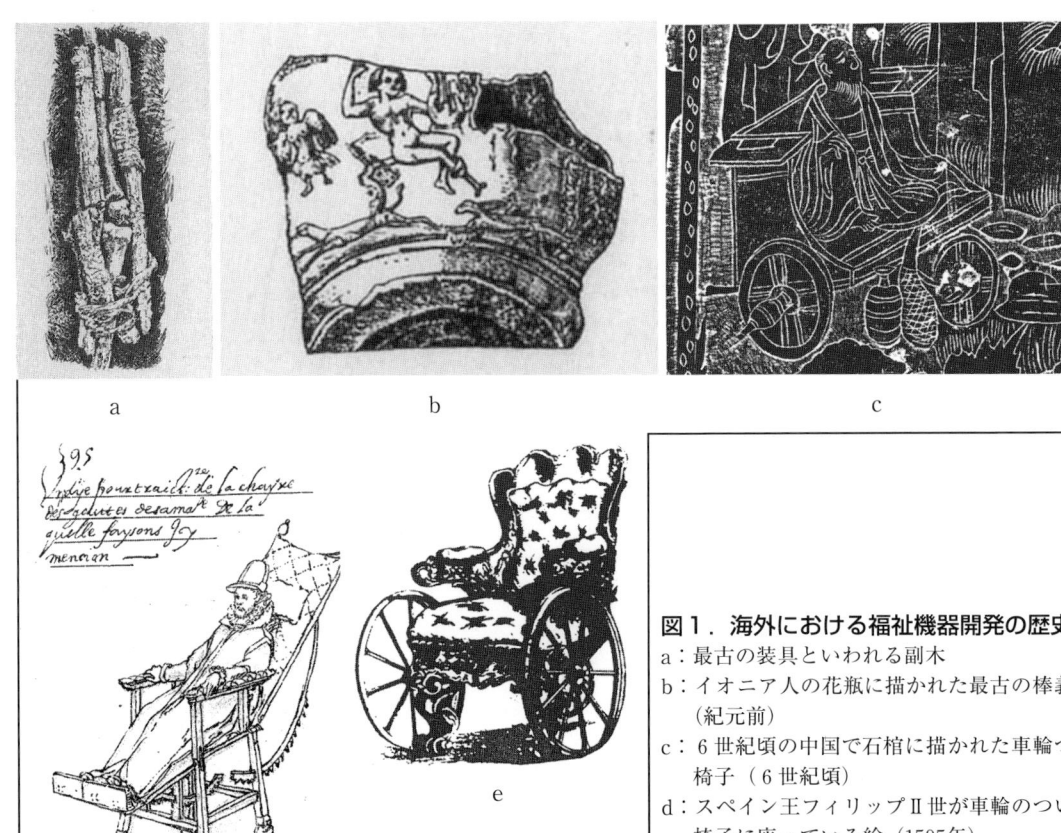

図１．海外における福祉機器開発の歴史
a：最古の装具といわれる副木
b：イオニア人の花瓶に描かれた最古の棒義足（紀元前）
c：6世紀頃の中国で石棺に描かれた車輪つき椅子（6世紀頃）
d：スペイン王フィリップⅡ世が車輪のついた椅子に座っている絵（1595年）
e：ドイツで初めて自走式の車いすがつくられた（1650年）

を行う上で障害を有する人々に対し，その生活を豊かに実現するための工学的支援技術を発展・普及させるとともに，この技術を通じて学術・文化・産業の振興に寄与することを目的とする」という日本リハビリテーション工学協会（以下，リハ工学協会）の目的にも現れている．

● Ⅱ．海外における福祉機器開発の歴史

開発の歴史や歩みを知ることは，同じ失敗を繰り返さないためにも，前人の研究成果を元に次なる段階を研究できるなど，研究開発や発展効率のために大変重要である．

福祉機器の開発は，装具や義足から始まったことが文献から知ることができる[3)5]．紀元前2700年前後に大腿骨折に4本の副木がリネンで巻かれている記録[3)]がみえる最古の装具といわれている（図１a）．義足は，イオニア人の花瓶に紀元前4世紀のものと思われる下腿の棒義足が描かれている（図１b）[5)]．車いすの歴史をみると，6世紀頃の中国の石棺側面に車輪のついた椅子に座っている人が描かれている（図１c）．目に見えるものでは，これが最も古い．その後1595年の絵に，スペイン王フィリップⅡ世が四つの小さな車輪のついた椅子に座っている姿が描かれている（図１d）．1650年には，ドイツで初めて自走用車いすがつくられた（図１e）．

戦争と義肢装具の発展は切り離すことができない．アメリカでは1861～65年の南北戦争，ドイツでは1914～18年の第一次世界大戦，欧米と日本などでは1939～45年の第二次世界大戦で多くの身体

障害者が誕生した。その多くが感染症などで長生きできなかったが，四肢の切断者などで生存できた方々は，手や足を失った身体で生活方法を獲得しなければならなかった。それぞれの国で，国のために戦ったという尊敬の念と憐れみの念が入り交じり，世界中で欠損機能を補完するための義肢や装具の開発が行われた。特にドイツでは1920年頃に医学と工学を基本として義肢学が確立され，義肢装具の標準化をいち早く目指した。米国では，第二次世界大戦後の1945年に傷痍軍人に対する義肢・装具の開発を国家的な規模で行いはじめ，後の義肢装具研究開発委員会に引き継がれ，1971年にはリハ工学の必要性を説いた報告書が委員会から提出され，全米各地にリハ工学センター（Rehabilitation Engineering Center；REC）が設置された。その後，各地でRECを中心として福祉技術の研究開発と障害者サービスが展開されるようになった。1974年の第一次オイルショックで解雇されたアメリカ航空宇宙局の多数のエンジニアがRECに吸収され，福祉技術の発展に寄与したといわれている[2]。1979年には，障害者のニーズに基づいて工学・技術の移転を促進するための学際的な非営利団体である北米リハビリテーション工学協会（Rehabilitation Engineering Society of North America；RESNA）が発足した。その結果，1980年代に入ってからの福祉機器の開発は，補装具に加え日常生活用具，住宅設備，社会環境およびシステムの改善などに関する開発も行われるようになったのである。この米国の流れに日本も多くの影響を受けている。

Ⅲ．日本における福祉機器開発の歴史

日本における福祉機器の開発は，世界と同様に，身体の欠損機能を補う義肢や装具の開発から始まった[5]。日本においては，個人の工夫的なものは北斎の浮世絵[6]の中に「台車に胡座で座り，小船のように棒で地面を押して動く椅子車」が描かれており，江戸時代には車いすの前段階の機具があったことがわかる（図2）。義肢や装具が生

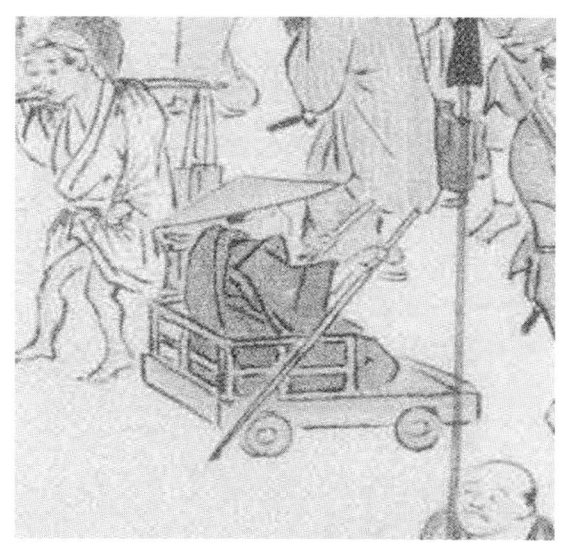

図2．北斎の絵にある椅子車（江戸時代）

産されはじめたのは，第二次世界大戦前からで，戦争によって身体に障害が出現した傷痍軍人への義肢の交付と修理が行われはじめたことがきっかけであった。

国家的な規模で研究開発が開始されたのは，1960年代におけるサリドマイド児を対象とした動力義肢のプロジェクトからといわれている[2]。サリドマイドの薬害で手足の一部を欠損して誕生した子供たちが学齢期に達したことから，厚生省が大学や企業に呼びかけ，動力義肢の研究プロジェクトを組織して行ったのである。1960年代後半から1980年頃には，全国各地にリハビリセンターやリハ工学関連研究機関が設立された。この当時の研究開発は，肢体不自由者の日常生活動作の獲得や回復が目標だったようで義手と義足および車いす，杖などの補装具などが中心であった。この頃省庁を中心として，ハイテク技術を利用した国家的な研究開発プロジェクトが数多く実施されたが，その一部を除き実用化には至らなかった。筆者は，研究者や専門家が主導し，障害者が求めていることや実際の生活に適合しない研究開発が行われたことがその原因の一つと考えている。

そのような状況の中，1977年に東京で米国商務省主催の福祉機器展が開催され，米国のリハ工学

[１] 総論：リハビリテーション工学の過去から現在まで

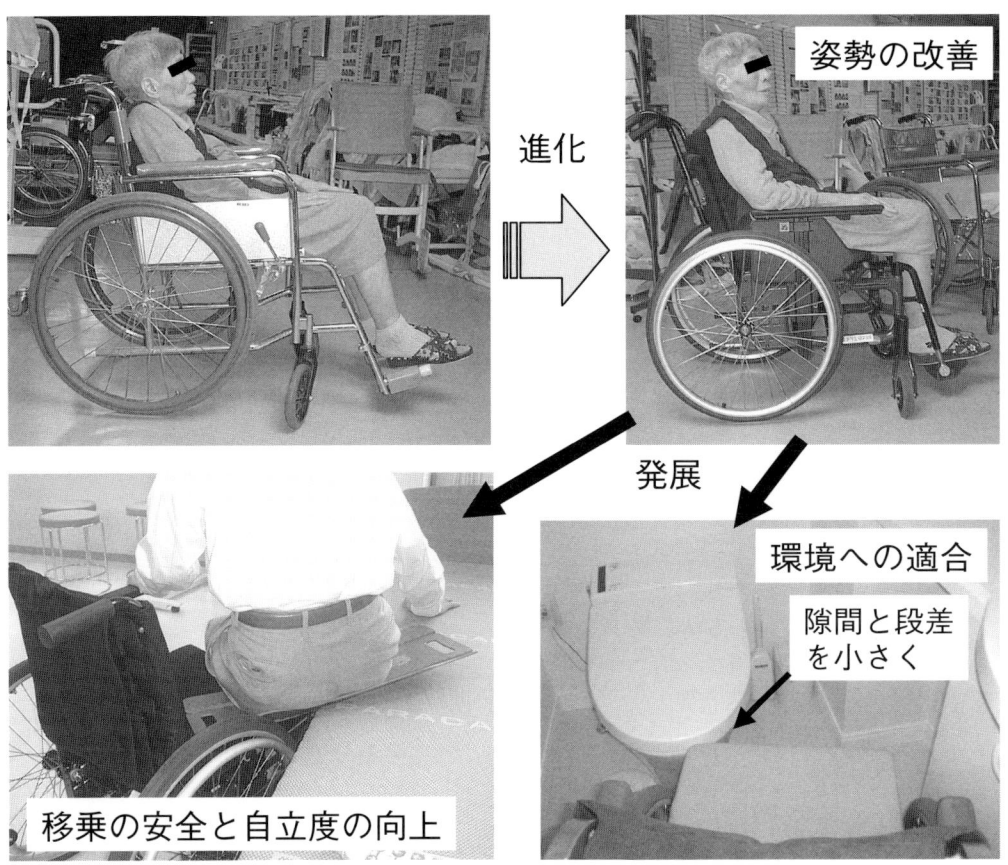

図３．車いすは移動だけでなく，姿勢，移乗，環境にも考慮が必要

で開発された電動義手や電動車いす，環境制御装置などが展示会後に評価を兼ねて日本に提供された．それらは，日常生活動作だけでなく自分の力では全く身体を動かせない重度障害者のためのものも含まれており，障害者の人権と福祉機器を使うことで生活の質が変わるという考え方も一緒に提供されたので，関係者に新たな影響を与えた[2]．このような機器の開発状況の中，筆者は1979年に労働福祉事業団総合せき損センターの開設時に就職し，リハ工学を専門とする医用工学研究室で，福祉機器と生活環境の関係について探求するため，身体障害者の生活環境系の設計研究と題し，身体障害者の生活実態調査から研究を開始した．

1981年から10年間を国際障害者年と銘打って，「障害者の完全参加と平等」を目指し，「障害者の自立」と「社会への融合」，そして「それらの支援方法」などについて多数のシンポジウムが開催された．また，多くの地方自治体が福祉都市宣言を行ったことは記憶に新しい．この頃からマイクロコンピュータやパーソナルコンピュータの発達も加わり，計測や制御，センサーやインターフェース，電子作図システムなどが飛躍的に発展した．このことは，重度身体障害者で就業の自立や趣味の拡大を目指している方々への福音となり，福祉機器の開発が活発になったことはいうまでもない．

1986年には，リハビリ関連機関で福祉機器の研究開発を行っていたエンジニアや大学の研究者が集まり，情報や意見交換の場として，リハ工学協会（Rehabilitation Engineering Society of Japan；RESJA）が設立された．第１回カンファレンスがこの年の８月に神戸で開かれて以来続いており，2006年８月には第21回リハ工学カンファレンスが神戸でふたたび開催される．リハ工学カンフ

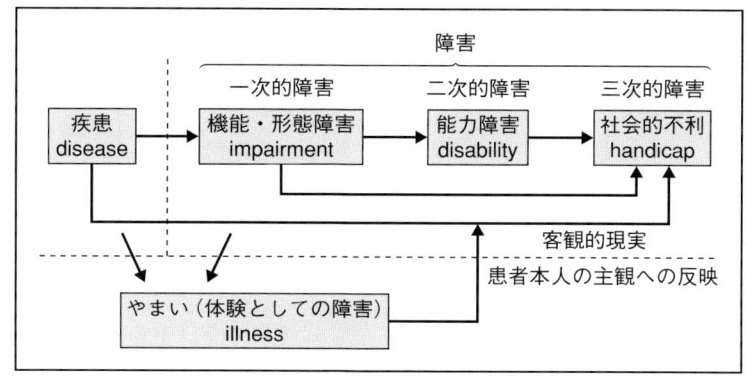

図4．疾患と障害の構造
（上田　敏：リハビリテーションの考え方．青木書店，1984．より引用）

ァレンスの19回の論文集から，この20年間に研究・開発された福祉機器をみると，次のことがいえる．

① 生活全般のさまざまな生活行為に拡大し，個々で改善や改良が進んでいること（**図3**）
② 障害をもつ本人が参加し研究した発表が増えたこと
③ 開発した会社や企業，そして大学の研究者の発表が増えてきたこと
④ 機械工学，電子工学，制御工学，建築工学，人間工学，社会学，心理学など多くの専門家との協働や交流が進んできたこと

以上のことは，毎年秋に東京で開催されている国際福祉機器展で，毎年裾野が広くなり進化したものが展示されていることからも察知することができる．今後は，機器の身体機能別の適合方法の整備，あるいは住宅や社会環境を考慮した適合方法，選び方や使い方などについても準備しなければならないと考えている．

●●Ⅳ．福祉機器の役割と本人の役割

1．国際障害分類で考察

WHOのICIDH（国際障害分類）を基にして，本人と福祉機器の役割について記述すると下記のように考えられる（図4）．

① Impairment（機能障害）：身体障害の一次的障害である機能・形態障害は，現在の医学では治療して完治させる方法がない場合に生じるもので，この障害をなくすことは医学の進歩と身体の回復力に委ねられている．従って，本人は障害受容という心の作業をして「これで生きていく」という心の切り替えをしなければならない．本人の役割は，医学の進歩を期待して治るための努力は1日の30分程度，二次障害の予防のための時間も含めて1時間程度にとどめ，後の23時間は睡眠と福祉機器を活用して生活や人生を楽しむために費やして欲しいものである．

② Disability（能力障害）：二次的障害である能力障害は，残存機能や使用環境に適した福祉機器を使用することで，方法や手段を変えることにはなるが，補完することができる．従って，福祉機器を開発する立場にある者は，福祉機器を必要とする人々の生活方法や残存機能，使用環境などを考慮して設計・製作し，使い方についての説明書を自立と介助の場合でまとめることが大切である．本人の役割としては，生活の中で何をしたいのか決めること，福祉機器を活用してどのように生活が変わるか知ること，開発に協力する，あるいは主体となることである．

② Handicap（社会的不利）：三次的障害である社会的不利については，世の中には子供や老人，杖や車いすなどを使う人々などさまざ

まな人々がいて，障害は他人事ではないことを啓発し，街中の建物や道路，公共設備機器や公共交通機関などを誰もが安全に使用できるよう改善していくことで，子孫のために，徐々に社会的不利を少なくしていくことができると考えている．従って，開発者は，障害者や高齢者などの支援を通して，個々の能力障害を補完する福祉機器や住環境の設計・開発の経験を蓄積しながら，他の障害との兼ね合いを検討しつつ，誰もが使いやすい公共建築物や設備機器およびシステムなどの設計・開発を目指していくことが大切である．本人の役割は，自分のためだけではなく，後に続く後輩や子孫のためと考えて社会参加し，社会環境の改善に尽力していただきたい．

2．ICIDH から ICF（国際生活機能分類）への概念の移行から考える

高齢者や障害者，および支援を必要とする人々への支援技術は，障害の有無にかかわらず，人間の特性と人間の作業能力の限界を知ったうえで，さまざまな生活行動および「もの」や「環境」を人間の特性に適合させていく技術であり，福祉機器の役割でもある．共通した人間の特性が存在すれば，その特性に適合する工学技術や環境は「バリアフリー」であり「ユニバーサル・デザイン」と呼ぶことができる．

● V．福祉機器開発の経験から

1．福祉機器開発のきっかけ

総合せき損センターでの24年間と佐賀大学医学部へ転勤してからの2年間の計26年間，身体障害者や高齢者の生活行動支援と福祉機器の開発，そして1,000人ほどの方の住環境設計を行ってきた．この経験から，福祉機器開発のきっかけを整理すると，次のようなことである．

a．福祉機器や住宅改造の相談から

身体障害者や高齢者の福祉機器に関する相談や住宅改造相談では，まず本人と家族の身体機能や生活方法，生活環境の状況などについて聞きとり，医師やOT，PT，看護師より身体機能などに関する情報を入手する．次に，展示室の既製品などを適用して，その使用状況や動作特性を観察・分析し，その製品や同等のもので生活上問題なく能力障害を補完できる場合は，使い方と入手方法，メンテナンス方法などを説明する．しかし，既製品で安全性や使用状況や自立や介助に問題がある場合には，使い方の工夫や改善方法を本人とともに考え，その種の用具の使用頻度や生活上での必要性や改善される生活の中身などを検討したうえで，既存品や過去の研究状況を調査し，使用頻度などを考慮して開発の必要性を検討する．

b．医療サイドからの依頼

医師やOT，PT，看護師，ケースワーカーなどからの機器の相談や製作依頼が，開発のきっかけとなる場合もある．

c．工学の新しい技術などから

工学分野における新しい技術や材料，機構などから，身体障害者の生活ニーズに適用できるものを提案したり，それらを活用した機器の開発を目指すこともある．

d．生活状況を調査・分析することから

生活環境や社会環境の中での身体障害者の生活動作や介助動作などを調査・分析することで，福祉機器や自立あるいは介助機器，公共交通機関や公共建築物を利用しやすい福祉機器などの開発に結びつくこともある．

e．企業からの相談や委託研究から

介護保険が始まる数年ほど前から，「高齢者用の介護用品の開発をしたので意見を聞きたい」とか「わが社の技術ではこんな機具が安く，しかも良いものができる」など，開発機器を持ち込んで相談にこられることが多くなった．その多くが，障害をもっていない方々を被験者として開発されたもので，障害者に適合する場合の配慮などはほとんどされていないことが多い．また，障害があ

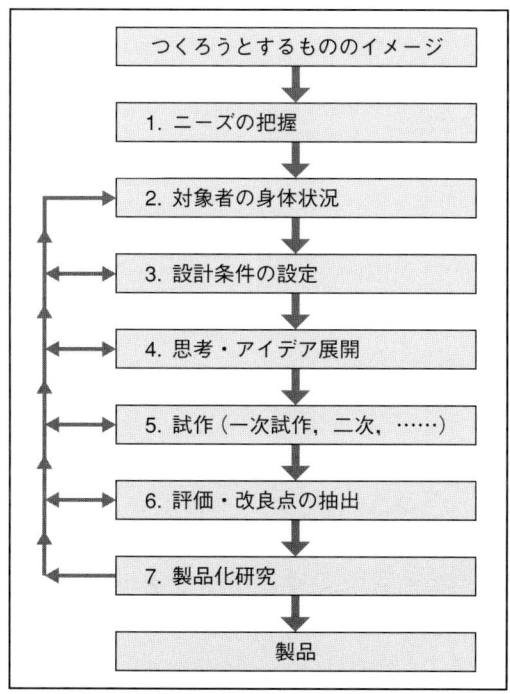

図5．福祉機器開発の流れ

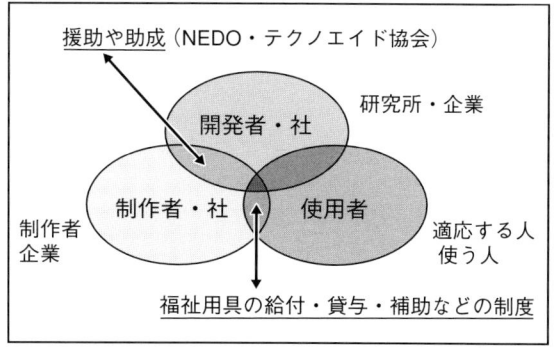

図6．福祉機器の開発と普及に関わる企業や制度

るから介助者がしてあげなくてはいけないと思い込んで，介護機器の開発を行っている場合が多い。この種の開発の中には，着眼点のよい製品化していけそうなものもある。その場合は，対象となる当事者の被験者を捜し，共同で実際の生活場面で使用できる機器の開発に着手することさえある。

2．福祉機器開発の流れ

　福祉機器を開発するとき最も大切なことは，設計条件の設定であると考えている。開発する場合は，類似品の調査・分析を行い，使用対象者の身体機能や日常生活のどのような場面で使用され，どのような能力障害を補うためのものか，また，生活や行為をどのように改善できるものか，使用頻度，使い方などを考慮して設計条件を決定することになる。その後の流れを図5に示す。図中の1，2，3，6，7に関しては，医療職（PT，OT，医師，保健師など）あるいは障害者の生活支援に関与している専門職（訪問看護師やヘルパー，相談員など）の方々の協力が必要であり，障害者本人を含めたチームを編成して開発にあたることが大切である。

3．実用できる福祉機器の開発のために

　実用に耐える福祉機器の開発を促進するためには，①既存の福祉機器に関する情報，②過去に発表された福祉機器に関係する研究論文や報告書などの情報，③研究者や開発者の情報などのデータベースをまとめ，毎年更新していくことが大切である。また，身体機能や使用環境に適応した福祉機器の選び方・使い方に関する手引き書をすべての福祉機器についてまとめることが必要である。

　このようにしてまとめられた各種情報のデータベースや解説書が，医師やケアマネージャー，セラピスト，訪問看護師，ヘルパーなど実際の現場で改善され，新しい使用方法やより安全な方法などの情報となって，フィードバックされ刷新されていくとともに，開発にあたる企業の設計担当者や研究者の設計資料や情報源となれば，福祉機器の開発が効率的になっていくと考えている。また，図6に示すように，開発者と制作者および使用者の連携が開発の効率を上げていくものと考えている。実際の生活に即した福祉機器の選び方や使い方が充実することで，看護学校やリハビリ大学，建築，機械，電子などの各種専門学校や大学だけでなく，一般の小学校や中学校，高校などにおける教育現場においても，福祉機器の使い方や考え方が伝えられ，「人間は歳をとること，障害をもつ可能性は誰にでもあること，他人事ではな

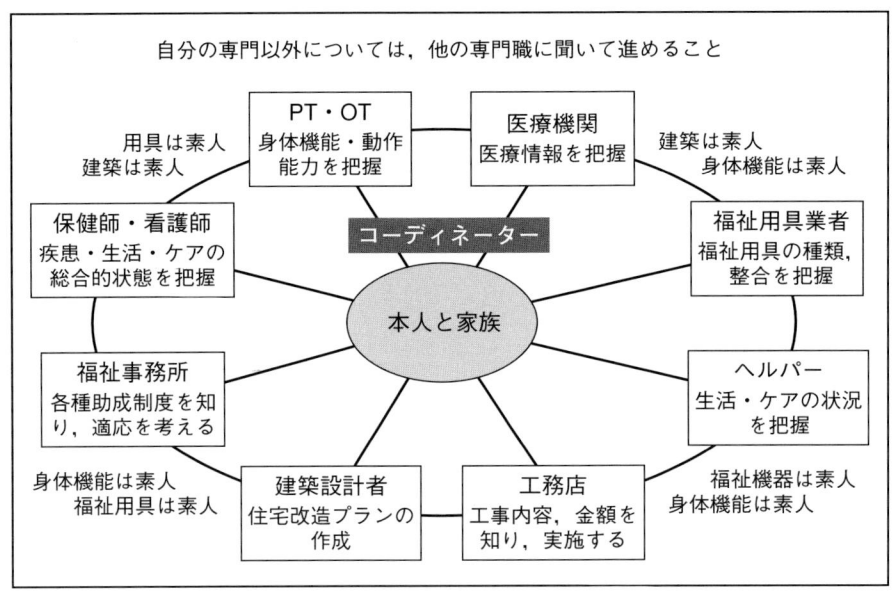

図7．地域でこれら職種のチームや研究会をつくり，学び合う

いこと」などが伝わりやすくなり，その教育を受けた子供が大人になっていくことで，福祉機器を取り巻く環境や社会環境は効率よくバリアフリー化していくと期待している。

おわりに

この稿では，福祉機器開発の歴史と筆者の27年間の福祉機器開発の経験から記述した。福祉機器の開発は，義肢・装具から始まり，現在では生活行為のすべてにわたって福祉機器の開発が行われている。福祉機器や生活用具は，人間が使うものであるから，考え方一つで生活方法や所要時間，自立度などが異なってくることを承知しておかなければならない。また，偉い人や裕福な人から庶民へという流れが歴史上にみることができる。この点に関しては，社会保障制度の拡充などで差別の撤廃を図り，将来，誰しも人権は同じという心の教育と環境の整備を果たさなければならない。福祉機器の開発・普及には，生活改善という目的と予算と労力などが必要であるから，法律や制度，人間の意識，物理的環境など，人間のハートと物理的環境であるハードの両面がともに進歩していかなければならない。

福祉機器を使用する障害者の立場でいうと，選択方法と使い方をしっかり知ることが大切である。また，福祉機器の研究開発の立場でいうと，使用者の身体機能や寸法，ニーズおよび供給システムや製品価格の設定をいかに捉えて設計・開発していくかが大切と考えている。

今後への期待としては，次のことがあげられる。

① 福祉機器を設計開発する段階で行われる試用評価やモニター評価などから，使い方や取り扱い上の注意，環境との適応などについてまとめた取り扱い説明書を添付する。

② 現状の開発では，製品をつくってからモニター評価に出している状況をよく目にする。開発段階から，本人や生活に関わる専門職の方々を含めたプロジェクトチーム（図7）で行うことが大切である。つまり，試作の段階で評価し，ニーズを捉えた福祉機器の開発を行うことで，開発が無駄になるリスクを減らしていくことである。

③ 福祉機器を設計する場合，障害者や高齢者の身体機能や生活の中での使い方などを考慮して，設計条件の中にいかに取り入れていくかが重要である。

参考文献

1) 作業療法ジャーナル編集委員会（編）：最新版テクニカルエイド―福祉用具の選び方・使い方．三輪書店，2003．
2) 足立芳寛（監修），後藤芳一（編著）：バリアフリーのための福祉技術入門．オーム社，1998．
3) Edwards JW：Orthopaedic Appliance Atlas. Volume 2, The American Academy of Orthopaedic Surgeons Inc. 1960.
4) Kamenetz HL：The Wheelchair Book. Charles C Thomas, 1969.
5) 高橋義信：車いすの歴史と展望．第3回車いす・シーティング技能者養成講習テキスト，車いす姿勢保持協会，2004，pp25-35．
6) 後藤茂樹：北斎．浮世絵体系8，集英社，1975．
7) 大川嗣雄，伊藤利之，田中 理，他：車いす．医学書院，1987．
8) 田口順子：車椅子の変遷序説．臨床理学療法 2(2)：1976．
9) 松尾清美：自立・介助機器の開発．日災医誌，46(6)：359-365，1998．
10) 松尾清美：車いすの選び方．第9回日本リハビリテーション工学協会車いすSIG講習会テキスト，1999，pp25-30．
11) 市川 洌，加島 守，松尾清美，他：福祉機器アセスメント・マニュアル．中央法規出版，1998．

[1] 総論：リハビリテーション工学の過去から現在まで

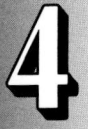

福祉機器の規格

髙橋 義信＊
Yoshinobu Takahashi

SUMMARY

1）福祉機器の主な規格には国際規格（ISO）と国家規格（JIS）があり，国家規格は国際規格との整合性を確保することが要求される。現在まで制定された福祉機器の規格は，ISOが75規格，JISは39規格である。

2）最も早くJISが制定された福祉機器は1966年に制定された補聴器である。次いで車いすは1971年に，電動車いすは1977年に制定された。その後もいくつかの福祉機器の規格が制定されているが，JISマーク対象品目に指定されていないことから，JISマークが貼付された福祉機器はなかった。

3）2005年10月から法改正により新しいJIS制度が施行された。JISマーク制度は全JISが対象となり，福祉機器においてもJISマークの貼付が可能になる。認証においても現在は政府認証であるが，民間認証に移行する。

4）福祉機器のJIS規格の制定品目はまだ少なく，安全で品質が保障された製品を流通させるためにも，今後，精力的な制定作業が必要となる。同時に，試験評価体制は各国と比べて遅れているが，これらの体制整備も急務である。

はじめに

福祉機器は普及に伴い認知度が高まってきているが，それと同時にいろいろな場面での事故なども増加してきており[1]，安全に対する認識も広がりつつある。タイトルの規格（standard）とは，「関係する人々の間で利益または利便が公正に得られるように統一・単純化を図る目的で，品物またはサービスに直接・間接に関係する技術的事項について定めた取り決めのこと」である。この規格の制定により標準化が図られ，製品の安全性や健康保護，環境保護などに寄与しているのである。福祉機器の開発は歴史も浅く，各種の機器が開発され出して多くの時間が経っているわけではない。規格についてはある程度製品が普及してからつくられる場合が一般的である。従って，機器の種類に対して，規格化されている福祉機器の種類はまだ少ないといえる。

ここでは，開発途上でもある福祉機器の規格についての制定方法や今までの経過，そして現在の状況を概説し，また，今後に残されている課題についても言及する

Ⅰ．福祉機器における規格化の背景

1．福祉用具法と規格化

1993年に制定された「福祉用具の研究開発及び普及の促進に関する法律（福祉用具法）」の基本方針で「利用者がそのニーズにあった福祉用具を容易に選択できるようにするためには，客観的な判断基準が必要であり，そのために，日本工業規格（JIS）による福祉用具に関する標準化の一層

＊日本福祉用具評価センター，センター長

の推進と国際規格化を進める。また，JISマーク表示制度等の活用を図るとともに，福祉用具の効果や使いやすさ，安全性，耐久性に関する評価の仕組みとその評価結果を明示するための方途を検討する」としている。今後の新JIS制度の導入により，規格制定作業の速度は速まることになるであろうと思われる。同法律では「『福祉用具』とは，心身の機能が低下し日常生活を営むのに支障のある老人又は心身障害者の日常生活上の便宜を図るための用具及びこれらのための機能訓練のための用具並びに補装具をいう」と定義しているが[2]，ここでは「福祉機器」を「福祉用具」と同義語として用いる。

2．規格の意義と種類

工業製品において自由に放置すれば多様化，複雑化していくが，互換性の確保，量産効率，安全性の確保，消費者の利益の確保などの観点から規格を制定し工業標準化を図ることが一般に進められてきた。このことは，インターフェースの整合性，相互理解の促進，多様性の調整，適切な製品の明確化などの働きをしてきた。規格の種類として大別すれば，①国際規格，②地域規格，③国家規格，④団体規格，⑤企業内規格となろう。福祉機器は規格化になじみにくい部分もあるが，最初の国内規格が制定された福祉機器は補聴器であり，1966年，日本音響学会が原案作成団体である。福祉機器は一般の工業製品のように生産量は決して多くはない。従って，ある程度数量が多いものが規格対象となりやすい。一品生産から，規格に沿った量産へと進むことになる。機能，品質，寸法などが確保されればユーザーにとっても使いやすくなる。早く入手が可能になり，コストも下げることができる。しかしながら，すべてが規格に当てはまるわけでもなく，多様なニーズの障害者がいることも事実であり，調整機能付きや規格外も出てくる。福祉機器特有の部分でもあり，規格化の妨げになっている。福祉機器の規格化を図る場合は機器ばかりではなく，使用目的，乗員の身体寸法，機能，使用環境など多くの要因を考慮した規格が検討されなければならない。国際的にも標準化が推進されており，福祉機器においても積極的なJIS化を進める方向が打ち出され[3]，国家規格も国際規格との整合化を図る方向で統一されている。

Ⅱ．国際規格（ISO）

1．国際標準化機構の組織

国際規格としては，国際標準化機構（International Organization for Standardization；ISO）が制定する規格がある。1947年に設立され，本部はスイスのジュネーブにあるが，日本は，日本標準調査会（JISC）が1952年に加盟している。国際標準化事業は，関係各国の利害を話し合いの形で調整し，国際的に統一した規格をつくり，各国が実施促進を図ることにより，国際間の貿易の容易化，科学，経済の国際協力を推進することを目的にしている。

国際標準化活動に参加することは国際制定の動向を把握し，国際的な視野の基に国内規格の制定や改正を行うことができ，国際性を高めるためには重要なことである。ISOの組織は**図1**のようであり，総会，理事会，技術管理評議会，専門委員会（Technical Committee；TC），分科会（Sub Committee；SC），作業部会（Working Group；WG）などから構成されている。参加の種類としては，Sメンバー（幹事国），Pメンバー（専門委員会の議決権をもち，審議に積極的に参加するメンバー），Oメンバー（オブザーバーとして情報提供を受けるメンバー）の3種類がある。

2．規格制定の手順と福祉機器規格

国際規格としてつくられる規格は，①製品規格（製品の形状，寸法，機能，品質などを規定），②方法規格（試験，分析，検査，測定の方法，設計方法，作業標準などを規定），③基本規格（用語，分類，記号，単位などを規定）がある。規格の制定段階とスケジュールも決められているが，制定の手順は**図2**である。各段階で各国の投票があり一定以上の賛成があれば次の段階に移行していく。福祉機器の規格に関連する専門委員会は

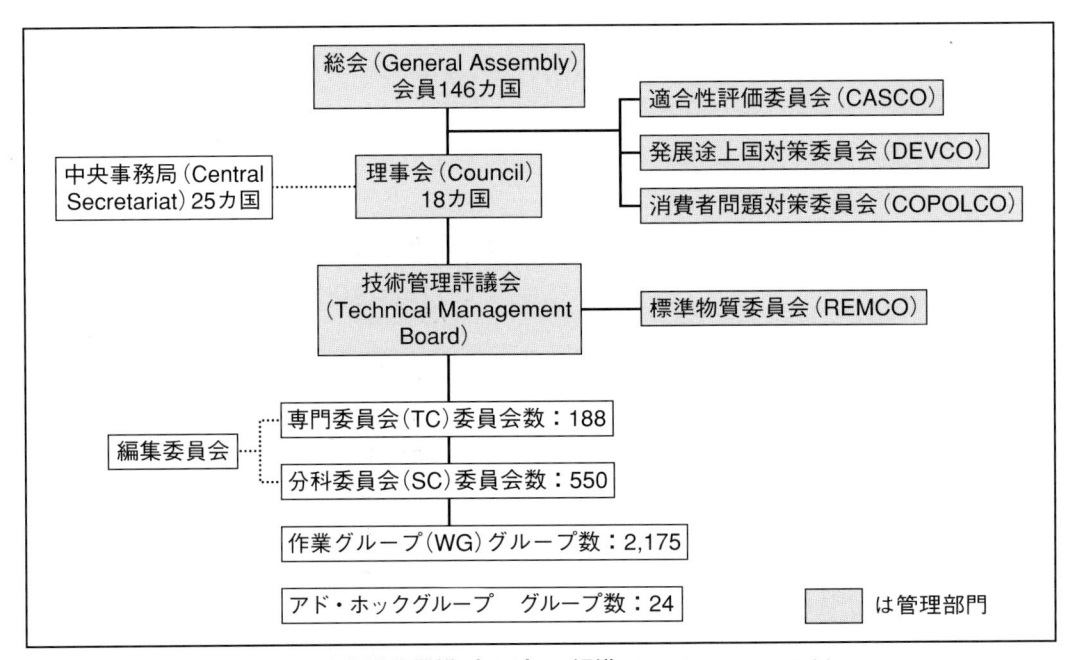

図1. 国際標準化機構（ISO）の組織（2003年4月1日現在）

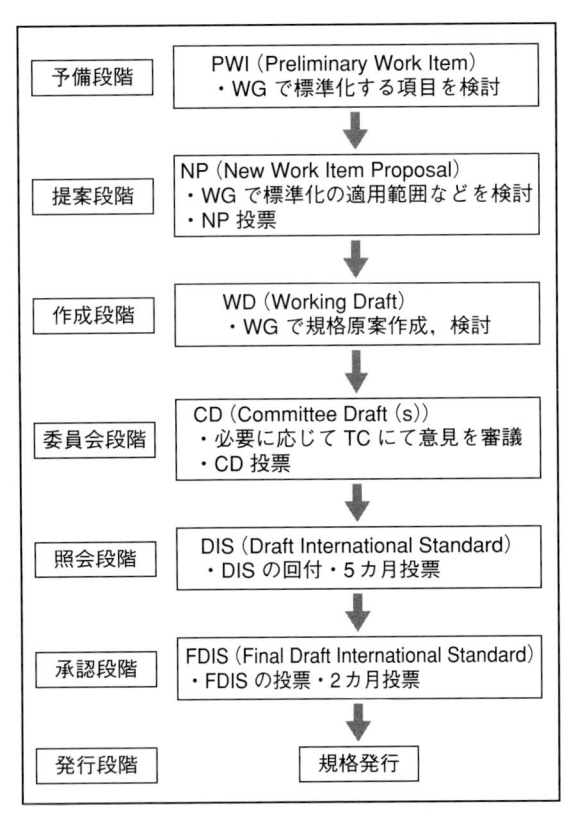

図2. ISO国際標準化の手順

TC168（義肢装具），TC173（福祉用具）などである．日本からもエキスパートがTC168およびTC173に参加し，作業を行っている．現在まで福祉機器の規格として制定されているものとして，分類（1規格），義肢装具（21規格），車いす（24規格），歩行補助具（4規格），収尿器（20規格），ストーマ用品（3規格），ホイスト（1規格），補聴器（1規格）の75規格にのぼる[4]．

参考に，現在までにISOが制定した車いすに関する規格を**表1**に示す．

また，国際電気標準会議（International Electrotechnical Commission；IEC）においてもISOと綿密に連携しながら電気的な規格について制定しているが，福祉機器では，補聴器（16規格），電動式病院用ベッド（1規格）などを制定している．

3. 国内のISO審議団体

国際規格は新しい規格の制定や制定後5年経過した規格についての見直し作業がある．国内でのISO審議団体としては，日本福祉用具・生活支援用具協会（JASPA）が車いす，リフト，歩行補助具，用語を担当している．そのほか，排泄関連機器標準化協議会が収尿器・ストーマ用品を，日

4. 福祉機器の規格　31

表1．車いす関連の国際規格（ISO）（ISO/TC173/SC 1 にて制定，2004年2月現在）

規格番号	規格名称
ISO 6440 ：1985	車いす　名称・用語・定義
ISO 7193 ：1985	車いす　最大外形寸法
ISO 7176-1 ：1999	車いす　第1部：静的安定性試験
ISO 7176-2 ：2001	車いす　第2部：電動車いすの動的安定性試験
ISO 7176-3 ：2003	車いす　第3部：ブレーキ効率試験
ISO 7176-4 ：1997	車いす　第4部：電動車いすのエネルギー消費量試験
ISO 7176-5 ：1986	車いす　第5部：全体寸法・質量・回転スペースの測定
ISO 7176-6 ：2001	車いす　第6部：電動車いすの最大速度・加速度・減速度の測定
ISO 7176-7 ：1998	車いす　第7部：座と車輪寸法の測定
ISO 7176-8 ：1998	車いす　第8部：静的・衝撃・疲労強度の要求事項と試験方法
ISO 7176-9 ：2001	車いす　第9部：電動車いすの耐候性試験
ISO 7176-10 ：1988	車いす　第10部：電動車いすの段差乗り越し性能試験
ISO 7176-11 ：1992	車いす　第11部：テストダミー
ISO 7176-13 ：1989	車いす　第13部：テスト路面の摩擦係数の測定
ISO 7176-14 ：1997	車いす　第14部：電動車いすの電源・制御系の要求事項と試験方法
ISO 7176-15 ：1996	車いす　第15部：情報開示・文書・ラベルに関する要求事項
ISO 7176-16 ：1997	車いす　第16部：布張り部分の耐燃性の要求事項と試験方法
ISO 7176-19 ：2001	車いす　第19部：車両内使用の車輪付き移動機器の要求事項と試験方法
ISO 7176-21 ：2003	車いす　第21部：電動車いすと電動スクーターの電磁的両立性の要件と試験方法
ISO 7176-22 ：2000	車いす　第22部：試験用車いすの準備手順
ISO 7176-23 ：2002	車いす　第23部：介助用階段昇降機の要求事項と試験方法
ISO 10542-1 ：2001	車いす　拘束システム　第1部：全システムの一般要求事項と試験方法
ISO 10542-2 ：2001	車いす　拘束システム　第2部：ベルトシステムの特別要求事項
ISO 10542-5 ：2004	車いす　拘束システム　第5部：特殊車いすのシステム

本義肢装具学会が義肢装具を，日本リハビリテーション工学協会がコミュニケーション機器をそれぞれ分担担当している。この国内ISO審議団体は各段階での規格に対する投票や制定作業段階での国際会議にエキスパートの派遣などを行っている。

4．欧州規格

そのほか，地域規格として欧州規格（European Standards；EN）があるが，ISOと連携を綿密に取りながら規格化作業を進めている。EN規格には3段階のレベルがあり，レベル1は福祉機器全体に関する一般的要求事項，レベル2は福祉機器群に関する個別の要求事項，レベル3は福祉機器類に関する特定の要求事項である。現在制定されている規格は福祉機器の一般要求事項のほかに，歩行補助具，車いす，電動車いす，義肢，エルボークラッチ，多脚杖，収尿器，ストーマ用品である。

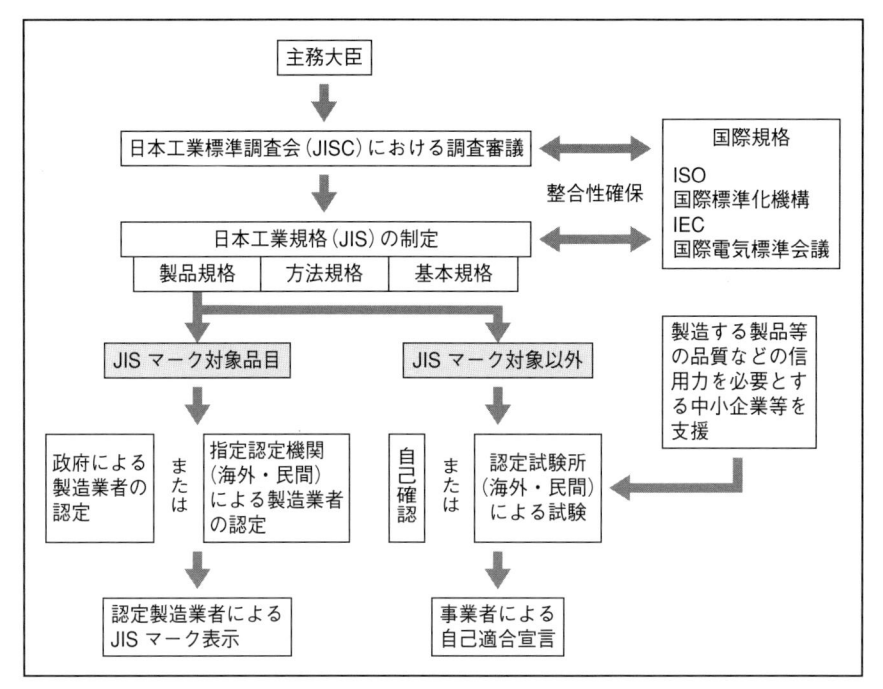

図3. JIS工業標準化制度の概要

Ⅲ．国内規格

1．日本工業規格（JIS）

　日本工業規格（Japanese Industrial Standards；JIS）は1949年につくられた工業標準化法に基づき，日本標準調査会（JISC）の審議を得て主務大臣が制定する任意の規格である。その目的とするところはISOと同様であり，生産におけるコストの低減，取引の単純公正化，使用，消費の合理化などである。ISO，IECとの整合性を図りながら，製品規格，方法規格，基本規格がつくられ約9,000規格が制定されている。なお，規格制定とJISマーク表示制度の2本立てであり，マーク表示制度は，製品の品質の内容をJISで具体的に規定し，そのJISに適合する製品にはJIS適合品であることを示すJISマークをつけることができる制度で，現在，約1,300品目が対象となっている。残念ながら福祉機器の規格はこのJISマーク制度の対象品目には指定されていないことから，JIS認定品はなく，事業者による自己適合宣言となる（図3）。

2．制定された福祉機器のJIS規格[5]

　現在までにJIS規格として制定された福祉機器は，補聴器（1規格），車いす（1規格），電動車いす（2規格），木製松葉づえ（1規格），装具（3規格），義手（8規格），義足（11規格），病院用ベッド（1規格），収尿器（1規格），ストーマ用品（2規格），段差解消機（1規格），リフト（1規格），誘導用ブロック（1規格），用語（2規格），配慮設計指針（3規格）である。製品規格，方法規格，基本規格を含めて39規格にのぼる（表2）。そのほか，JIS規格としては公表されないデータを収集して公表しているテクニカルレポート（TR）も四脚づえ，段差解消機，誘導用ブロックなどでつくられている。すでに規格制定されたものも5年以内の見直しが行われ，改正，確認または廃止の手続きが行われるとともに新しい品目についての規格化も進められている。

3．SG規格

　JIS以外の福祉機器に関する規格としては，SG（Safety Goods）規格がある。1973年に施行され

表2. 福祉機器 JIS 一覧 (2003年現在)

品名など	製品規格	方法規格	基本規格
車いす(1)	JIS T9201 - 1998		
電動車いす(2)	JIS T9203 - 1999	JIS T9206 - 2001	
木製松葉つえ(1)	JIS T9204 - 1994		(TR T0004 - 1998)
病院用ギャッジベッド(1)	JIS T9205 - 2001		
義足(11)	JIS T9212 - 1997	JIS T0111 - 1 - 1997	
	JIS T9213 - 1997	JIS T0111 - 2 - 1997	
		JIS T0111 - 3 - 1997	
		JIS T0111 - 4 - 1997	
		JIS T0111 - 5 - 1997	
		JIS T0111 - 6 - 1997	
		JIS T0111 - 7 - 1997	
		JIS T0111 - 8 - 1997	
		JIS T0112 - 2002	
装具(3)	JIS T9214 - 1991		
	JIS T9215 - 1986		
	JIS T9216 - 1991		
義手(8)	JIS T9217 - 1992		
	JIS T9218 - 1992		
	JIS T9219 - 1992		
	JIS T9220 - 1992		
	JIS T9221 - 1992		
	JIS T9222 - 1995		
	JIS T9223 - 1995		
	JIS T9224 - 1995		
段差解消機(1)	JIS T9252 - 2004		(TR T0008 - 2002)
リフト(1)	JIS T9240 - 2001		
収尿器(1)	JIS T9231 - 1995		
ストーマ用品(2)		JIS T9233 - 1997	JIS T9232 - 1997
誘導用ブロック(1)	JIS T9251 - 2001		(TR T0006 - 1999)
補聴器(1)	JIS C5512 - 2000		
用語(2)			JIS T0101 - 1997
			JIS T0102 - 1998
配慮設計指針(3)			JIS T0011 - 2000
			JIS T0012 - 2000
			JIS T0013 - 2000

た消費生活用品安全法（消安法）によって(財)製品安全協会が安全を保障するマーク制度を生み出し運営しているものである。「工場等登録・型式確認」と「ロット確認」の方法があり，工場登録

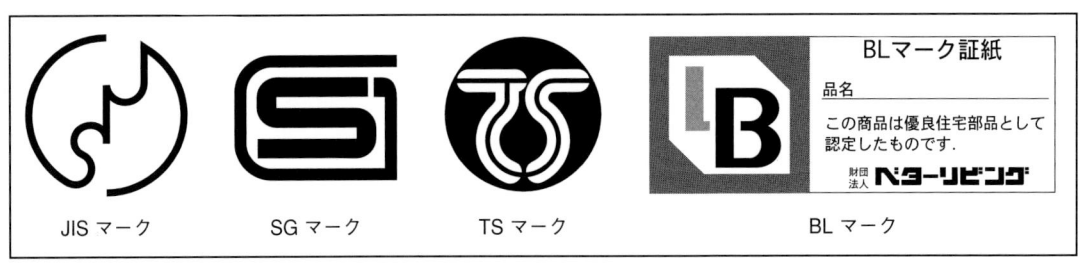

図4．各種マーク

は約1,200工場が登録している。SGマーク認定基準は学識経験者，メーカー，ユーザーなどからなる委員会で検討されてつくられるが，安全性品質，表示および取り扱い説明書について規定している。特に安全性品質に関しては外観，構造，強度，安定性，材質などを規定している。2000年までに121品目の認定基準があり，そのうちマークが貼付されている製品は101品目である。規格の内容もJISに準じているがJISと異なるところはSGマーク製品の欠陥により万一，怪我などの人身事故が起きた場合には賠償措置が組み込まれているところである。現在，福祉機器でSGマーク製品は，棒状つえ，歩行補助車，歩行車，手動車いす，簡易便座および簡易腰掛け便座，入浴用いす，電動介護用ベッドの7品目である。さらに品目を増やしていく方向である。

4．その他の規格

電動車いすは，道路交通法において歩行者と同等の扱いとなるが，そのための基準を満たしていなければならない。基準を満たした型式にはTS（Traffic Safety）マークが貼付されることになる。

そのほか，(財)ベターリビングが行っている優良住宅部品認定基準（BL基準）があるが（全体で53品目），その中で特に高齢者などに配慮したものを定め，認定したものにはBLマーク（長寿社会対応マーク）を貼付している。長寿社会対応の認定基準のある住宅部品は，玄関ドア，住宅用サッシ，歩行・動作補助手すり，浴室ユニットである。

国内規格に関するマークを図4に示す。

IV．福祉機器の規格化の問題点

福祉機器は種類が多く，また，使用者の身体的特性に応じて注文生産する製品も多い。通常は標準化に主体的な役割を果たすことが期待されるメーカーは中小企業が多数を占めており，業界としての歴史も浅く，標準化に関する知見も多くない。一方，ユーザーとしては，高齢者や障害者のほかに，介護者，医師，理学療法士，作業療法士などが関与しており関係者が多くいる。関係者のニーズを的確に把握し規格に反映させるのには多くの時間を要する。また，介護が必要な高齢者，障害者の身体的状況はさまざまであるが，身体的な特性の標準的なデータを収集するのにも多くの時間を要する。ISOにおいても先述したように福祉機器の規格化が進められているが，欧米人の体格や使用条件を前提に作成される場合が多く，国際的な整合化も含めて日本人用データを収集するのに時間がかかる。さらに，福祉機器の中には製品として十分に成熟していないものもあり，これらの製品の標準化は遅れがちとなる場合が多い。

V．福祉機器と新JIS制度の導入

「工業標準化法の一部を改正する法律」が2004年6月に国会を通過した[6]。

基本的には現行のJIS制度は大きく国が関与してきた「認定」から民間を主体とした「登録」に緩和の方向となる。具体的には図5に示すように，①事業者がJISマークを付すには「主務大

4. 福祉機器の規格

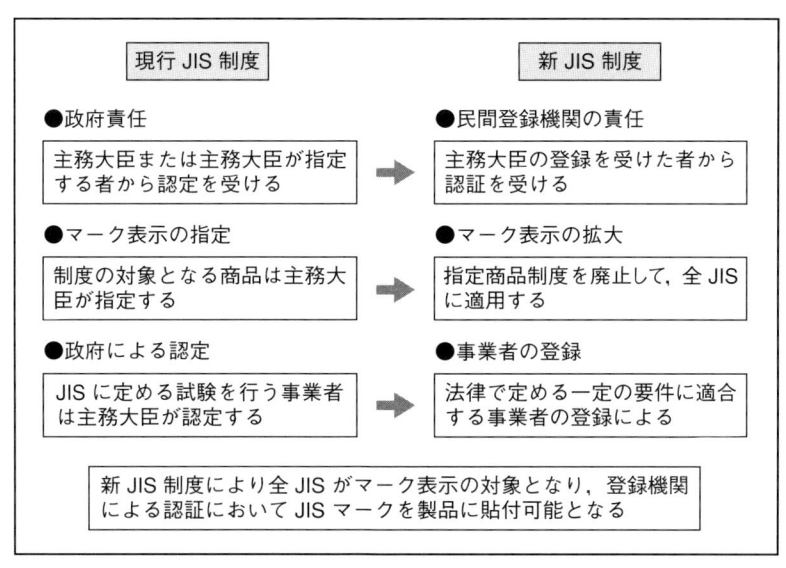

```
          現行JIS制度                    新JIS制度

  ●政府責任                        ●民間登録機関の責任
  ┌──────────────┐              ┌──────────────┐
  │主務大臣または主務大臣が指定│   →   │主務大臣の登録を受けた者から│
  │する者から認定を受ける    │              │認証を受ける          │
  └──────────────┘              └──────────────┘

  ●マーク表示の指定                ●マーク表示の拡大
  ┌──────────────┐              ┌──────────────┐
  │制度の対象となる商品は主務大│   →   │指定商品制度を廃止して，全JIS│
  │臣が指定する          │              │に適用する            │
  └──────────────┘              └──────────────┘

  ●政府による認定                  ●事業者の登録
  ┌──────────────┐              ┌──────────────┐
  │JISに定める試験を行う事業者│   →   │法律で定める一定の要件に適合│
  │は主務大臣が認定する     │              │する事業者の登録による    │
  └──────────────┘              └──────────────┘

      ┌──────────────────────────────┐
      │新JIS制度により全JISがマーク表示の対象となり，登録機関│
      │による認証においてJISマークを製品に貼付可能となる  │
      └──────────────────────────────┘
```

図5．新JIS制度における主な変更点

臣または主務大臣が指定する者から認定を受ける」から「主務大臣の登録を受けた者から認証を受ける」，② 制度の対象となる商品は「主務大臣が指定する」から「指定商品制度を廃止する」，③ JISに定める試験を行う事業者は「主務大臣が認定する」から「法律で定める一定の要件に適合する事業者の登録による」に変化する。

従って，① 政府認証から民間第三者登録機関による認証へ移行する。② すべての製品JISに対してJISマーク貼付が可能になる。③ JISマーク以外の方法によるJIS適合宣言/表示が可能となる。福祉機器については現在，製品JISがあるものでもマーク表示指定品目ではなかったことからJISマーク表示がされた製品は存在しなかったが，今後はJISマーク貼付が可能となる。

●●Ⅵ．福祉機器における試験評価の現状

国内において福祉機器の規格試験評価を実施しているところは少ない。車いす（JIS，SG），電動車いす（JIS）の試験は（財）自転車産業振興協会技術研究所において古くから実施されている。

海外については車いす試験を中心に調査した一部を述べる[7)8)]。

フランスではCERAH（身体障害者義肢装具研究所）が中心となり，車いす，電動車いす，歩行車，義肢装具，障害者用自転車などの試験を実施している。国内規格に従った規格試験を行う機関となっている。

イギリスはMDD（医療機器供給局）の車いす評価センターがあり，車いすのISOおよび国家規格など車いすに関する試験を専門に行っている（図6）。

スウェーデンでは，SHI（スウェーデン障害者研究所）においてあらゆる福祉機器の研究や普及活動を行っているが，特にECの中での車いす試験を担当している。独自の試験を行っており，試験に合格したものはリストとして配布され購入の基準となる。また，スウェーデンではISO規格制定にも積極的である。

オランダは，TNO（陸上乗り物研究所）の乗り物力学部門で車いすの試験を担当している。この部署は予算的にも厳しいようでスタッフも少なく，ベルト式走行耐久性試験機が目についた程度で新しい試験設備はあまり見受けられなかった。一方，他の部署ではシートベルトなどの大掛かりな試験機も稼動していた。

オーストリアでは，国の関連機関の中で主に車いすと階段昇降機の試験が行われていたが，ISO

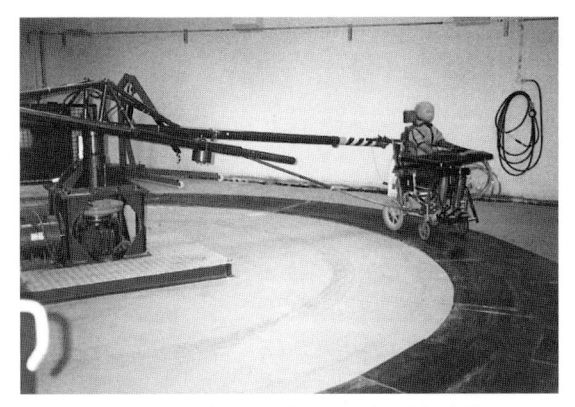

図6．イギリスの車いす走行耐久試験

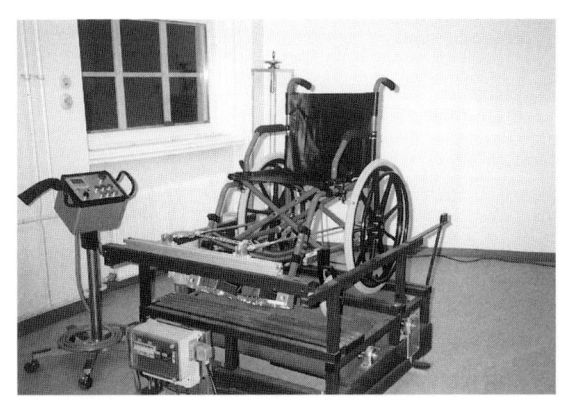

図7．オーストリアの車いす走行耐久試験

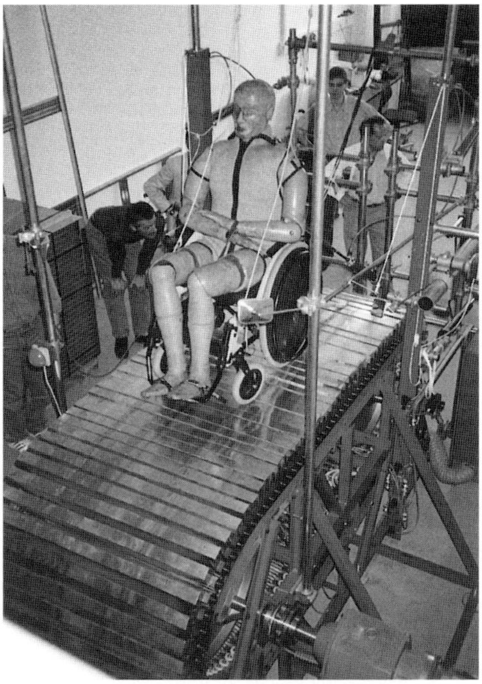

図8．ドイツの車いす走行耐久試験

制定作業の一環での試験評価が主目的のようであった（図7）。

ドイツではTUB（ベルリン工科大学）において，車いすを中心とした研究，試験評価を行っている研究室がある。大型のベルト式走行耐久性試験機が設置されており，ECの他の国とは趣を異にしていた（図8）。

アメリカでは，数カ所の試験機関があるようであるが，調査したピッツバーグにあるVAPC（退役軍人庁補装具センター）において車いすを主とした研究，試験評価が行われている。試験よりも工学的な基礎研究に重点が置かれているようであるが，車いす試験のための走行耐久試験機や段差落下衝撃試験機なども備えられていた。

台湾においては，近年，台湾自転車工業発展中心が自転車以外に電動車いすなどの試験を開始している。手動車いすもターゲットにしているようで，順次，体制整備を進めていくようである。

VII. 生活と規格との関わり

1．製品と規格の関係

福祉機器の標準化はいくつかの点で難しいことは先述した。しかしながら，今日ほど多くの福祉機器が普及してきている状況においては，なるべく早急に規格化を図る必要がある。規格が定められていない場合には，各メーカーがそれぞれに試験方法，試験条件，性能要件を決めることになり統一性がない。あるいは全く試験評価が行われないまま製品が販売される状況にもなりかねない。規格が定められた製品についてはその基準をクリアすることで一定以上の水準が保証されることになる。安全性の確保は特に必要であるが，そればかりではなく製品における性能や寸法，特徴などの情報は製品の選択において必要となる。

各メーカーのカタログ記載項目や測定についても統一した基準での情報提供がユーザーを惑わせないことにつながる。規格は物づくりにおいて一定基準を与えるものであるが，この基準値が適正

な範囲を超えると問題になる。使用頻度，使用環境，使用者，コストなども考慮して規格化を図る必要がある。例えば，不必要に耐久性の高い規格をつくった場合，製造コストも高くなり，ユーザーも重くて使いにくい製品になる可能性がある。また逆に，基準が低過ぎると製品の故障などによる事故などが発生する可能性がある。

2．規格の進化

日本の製品を輸出する場合についてはISOや各国の国家規格が適用される。また，海外の製品を輸入する場合はJISが適用されるので，貿易障壁にならない規格となるように注意すべきである。規格は一度制定すれば永久的なものではなく，その時代の環境状況や技術の進歩に合わせて陳腐化しないように内容を改正していくことが大切である。

いずれにせよ，生活の中で使用する福祉機器は標準化が推進され，その基準に合致した製品が提供されて初めて安全に使用できる環境が整うことになる。

Ⅷ．今後の方向性について

1．新たな規格の制定

今後の方向としては，業界が主体的に標準化の方向を考えていく時期にきたのではないだろうか。物づくりの標準化においては，パソコンのように部品の接続部を共通規格とし，他のメーカーの部品でも自由に取り替えられるようにできたら，ユーザーにとって選択の幅が広がり，交換修理なども簡単となる。メーカーはその他の部分で独自性を出せばよい。福祉機器においてはまだすべての製品においてJISが制定されているわけではない。すでにJIS規格案がつくられているものは，移動式リフト，設置式リフト，レール走行式リフト，リフト用スリング，在宅用電動介護ベッドなどがある[9)~11)]。また，今後の作業として，立ち上がり補助いす，褥瘡予防マットレス，段差解消スロープ，家庭用階段昇降機，バスボード，エルボークラッチ，ロレータ，歩行器，車いすシーティングなどがあろう。従って，今後とも関連業界が中心となって規格化作業を進めていかなければならない。

2．福祉機器の試験評価体制の整備

規格の制定とともに，一方では規格に沿って試験評価する体制の整備も必要である。試験方法はそれぞれの製品で独自であることから必要な試験機もそれぞれに異なる。また，汎用の試験機は少なく，新たに設計製作の必要がある。さらに，規格の改正による試験機の新設，改造などが発生する。国内ではこの試験評価体制は心もとないところである。工学的試験評価ばかりではなく，福祉機器の使い勝手などの臨床評価も重要となる。このような評価機関を業界各社が独自でもつのは困難な状況であることから，業界全体で支えていくことが必要であり，このような評価機関がビジネスとして成り立つためにはメーカー，流通業者，ユーザーがきちんと評価してマークが表示された製品を選択するという社会環境が整うことが肝要である。日本は今までこのような社会環境には程遠い状況であったが，今後は急速に進めていかなければならない事柄であろう。

おわりに

福祉機器と規格についての現状を中心に概要を述べた。福祉機器は比較的新しい製品であり，ユーザーや使用する環境もさまざまである。規格化が図りにくい部分もあるが，何らかの基準が必要となる。また，規格は状況に合わせて変化させていく柔軟性が必要である。特に，現代のように福祉機器の開発，改良が急速に進み，使用する環境も使いやすい方向に変化している状況においては，常に規格を見直していくことも重要である。そのためには規格の構成においても細分化をしていくことも一つの方法である。福祉機器産業はまだ発展段階の産業であり，標準化，規格化は避けられない課題である。試験評価体制の整備も含めて業界一丸となり，この課題に対処していくことがユーザーの安全性確保につながる。

●● 文　献 ●●

1) （財）テクノエイド協会（編）：福祉用具に係る事故事例に関する調査研究事業報告書．1995．
2) 通商産業省機械情報産業局（編）：福祉用具産業政策の基本的方向（福祉用具産業懇談会　第2次中間報告）．1997．
3) 通商産業省機械情報産業局（編）：福祉用具産業政策'98　共用品，知の共有，流通ほか（福祉用具産業懇談会　第3次中間報告）．1998，pp19-32．
4) （財）テクノエイド協会（編）：安全かつ良質な福祉用具のあり方研究報告書．2003，pp93-102．
5) 日本規格協会（編）：JISハンドブック．福祉（リハビリテーション関連機器）2001，2001．
6) 独立行政法人製品技術評価基盤機構（編）：新JNLA制度申請手引き等説明会資料集（手引き等）．2004，pp1-13．
7) Commission of The European Communities：European Report on Wheelchairs Testing．1992．
8) 高橋義信：福祉用具の評価・標準化の現場から—（財）自転車産業振興協会技術研究所における経験．日本生活支援工学会誌 2（1）：7-14，2002．
9) 日本健康福祉用具工業会（編）：福祉用具・システムの標準化に関する調査研究報告書．2000．
10) 製品安全協会（編）：福祉用具の安全基準作成調査研究報告書（電動介護用ベッド及び歩行車の安全基準作成調査）．2000．
11) （社団法人）日本リハビリテーション医学会（編）：歩行補助具及び介護機器標準化調査研究報告書．1998．

[1] 総論:リハビリテーション工学の過去から現在まで

5 共用品

後藤 芳一*
Yoshikazu Goto

SUMMARY

1) 1990年代以降,共用品の普及が進んでいる。その背景には,高齢者数の増加,障害対応の高度化などの社会環境変化がある。

2) 共用品の利用者は,福祉政策の対象の障害者や高齢者から,その周辺の,日常生活で不便のある人たちへ広がっている。

3) 産業界の参入や,市民団体を中核に利用者も参加していることが,普及の推進力になっている。

4) 共用品は,設計時に配慮することで,障害の有無にかかわらず利用しやすい。メーカーも消費者も,経済的負担を抑えられる。

5) 共用品は,広義でみた福祉用具に含まれる。福祉用具のうちで概念的にも市場的にも,成長点である。

6) 開発の経緯からは,福祉用具を共用化,一般製品を共用配慮,当初から共用品として設計などに分けられる。

7) 共用の概念は,国際的に各種提唱され,変遷してきた。基本は,「ノーマライゼーション」→「バリアフリー」→「アクセシブル・デザイン」という流れである。

8)「共用品」は日本発であり,80年代初めから取組みが進んだ。概念の提唱,商品の普及,国際規格化とも,日本は国際的に先進的位置にある。

9) 共用品の市場規模は,2.4兆円余(2003年度)であり,品目別では,家庭電化機器などの規模が大きい。

10) 国際標準化機構(ISO)などでの検討を経て,2001年に「規格作成における高齢者・障害者配慮のガイドライン」(基本規格)が制定された。

11) リハビリテーションの視点からは,共用品には,「万人向けではない」という制約もある。

12) 共用品の今後の課題は,有効性の検証と,適切な利用方法の確立である。そこでは,医学的実践や研究を通じた寄与に対する期待も大きい。

はじめに

1990年代を通じて共用品の普及が進み,多くの製品が供給されるようになった。共用品は,障害のある利用者と健常者がともに利用しやすい製品(ときにはサービスも含む[1])のことであり,バリアフリー,ユニバーサル・デザインなどと称される場合もある。用語が統一されていないことは,概念や定義が必ずしも一つに統一されていない現状を反映しており,その一因は歴史が浅く,概念自体が発展途上にあることである。本稿では共用品の理解に資するため,基本的な事項を整理する。

*日本福祉大学大学院情報・経営開発研究科,客員教授

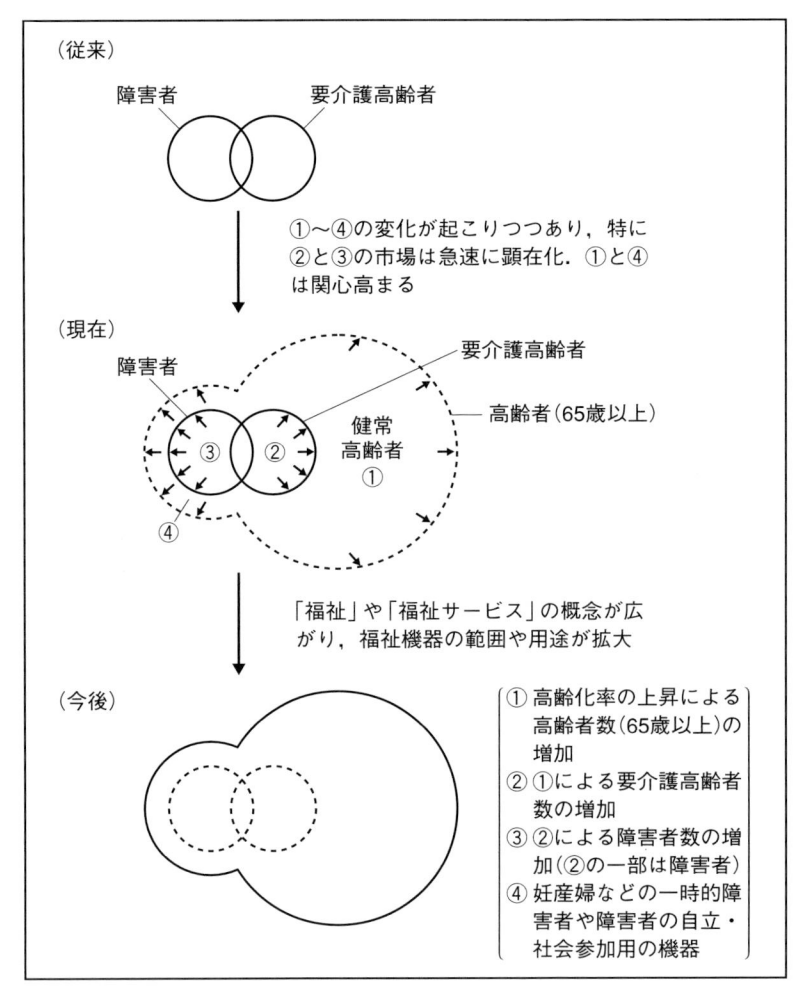

図1．福祉機器の利用者像の変化（イメージ）

I．共用品普及の背景

1．福祉用具への新しいニーズ

共用品のニーズは，福祉用具と関連づけて整理できる。福祉用具には，1990年代に入って，利用者や介護者の機能を補う伝統的役割での普及が進むとともに，社会環境の変化で新しいニーズが生じている[2]。近年の変化として五つあげられる。

第1は，高齢者数の増加である[注1]。第2は，障害対応の水準が上がった[注2]。従前の「日常生活動作」の支援から「社会活動」（例：就労，コミュニケーション，スポーツ）の支援へ，生活の質を高める役割が期待されている。第3は，介護を支えるニーズが高まっている。高齢者が介護を行う機会が増え，人手で対応するのが難しい場面も増えた。第4は，利用環境の整備が進んでいる。法の整備[注3]を通じて公共建築物，住宅，交通機関がバリアフリー化し，利用環境の整備が進んだ。第5は，福祉用具の利用者への社会の意識が変化し

注1）国立社会保障・人口問題研究所の推計（2002年）では，高齢者数（65歳以上の人口）は，2000年の2,204万人が30年の3,477万人へ，1.6倍に増える。

注2）「国連障害者の10年」（1983～92年）や「障害者プラン」（1995年と2002年）を通じ，障害対応が進んだ。

注3）「ハートビル法」（1994年施行），「交通バリアフリー法」（2000年施行），「改正ハートビル法」（2003年施行）など。

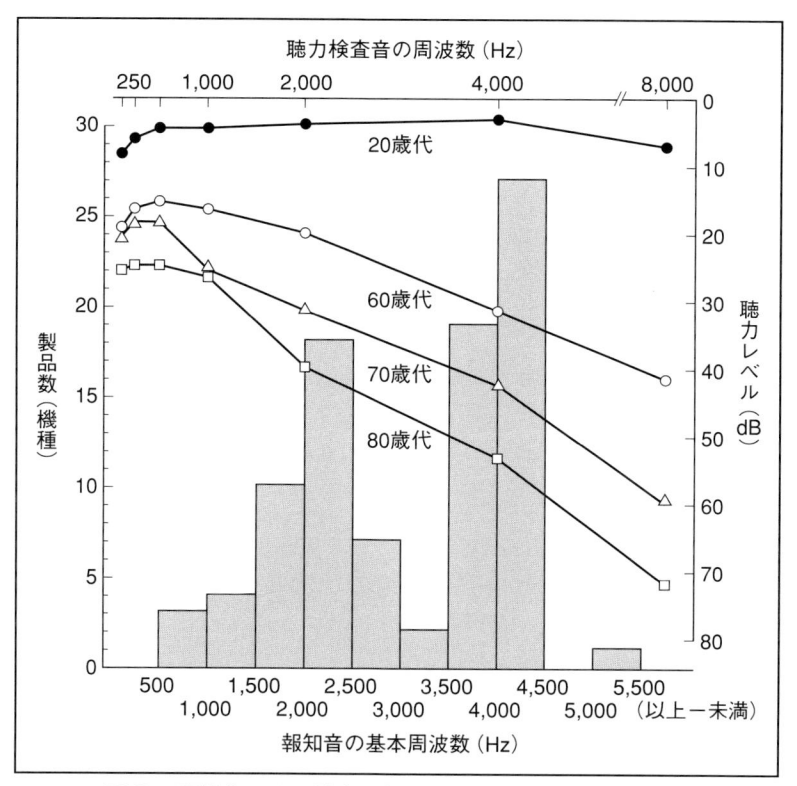

図2．高齢化による聴力の低下と用いられている報知音
〔(独) 産業技術総合研究所，(独) 製品評価技術基盤機構〕

た。90年代後半以降，軽度の障害や，一時的な不便さのある人へと見方が広がった[注4]。

2．共用品の利用者像

新しいニーズとともに，利用者像が変化している。**図1**は，その様子を示す。法に定める障害者や高齢者に対応した段階から，その周辺領域へ対象が広がっている[3]。例えば，**図2**は聴覚関係のニーズを示す。加齢とともに高い周波数での聴力が落ち込む。それにもかかわらず，報知音（例：家電製品）には高い周波数（4,000 Hz周辺）が多く用いられている。

高齢者数が増えるとともに，80歳代になっても独りで暮らす人や，交通機関や公共施設を利用するなど，社会活動を続ける人も増えている。こうした場合に，「障害への対応」ではなく，日常生活の延長として，加齢に伴う不便さに対応する必要が生じている。図2の例では，低い周波数を用いることや，用途によって周波数の基準を設けて統一するなどのニーズである。

3．共用品普及の推進力と事例

共用品の提供が加速した背景としては，新しいニーズが生じた（前項1.を参照）こととともに，「福祉用具法」（1993年施行）を契機として，高齢者や障害者への対応に産業界の関心が高まったことがあげられる[4]。産業界の中でも，一般の消費財などのメーカーが自社の製品を共用化することを通じて取り組んだため，価格や販売経路（例：百貨店のコーナー）などの面で，入手しやすく提供されるようになった[注5]。市民団体である(財)共

注4) 健常な高齢者，妊産婦，一時的な障害者，左利き，外国人（意志疎通のバリア）が対象になりつつある。従前は，福祉用具の利用者を，高齢者・障害者など，恒常的な障害のある者に絞る見方が中心であった。

注5) 従前は，専業メーカーが医療福祉機器を供給していたことと好対照であり，普及を大きく広げることに寄与した。

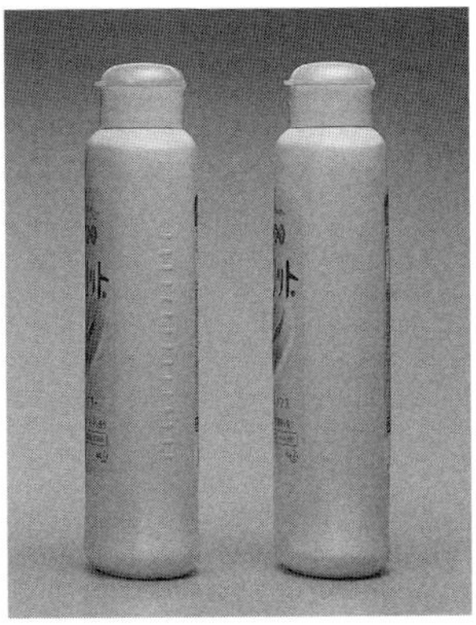

図3．シャンプー容器（凹凸で識別）
〔写真提供：花王〕

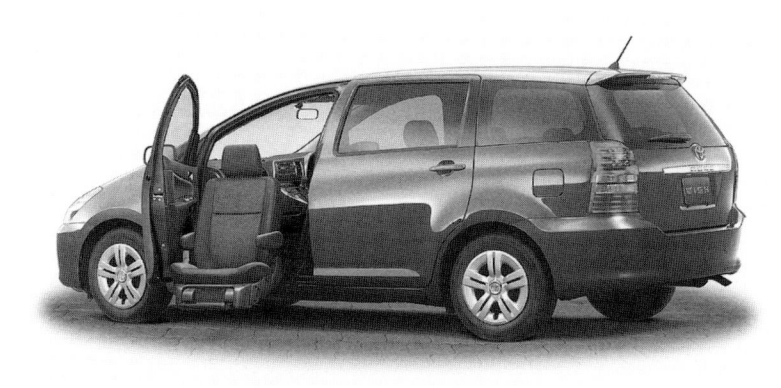

図4．福祉車両（座席がシフト）
〔写真提供：トヨタ自動車（株）〕

用品推進機構[注6]が，普及の中心的役割を担っている[5]。従前の福祉用具が，福祉政策による給付制度に依存し，行政の存在が大きかったのに対し，共用品は産業界や市民団体が中心となって推進している[注7]。

代表的な事例として，**図3**は，容器側面の凹凸により，視覚に障害や一時的な不便さがあっても識別できるシャンプー容器（凹凸のあるほうがシャンプー，ないほうがリンス）である。**図4**は，シフトする助手席を用いた乗用車であり，専用の大型の装置を用いず，価格を抑えている[6]。

Ⅱ．共用品の概念と定義

1．共用品の定義と意義

共用品は，「身体的な特性や障害にかかわりなく，より多くの人々が利用しやすい製品・施設・サービス」〔(財)共用品推進機構〕と定義されている。併せて，多くの人の特性に合わせやすい，などの「五つの原則」[注8]が示されている[7]。

共用品は，製品の設計時に意匠などの配慮を加えることにより，障害者や高齢者と同時に一時的な障害者や健常者でも利用しやすくする。共用の仕様にすることで，供給者（メーカー）も需要側（消費者）も，経済的な負担を抑えられる。この結果，不便さへ対応しながら，同時に汎用品としての市場規模を維持でき，ときには元より市場を拡大できる。また，可能な限り同じ製品を用いることで，ノーマライゼーションやインクルージョンという福祉の理念に調和する[8]。

2．共用品の定義（福祉用具との対比）

福祉用具と対比させて，**図5**のように整理されている（経済産業省の定義[9]）。図の右寄りほど個別の適合が深い一方，大量生産できないので高価になる。面積は市場の大きさを概念的に示す。五つの区分のうち，最も左は汎用の工業製品であり，右の三つが「福祉用具（狭義）」である（例えば車いすは，機能によって「汎用福祉用具」から「オーダーメイド」に対応）。福祉用具の概念は，「福祉用具（狭義）」に「共用品」を加え，「福

注6）(財)共用品推進機構は，市民団体であったE&Cプロジェクト（E&Cは，Enjoyment & Creationの略，1991年発足）を法人化して1999年に設立された。E&Cプロジェクトの前身である，RIDグループ（RIDは，Rehabilitation Instruments Design）は，1972年に発足した。

注7）共用品を利用する当事者（例：障害者）が，ニーズの反映などを通じて，開発に参加していることも特徴である。

注8）「五つの原則」は，①多用な人々の身体・知覚特性に対応しやすい，②視覚・聴覚・触覚など複数の方法により，わかりやすくコミュニケーションできる，③直感的でわかりやすく，心理的負担が少なく操作・利用できる，④弱い力で扱える，移動・接近が楽など，身体的負担が少なく利用しやすい，⑤素材・構造・機能・手順・環境などが配慮され，安全に利用できる，である。

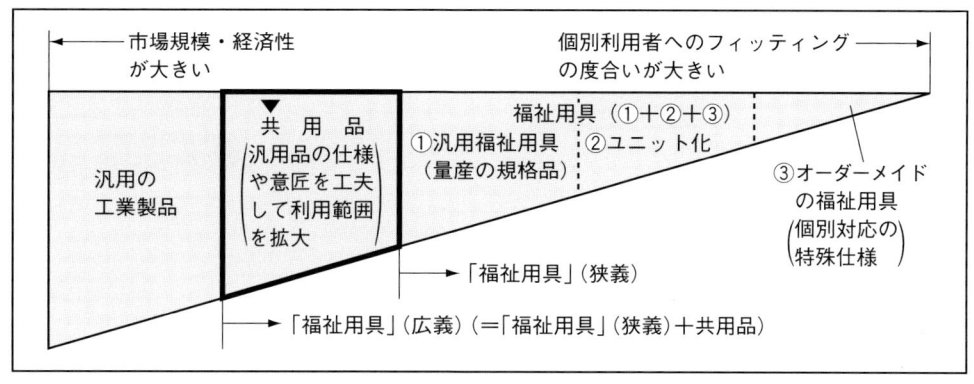

図5. 福祉用具の位置づけと障害への対応の度合いの関係（概念図）
〔「福祉用具産業懇談会第2次中間報告」（通産省機械情報産業局）をもとに作成〕

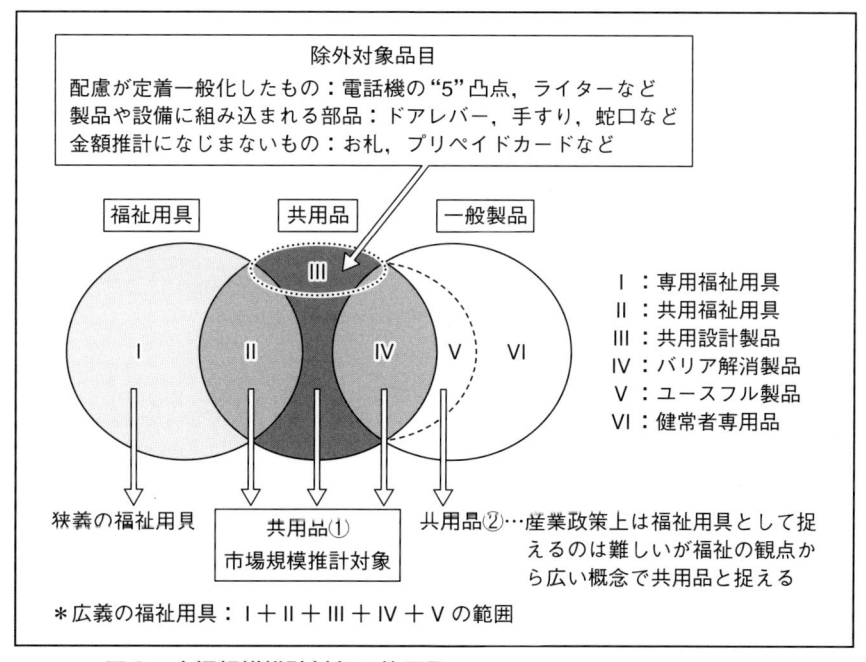

図6. 市場規模推計対象の共用品〔（財）共用品推進機構HPより〕

祉用具（広義）」へと広がりつつある。共用品は，「福祉用具（広義）」のうちで，概念的にも市場的にも，成長点という位置にある。

3．共用品の定義（開発の経緯による内訳）

共用品は，開発の経緯で分けて，図6のような製品から構成されている〔経済産業省と（財）共用品推進機構による定義〕。図のⅡ〜Ⅴが共用品である。Ⅱ（共用福祉用具）は，福祉用具が一般の利用に供されるもの，Ⅲ（共用設計製品）は，高齢や障害でも使いやすいように意図して設計された製品，Ⅳ（バリア解消製品）は，一般製品をもとに共用の配慮を加えた製品，Ⅴ（ユースフル製品）は，特に意図せず高齢や障害でも使いやすい製品である。

4．共用品の定義（海外の用語との対比）

概念と用語の変遷を図7に示す[10]。地域ごとに各種の用語があり，本線は，「ノーマライゼーション」→「バリアフリー」→「アクセシブル・デ

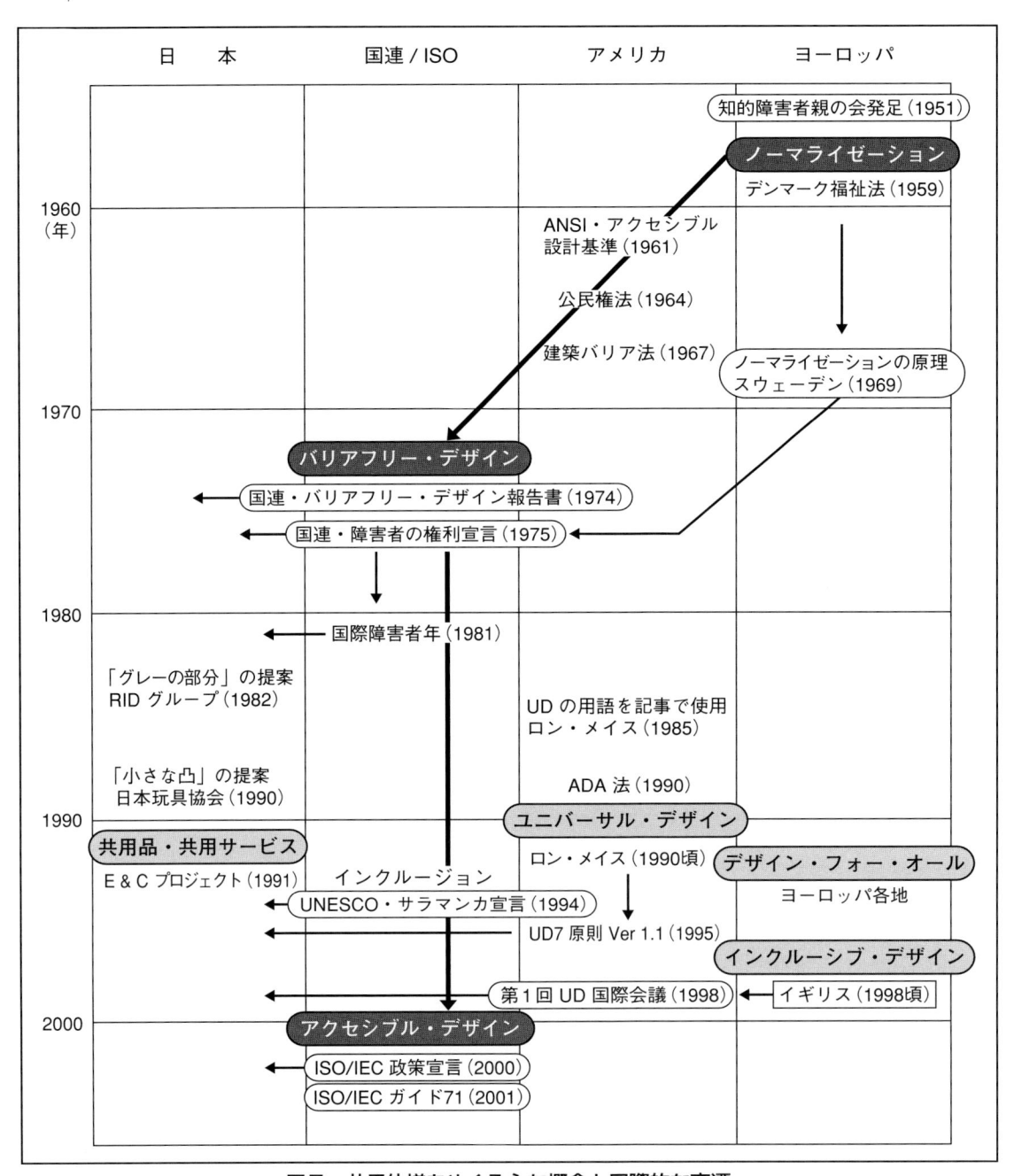

図7. 共用仕様をめぐる主な概念と国際的な変遷

【注】登場時期と地域の概略を示し，主な概念の関係を示した。「ユニバーサル・デザイン」は公民権法の精神，ADA法成立の影響が濃い。「7原則」の公表や，国際会議の開催で日本への波及が進んだ。「共用品・共用サービス」を提唱した「E&Cプロジェクト」は，「グレーの部分」および，「小さな凸」の提案者らによる組織。「アクセシブル・デザイン」の用語自体は60年代より米国で用いられていたが，ISO/IEC政策宣言（2000年）において，国際間の用語の統一に加え，目的達成に向け具体的実践の道筋を示す用語としての新たな意味が加わった。　　　　　（文献10より引用）

ザイン」である。日本発の「共用品」は，1980年代初めから取組みが進み，国際的に先進的であった（前出のRIDグループが，82年に「グレーの部分」を提唱した[11]）。国際共通語としては「ア

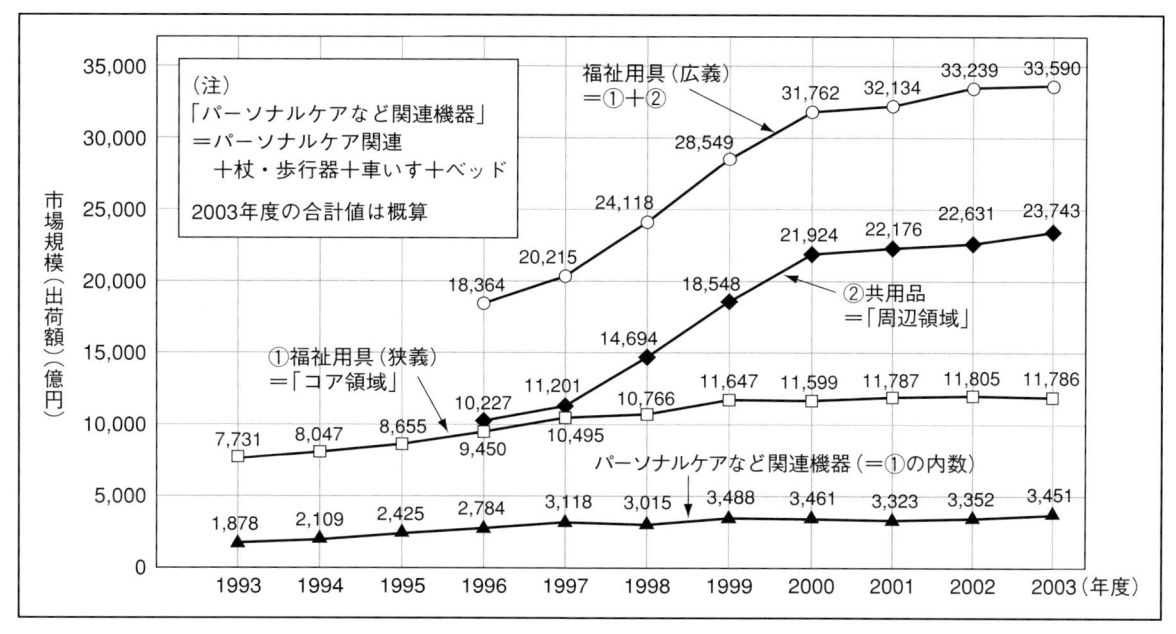

図8．福祉用具の市場規模（範囲別）の推移（経済産業省調べ）

クセシブル・デザイン」が一般的であり，国際標準化機構（ISO）による規格化に際しては，この用語が用いられている。

国内では，「バリアフリー」に加え，「ユニバーサル・デザイン（UD）」という呼称も用いられている。UDは1990年頃に米国で提唱された。「UD」は国際的には米国で提唱され，わが国の一部で用いられている方言，という位置づけになる。同じ方言ながら，欧州の「デザイン・フォー・オール」は，欧州域内で広く用いられている[注9),12)]。

Ⅲ．共用品の市場

1．共用品の市場（福祉用具との対比）

共用品の市場の推移を福祉用具と対比すると，図8になる。共用品の定義は，先の図6のⅡ～Ⅳを対象として推計されている。直近の市場規模

は，2兆3,743億円（2003年度）に達している（図中の②の部分）。「福祉用具（広義）」（図中の①＋②）の主要部分を構成している。共用品は，統計値のある1990年代半ばから急速に伸びており，90年代後半からの「福祉用具（広義）」の成長点となっている。

2．共用品の市場（共用品の内訳）

共用品の市場を詳しくみると，図9のとおりである。1990年代後半は，市場への浸透や新しい商品の開発によって伸び率が大きかった。2000年代に入ると，こうした動きが一巡しつつあり，安定成長へと移った。品目別の内訳では，家庭電化機器（例：操作が容易，表示がわかりやすい），ビール・酒（例：フタに点字で「お酒」と表示），映像機器，住宅設備（例：手すり）などの規模が大きい。

Ⅳ．共用品の今後

1．共用品の規格化

2001年に，国際規格を審議する機関である，国際標準化機構（ISO）と国際電気標準会議（IEC）

注9）「UDはバリアフリーより進んだアプローチ」という主張があるものの，両者は基本的に相違はない（少なくとも，本質的な違いを立証できていない）。「インクルーシブ・デザイン」などの呼称もある。それぞれ，明確な概念の進化を伴っていないので，差別化するために，数年単位で言葉を消費している感もある。

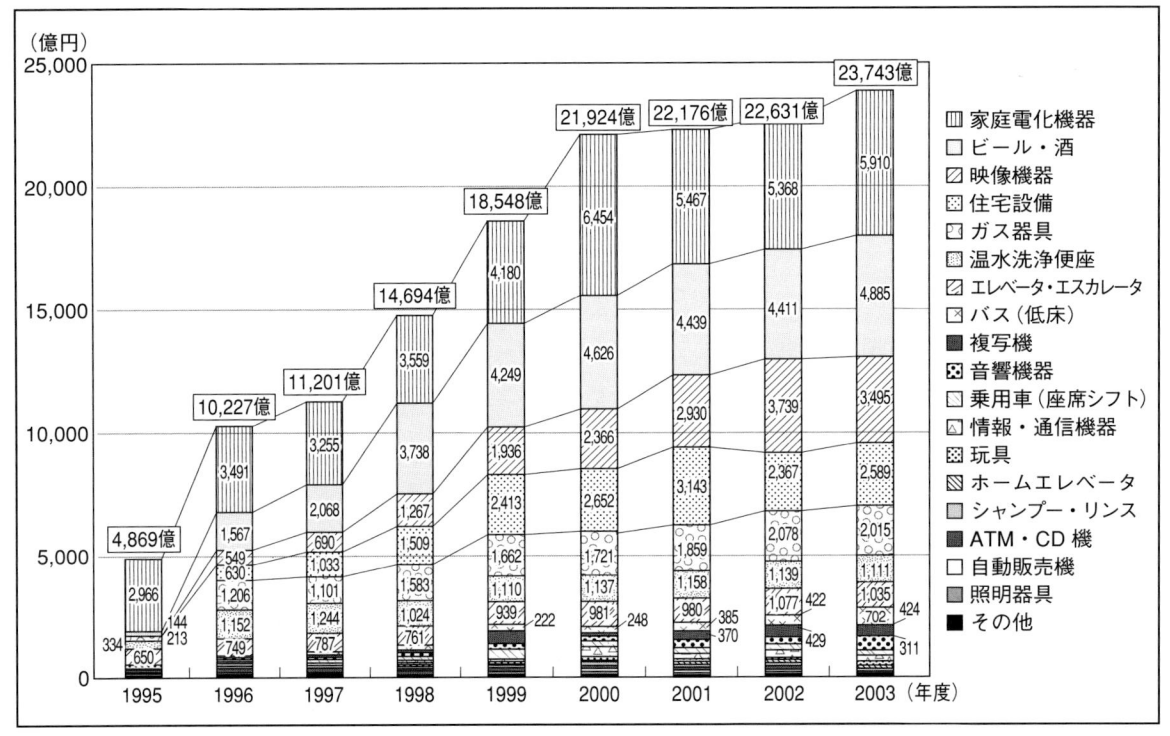

図9. 共用品の市場規模の推移（単位：億円）〔(財)共用品推進機構 HP より〕

表1. 規格作成における高齢者，障害者のニーズへの配慮ガイドライン（ISO/IEC ガイド71）
ユーザー・インタフェース（扱いやすさ，操作スイッチ，フィードバック）における考慮ポイント

	心身の機能												
	9.2 感覚					9.3 身体					9.4 認知		9.5 アレルギー
	9.2.1 視覚	9.2.2 聴覚	9.2.3 触覚	9.2.4 味覚と臭覚	9.2.5 平衡感覚	9.3.1 器用さ	9.3.2 操作	9.3.3 移動	9.3.4 筋力	9.3.5 発声	9.4.2/3 知的能力と記憶	9.4.4 言葉と読み書き	接触/食物/呼吸器系
8.2 代替形式	●	●	●	●							●	●	
8.3 位置とレイアウト	●		●		●						●	●	
8.4 照明とぎらつき	●												
8.5 色とコントラスト	●										●		
8.6 文字の大きさと形	●												
8.7 わかりやすい言葉	●	●									●	●	
8.8 図記号と絵記号	●										●	●	
8.9 音量と周波数		●											
8.10 抑えた速度	●	●									●	●	
8.11 識別しやすい形	●		●								●	●	
8.12 扱いやすさ	●		●		●				●				
8.15 温度の警告			●										
8.17 道理に適った手順	●										●	●	
8.18 表面の材質			●						●				
8.19 アレルギー性や毒性のない素材				●									●
8.20 音響		●											
8.21 フェイルセイフ	●		●			●	●				●	●	

〔(財)共用品推進機構 HP より〕

は，「規格作成における高齢者・障害者のニーズへの配慮ガイドライン」（ISO/IEC ガイド71）を発行した[注10]。表1に示すとおり「ガイド71」は，すべての製品やサービスに関わる基本規格である。図10のように，マトリクスとして整理されている。その下の「グループ規格」は，包装・容器などの識別，操作部の凸表示，プリペイドカードの触覚識別，報知音などが日本工業規格（JIS）として制定されている。国内外で，グループ規格や個別規格の作成が進められている[13]。

2．リハビリテーションにおける共用品の可能性と限界

リハビリテーション（以下，リハビリ）という視点からみると，共用品が普及することによって処方の選択肢が増え，従前の専門の機器や用具と一般製品との間のギャップを埋める効果が期待できる。一方，健常者と共用できるということは，容易に取り組める反面，障害（例：リウマチ）が重くなると使えないという限界がある。その意味では，喧伝される[注11]ほど「ユニバーサル」ではない[14]。さらに，医学的処方を要しないために，利用者独自の判断で用いられることも多い。その場合，禁忌とされる用法をするリスクも生じるので，障害の程度によっては留意が必要である。

●● おわりに

共用品の開発と普及をめぐっては，日本は国際的に先導的な役割を果たしてきた。「グレーの部分」の提案，シャンプー容器などの手法の開発，国際規格化の提案と規格作成の主導などである。産業界の活力と当事者の参加を得るなどの柔軟な取り組みによって成果を上げた経験は，他国に先駆けて高齢化が進む日本として，対応の模範となるものである[15]。これまでの取り組みにより，共

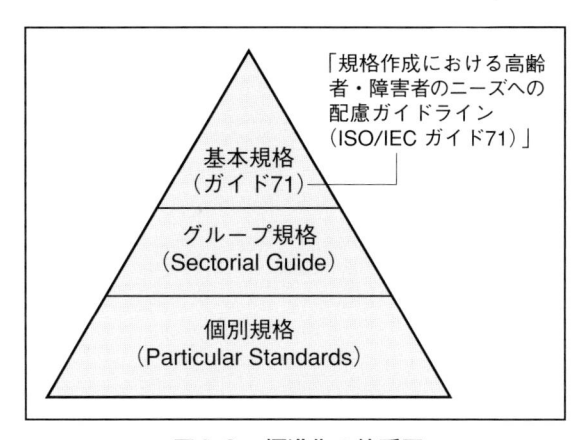

図10．標準化の体系図
〔「共用品白書」（ぎょうせい）より〕

用品はすでに多くの選択肢が提供されている。今後の課題は，その有効性の検証と，適切な利用者や用途との対応づけ（処方の標準化）である。それができることによって，共用品の真の有効性が具現化されるとともに，リハビリへの寄与も期待できる。こうした課題の解決に対して，医学的アプローチへの要請は大きい。今後，現場での実践や研究を通じた取り組みが期待される。

●● 文　献 ●●

1) 万代善久：いま，なぜバリアフリー・サービスなのか．バリアフリーの店と接客，E&C プロジェクト編，日本経済新聞社，1999, pp15-30.
2) 後藤芳一：離陸する福祉機器ビジネス．日本経済新聞社，1997, pp12-20.
3) 後藤芳一：福祉用具産業政策の評価に関する研究．東京工業大学学位論文，2000, pp149-153.
4) 通商産業省機械情報産業局（編）：福祉用具産業政策の基本的方向（福祉用具産業懇談会第2次中間報告），通商産業調査会，1997, pp55-61.
5) 星川安之：より多くの人が使いやすい「共用品・共用サービス」短需要側の背景．日本生活支援工学会誌 1 (1): 16-27, 2001.
6) 高嶋健夫：バリアフリー生活用品100選．日本経済新聞社，2002, pp54-55.
7) 青木　誠，星川安之，高嶋健夫：超高齢社会を支えるモノ・コト作りの新コンセプト．バリアフリーと広告，共用品推進機構編著，電通，2001, pp62-74.
8) 万代善久：企業活動におけるバリアフリー商品開発の意味．バリアフリーの商品開発2，E&Cプロジェクト編，日本経済新聞社，1996, pp120-

---

注10) 1998年に日本から行った提案が国際的に合意され，ISOなどの場で作成作業が進められてきた．
注11) 例えば，（独）国立国語研究所による『『外来語』言い換え提案』（2004年）は，「ユニバーサル・デザイン」を「万人向け設計」としている．

131.
9) 通商産業省機械情報産業局（編）：福祉用具産業政策'98（福祉用具産業懇談会第3次中間報告）. 通商産業調査会, 1998, pp49 – 69.
10) 青木　誠：「共用品・共用サービス」の考え方と関連する概念. 共用品白書, 共用品推進機構編, ぎょうせい, 2003, pp50 – 57.
11) 佐藤俊夫：「グレーな部分」の発見―「共用品」開発への手がかり. バリアフリーの商品開発, E&Cプロジェクト編, 日本経済新聞社, 1994, pp32 – 42.
12) 後藤芳一：ユニバーサルデザインとは何か(1). 総合リハ 32(1)：89, 2003.
13) 高橋玲子：7つの「マトリックス」の意味と活用法. 高齢者・障害者配慮の国際標準 ISO/IECガイド71徹底活用法, 共用品推進機構編, 日本経済新聞社, 2002, pp50 – 85.
14) 後藤芳一：経済性の『壁』乗り越えて福祉用具法の10年. 朝日新聞朝刊, 2003年10月27日付15面.
15) 後藤芳一：不便さの克服　身近に答え. 読売新聞朝刊, 2002年9月15日付24面.

[1] 総論：リハビリテーション工学の過去から現在まで

⑥ 福祉工学教育

小川 喜道*
Yoshimichi Ogawa

> **SUMMARY**
> 1）福祉工学は，生活の豊かさを追求する「人生の質」を高めるチャレンジである。
> 2）福祉工学の教育姿勢として，当事者主体，対等性，障害の社会モデルを掲げた。
> 3）福祉工学教育は，ハードとソフトを統合化した新たな分野を構築する必要がある。
> 4）現状では福祉工学に関する資格制度が未整備であり，また，大学に設置された福祉工学関連学科は発展途上にある。
> 5）福祉工学教育のカリキュラムの一例として神奈川工科大学福祉システム工学科を取り上げる。
> 6）そこで，地域・大学間連携による工学教育の試行について示し，冒頭に掲げたキーワードの重要性を確認する。

●はじめに

福祉工学とは誰のためにあるのか。いや，誰のものか。これは，福祉工学教育を論ずる際に大切な問いかけである。

福祉工学の対象は，子供から高齢の人たちまで，また，教育，労働，文化，スポーツなどあらゆる分野をカバーしているといえる。しかし，「福祉」と冠をつけているゆえんは，生活上の諸種の場面で困難を抱えたり，機能面で何らかの不便さを感じている人に対応することはいうまでもない。それは単に「生活ができる」という日常生活のミニマム・レベルにとどまるものではなく，「生活を豊かにする」という人生の質的レベルに対応したチャレンジであるべきである。

そのうえで，福祉工学教育は人間の生きる意味を深く考え，他者の人生とどのように関わり，技術支援を通してどのような力を付与するのかを体系化した実践教育を通して学ぶことでもあろう。

●Ⅰ. 福祉工学教育を巡るキーワード

1. 当事者主体—Nothing about Us without Us—

ここで福祉工学がおさえておくべきことを，いくつかのキーワードで確認してみよう。

開発途上国の地域に根差したリハビリテーション（Community Based Rehabilitation）の推進者として著名なDavid Werner[1]は，車いすをはじめさまざまな装具・生活用具・遊具などについて350頁にわたる製作マニュアルを著している。そのタイトルは"Nothing About Us Without Us"であるが，それは技術支援が，障害ある人たち自身を抜きにして専門家のみで行われることを厳しく批判している表現でもある。つまり，福祉工学はFor disabled personsという発想ではなく，By, Withの関係をプロセスの中に組み込み，さまざ

*神奈川工科大学ロボット・メカトロニクス学科，教授

まな立場の専門職を含めたパートナーシップ・アプローチにより，結果として支援機器が製作されることになる。

畠山[2]は，支援技術開発と利用者ニーズを結びつけるうえで，「今後の機器開発，特に障害のある人や高齢者が使用する機器に対しては，人間中心の開発が欠かせない」としている。ニーズをもつ人々を理解し，それに応え得る人材育成を試みるうえで，この人間中心，すなわち当事者主体の開発という視点が重要である。

2．当事者との対等な関係—Disability Equality Training—

障害の理解および関係の対等性を求めるための方策として，イギリスの障害者運動を通して示されてきたDisability Equality Trainingがあるが，それは障害者自身が教育・研修の主体者となるものである[3]。これは，障害状況を安易に擬似体験しても，体験者個人の感覚的な印象に過ぎず[4]，むしろ障害者とのディスカッションからの受け止め，受講者自らの振り返りに意味を見出すものである。一方，中野[5]は次のことを強調している。「適切な環境や支援を一方的に提供するだけでは不十分である。支援を受けることに躊躇している気持ち，適切な環境や対応に対する怒りや憤り等，相手の感情的反応への理解（共感）が必要なわけである。（中略）共感性を高めるためには，障害のある人の話を聞いたり，一緒に活動することが大切であるが，障害のある状況を一時的に体験するのも有効な手段の一つである」。つまり，教育機関で行われる擬似体験はそのねらい・方法が問題となる。最も大切なことは「共感性」を高めることである。教育の中で，この共感性を高めること，それは障害者との関係で対等性というものを意識することが前提となる。

3．障害の社会モデル—Social Model of Disability—

この対等性，共感性というもの，すなわち，当事者の心理的な要素を適正に反映するためには，障害のSocial Model[6]としての視点が必要である。この概念を示したMike Oliver[6]は，社会の側に課題があり改善が必要であることを主張している[7]。それは，WHOの新たな障害の定義ICF[8]に基づいた考え方に反映されている[9]。そして，福祉工学はICFの「活動と参加」におけるさまざまな支援ツールや「環境因子」の移動，交通などに関する項目とも深く関係しているので，そこに示された生活機能分類は詳読・活用すべきである。

II．福祉工学教育を巡る論点

1．総合的アプローチ

社会福祉の専門職を養成する教育について，大橋[10]は，大学の社会福祉教育に関連して，既存の学問体系を全体とした"学際的"研究よりも，学問体系そのものを見直した"横断的，複合的"研究，あるいは"俯瞰的"研究が問われていると述べている。また，岡田[11]は医学，教育学，福祉学に共通する大学教育は"対人サービス"が共通基盤であるとしている。福祉工学をその対人サービスのカテゴリーに重ね合わせたところに新たな分野が生み出されるといってもよいだろう。

専門分化により，それぞれの専門職が他職種と不一致のままにそれぞれの解決策を求めようとする状況があり，それをdisabling professionalsとIvan Illich[12]は表現している。福祉工学は，多分野の協力的な関係の中で成果を上げ得るとすれば，教育の中で連携手法を基にした総合的アプローチを学べる機会を用意する必要がある。

工学系・福祉系の両分野からのアプローチが必要なことについて，古野[13]は「福祉工学は機能的にみると，ハードとソフトを総合化した機能を備えた極めて学際的研究の性格を備えている」と述べており，生田[14]は，「産業界からは，『大学で工学的な知見・専門知識だけでなく，生理学，心理学，法学等の知識の習得の他，現場等を体験してほしい』との要望が数多く寄せられており，産業界としては，理工系と文系の両方の分野を学んだ多面的なリテラシーをもった人材が，これからの福祉用具産業を支えていくものと確信しており」

と述べている。これらは，学ぶべき分野や実践の場というものを提案している。しかし，これで形式的には福祉工学教育の形を整えられたとしても，まだ不足しているものはないだろうか。

2．資格制度の未確立

福祉工学教育は資格取得と結びついていないところに発展の壁がある。国際的にみても福祉工学の分野では資格制度が進んでいるとはいえず，欧州での例も講習会形式[15]で進められているが，広い領域をカバーした内容という感がある。アメリカの場合は，ATP（Assistive Technology Practitioner）とATS（Assistive Technology Supplier）があり，海老原[16]は，前者は主に臨床に関わる施設側のセラピストやエンジニアに必要とされる資格であり，後者は主としてディーラーなどの福祉・リハビリ用具を供給する側に必要とされる資格と説明し，「これらの資格制度というものは，現在のアメリカでの福祉・リハビリ用具の普及，充実という面で非常に大きな役割を果たしている」と述べており，わが国の現状と比べると開きがある。

大学教育の中で福祉工学が登場するのは，1983年の職業能力開発総合大学校「福祉工学科」設置である。その後は，1997年大分大学工学部の「福祉環境工学科」をはじめ数校が関連学科を設置してきた。しかし，それぞれの基盤となる分野が異なるため統一されたカリキュラムをもっているわけではない[17]。従って，その多様な科目と異なる教育方針を認めるにしても福祉工学教育の基盤と制度的裏づけに関する検討をさらに深めていかなければならない。

3．福祉工学教育のあり方に関する論議

カリキュラム編成上の課題については，次のような指摘がある。木之瀬[18]は，「大学教育の大綱化に伴いカリキュラムが再編成され，授業時間が削減される中で，よりエッセンシャルな講義，実習への改変が課題である」と述べている。現実には，ゼロからカリキュラム構築はできず，フレキシビリティがあるわけでもない。従って，現実カリキュラムの中での創意工夫が必要となっている。また，伊福部[19]は，「バリアフリー技術の多くは感覚，脳，運動に関わる未知の機能の解明研究と一体とならなければ真に役に立つものにはならない。（中略）遠回りのようであるが，先端技術をバリアフリー支援に活かすためには，その基礎となるしっかりとしたサイエンスをつくることが先決である」と述べている。エッセンシャルでありしっかりとしたサイエンスということは，福祉工学教育の礎となるものである。

Ⅲ．神奈川工科大学福祉システム工学科のカリキュラム

本学科[注1]は，ノーマライゼーションの理念に基づき，高齢者，障害者が地域社会の中で一人ひとりの自己実現に向けて生活できるよう，適正な工

注1）神奈川工科大学福祉システム工学科は，2006年度よりロボット・メカトロニクス学科へ移行となった。この新設学科は，高齢者・障害者の自立あるいは介護支援にも着目した「ロボット工学系」，福祉機器・ユニバーサル・デザインなどに力点を置く「福祉メカトロニクス系」，そして身体・運動機能を捉えて健康・福祉機器開発やスポーツ・介護予防などに貢献する「ヒューマンサイエンス系」のカリキュラムが用意される。

最も重視しているのは，1年次から3年次までの一貫したプロジェクト科目である。これは創生型・体験型・グループワーク型の演習を中心に，開発に関わるプロセスを深く学ぶことになる。さらに，学生自らが創造的に取り組むプロジェクト研究（認定科目）がある。これらプロジェクト科目と連動して行われる工学的基礎知識・技術としての機械・電気電子・制御・情報処理・生理計測の五つの分野を学び，さらに高齢者・障害者・介護者に関わる福祉機器などを体験的に学ぶ実習を設けている。

福祉システム工学からロボット・メカトロニクスへと学科名称が移行していくことは大学の経営的方策もあるが，福祉工学におけるコアとなる方針は変化せず，むしろ開発に関わるチームアプローチやマネジメントスキルを高める教育内容となっている。

名称変更した新設学科は2006年度4月開設であり，本稿ではこれまでの福祉システム工学科の科目概要を掲載した。

表1．専門履修科目一覧（必修および選択科目を併せて掲載）

工学基礎科目	メカトロニクス系科目	情報系科目
福祉システム実習Ⅰ・Ⅱ，福祉システム工学実験，福祉のための基礎力学，福祉のための基礎解析，数値解析，データ解析，数理工学	機械の基礎，基礎電気回路，基礎設計製図，機構学，基礎電子工学，福祉機器概論，電子工学演習，材料力学，CAD，センシングシステム，熱・流れ学，機械力学，メカトロニクス，材料科学，制御工学，ロボティクス	コンピュータ演習，ソフトウェア基礎演習，コンピュータアーキテクチャ，データベース，ソフトウェア開発Ⅰ・Ⅱ，情報ネットワーク，感覚情報処理，情報システム設計，視覚・音声情報処理
人間科学系科目	福祉系科目	専門共通科目
医学の基礎，運動機能学基礎，運動機能加齢学，人間工学，ユニバーサルデザイン，ヒューマンインターフェース，人間計測工学，機能補完代行学，ケアエンジニアリングシステム，人間システム工学，リハビリテーション科学	社会福祉概論，介護概論，コミュニケーション技法，福祉レクリエーション援助技法，福祉住環境一般，障害者福祉論，建築と福祉，生涯発達心理学，福祉環境学，社会福祉援助技術，介護保険制度論，カウンセリング論，施設見学	インターンシップ，ゼミⅠ，ゼミⅡ，ゼミⅢ，輪講，卒業研究

表2．実習項目一覧

	福祉システム実習Ⅰ	福祉システム実習Ⅱ
1	電子機器組み立てと電気的量の計測	機械加工・組立と機械的量の測定(1)
2	移動ロボットの制御	機械加工・組立と機械的量の測定(2)
3	高齢者・障害者の擬似的体験	アナログ・デジタル変換実験
4	介護・介助の体験	パソコン制御
5	車いすの体験	高齢者・障害者と健常者の歩行分析
6	脊髄損傷者の体力評価法	形態・身体組成計測
7	盲ろうの擬似的体験	重度肢体不自由者用福祉機器と介助体験
8	聴覚障害者の擬似的体験と福祉機器	車いすの体験（階段昇降機，段差解消機）
9	視覚障害者の擬似的体験と移動	補聴器と聴力検査
10	視覚障害者の情報インターフェース	視覚障害者用福祉機器

表3．工学実験項目一覧

	福祉技術開発コース	福祉技術支援コース
1	モーターの制御	介護認定方法
2	車いすの機構	生体電気計測
3	基礎電子回路	エネルギー代謝計測
4	メカトロ実験	聴覚言語機能実験計測
5	画像処理の基礎	視覚・聴覚機能計測

学的支援を行う人材を世に出すことを目的として，2000年4月に設置された．そして，知識・技術教育を基盤としつつ，演習などを通してユーザーを中心とした開発，適合，普及などを行う実践的人材の育成を重視している．ここで本学科の科目概要を示し，福祉工学教育の事例として紹介する．

学科の専門科目については**表1**に示すとおり，多岐にわたっている．これらは，学生一人ひとりの適性，興味・関心によって重点的に履修することが可能なように配慮している．また，**表2**は1年次の導入教育でもあり，実践的な演習形式を取ることによって学生に障害者，高齢者，介護者のそれぞれの立場を理解し，併せて福祉機器の機能，役割，問題点などを把握できるように進めている．実習10テーマは，半数が技術開発に関連す

るものであり，半数が技術支援に関連するもので，1年次から関心事がみつけられるように構成している。表3は，2年次後期の実験テーマを示しているが，将来の進路希望に合わせて選択することができる。これらの実習・実験は，全教員が分担して行うものであり，こうした授業を通して各研究室，教員の研究テーマなどを理解することにもつながっている。

IV．地域・大学間連携福祉工学教育の試行

　福祉工学分野における教育のあり方に関する諸種の論点については整理を試みたが，そこで工学系・福祉系を軸にしたより統合的なアプローチの必要性を見出すことができた。そして，必要なことは福祉工学による支援を必要としている人々についての理解，さらには共感的理解を求める必要性もあると認めた。筆者の研究室では，1年次ゼミにおいて，地域の障害者を毎週招いてディスカッションを行っており，3年次ゼミでも障害者参加によるプレゼンテーション，夏季のインターンシップ，卒研の障害者による助言，外部の関係者を入れての卒研発表など，日常的に研究室内外を学生も障害ある福祉機器ユーザーも行き来する「地域・大学間交流型」の研究室を目指している[20]。

おわりに

　地域の協力者である障害当事者，関係機関職員の学生に関わる姿勢，助言などに大きく影響を受け，対等性，共感性をもってなおかつ技術支援の一端を学ぶことが可能となっている。これらは，地域・大学間の積極的な連携なくしては成立しない。
　吉田[21]は，「エンドユーザーの声を聞きながら」の実学的な授業内容を行いつつ，「『生活』または『人』自体をどのようにして生活経験の少ない若い学生に教えるか，という壮大なテーマに直面する」と述べている。目の前にする学生は，必ずしも豊富な対人関係をもっているわけではないが，障害者・高齢者の生活課題に対して，"想像"力をもって"創造"的な取り組みができるように展開するのが福祉工学教育には求められている。
　川村[22]は，企業が求める人材とは，個でなく組織で戦うこと，時間管理，接遇態度・姿勢が大切であること，知識・技術のみにたけていることでは不十分であり，チームアプローチのプロセスでの協調性や対人関係の適切な構築が求められる，と指摘している。これらを考え合わせると，地域・大学間連携による福祉工学教育は，より深めていかなければならないだろう[注2]。冒頭に福祉工学は誰のものかと問うたが，それは工学的支援を必要としている当事者の側にあるもの，との意識を教育の中で育てることではないだろうか。

文　献

1) Werner D: Nothing About Us Without Us—Developing Innovative Technologies For, By and With Disabled Persons. Palo Alto: Health Wrights, 1998.
2) 畠山卓郎：支援技術開発と利用者ニーズ．Advanced ATAC Seminar 2004 in Tokyo 資料集，ATACセミナー東京実行委員会，2004，p11.
3) 久野研二：障害と態度；尺度と啓発—最近の動向．リハビリテーション研究，No109，日本障害者リハビリテーション協会，2001，pp32-36.
4) Gillespie-Sells K, Campbell J: Disability Equality Training Trainers Guide. Central Council for Education and Training in Social Work, 1991,

---

注2）地域・大学間連携による工学教育の試みを積み重ねてきた成果として，文部科学省「現代的教育ニーズプログラム」（2005～07年度）に採択されている。これは，地域の障害者から要望のあった地域情報マップの作成を目的にスタートしたものであり，将来は教育から離れて保守・更新が行われるように展開される。1年次生約100人全員が地域に出向き，地域情報マップ作成に当たり地元障害者自立生活センターの多くの障害者が学生の指導に当たり，その実習の前後のガイダンスや報告会にも出席し，さらに学生の活動評価にも関わるという新たな教育手法の開発を試みているところである。これは，本稿の福祉工学教育を巡るキーワードで示した「当事者主体」「当事者との対等な関係」「障害の社会モデル」に基づく教育に符合するものである。

p20.
5) 中野泰志：生活者の知性・感性へ向かう先端技術を目指して．Advanced ATAC Seminar 2004 in Tokyo 資料集，ATAC セミナー東京実行委員会，2004，p19.
6) Oliver M：Understanding Disability from Theory to Practice. Macmillan Press，1996.
7) 小川喜道：障害者のエンパワーメント—イギリスの障害者福祉．明石書店，1999，pp142-149.
8) WHO：International Classification of Functioning, Disability and Health. Geneva, WHO，2001.
9) 障害者福祉研究会（編）：ICF 国際生活機能分類—国際障害分類改訂版—．中央法規，2001，p18.
10) 大橋謙策：転換期を迎えた大学の社会福祉教育の課題と展望—学際的視野も含めて—．社会福祉研究，第86号，鉄道弘済会，2003，pp22-29.
11) 岡田喜篤：保健福祉・医療福祉系大学における社会福祉教育のあり方．社会福祉研究，第86号，鉄道弘済会，2003，pp37-44.
12) Illich I：Disabling Professionals. Marion Boyars Publishers, London，1997，pp11-15.
13) 古野二三也：福祉工学体系化の歩み—日本生活支援工学会の設立まで—．日本生活支援工学会誌 2(2)：19，2003.
14) 生田允紀：産業界からみた生活支援工学の必要性．日本生活支援工学会誌 2(1)：1，2002.
15) 米崎二朗：リハビリテーションエンジニアの資格制度と人材育成—欧州における AT 資格制度．リハビリテーション・エンジニアリング 19(1)：7-11，2004.
16) 海老原一彰：リハビリテーションエンジニアの資格制度と人材育成—アメリカの資格制度—．リハビリテーション・エンジニアリング19(1)：12-14，2004.
17) 林 豊彦：資質委員会の活動について．日本生活支援工学会誌 1(1)：10-15，2002.
18) 木之瀬隆：保健・医療・福祉の専門職に求められていること—リハビリテーション関連職種に必要な生活支援機器学／大学の作業療法教育とアシスティブ・テクノロジー—．リハビリテーション・エンジニアリング 19(1)：21，2004.
19) 伊福部達：先端技術で出来そうなこと，出来そうでないこと，出来なくなりそうなこと．Advanced ATAC Seminar 2004 in Tokyo 資料集，ATAC セミナー東京実行委員会，2004，p6.
20) 小川喜道：ユーザー中心の考え方に基づく福祉工学教育の試み．リハ連携科学 3：79-89，2003.
21) 吉田泰三：保健・医療・福祉の専門職者に求められていること—福祉用具をどのような形で教えるか—．リハビリテーション・エンジニアリング 19(1)：26-28，2004.
22) 川村 慶：福祉用具の研究開発供給流通に関わる人に求められていること．リハビリテーション・エンジニアリング 19(1)：15-18，2004.

[1] 総論：リハビリテーション工学の過去から現在まで

7 医学と工学の連携──リハビリテーション医学の立場から

岡島 康友*
Yasutomo Okajima

SUMMARY

1）医学が複雑化する現代において，医学－工学の境界はなくなってきている．今後の医学は工学の助けなくして飛躍はなく，医療に関わる工学も現場における医学的ニードを知らずして実学としての展開はない．

2）リハビリテーション（以下，リハビリ）医学においても正にこの図式が当てはまる．最近の福祉機器開発の潮流はリハビリにおける自助具や補装具に端を発し，障害者支援工学（assistive technology）として結実しつつあり，さらに介護者やリハビリ療法士の負担を軽減する介護・訓練支援ロボットの開発を視野に入れつつある．

3）機器による機能の代替・代償を意図していたつもりが，ヒトに真似のできないことも可能という機械ならではの付加価値も見出されている．また，物理療法としてのリハビリにおいても，工学からの焦点が向けられている．治療的あるいは機能的電気刺激の分野での共同研究である．

4）一方，リハビリにおける評価・診断の領域についても多彩な展開がある．筋電図をはじめとする電気診断学は新しい電極の開発や信号解析手法で躍進し，歩行や動作解析では種々のセンサ技術が応用され，独自の領域を展開している．臨床的に役立つばかりでなく，運動機構や学習の解明に寄与し，リハビリの効果を検証する物差しも与えてくれている．

5）従来より，医工学という言葉はあったが，医学教育の中の工学はまだ見当たらない．これからは，リハビリ医学啓蒙の一環に工学の関与の重要性を説いてはどうだろうか．

はじめに

工学とリハビリテーション（以下，リハビリ）医学の関係はリハビリ医学の起源に始まっている．リハビリの語源はRE（再び）＋HABILIS（適応）であり，韓国では"再活医学"と訳されている．歴史的には20世紀初頭の米国で電気・放射線医学に端を発し，電気診断・治療に加え，その後，温熱療法，運動療法が包含されるようになった．障害者の復帰といった概念が追加されたのは近年に入ってからである．そういった経緯を反映して，米国ではリハビリ科をDept. of Physical Medicine & Rehabilitation，すなわち物理医学兼リハビリ科と呼ぶ．物理医学とは電気，光線，電磁波などの物理的媒体を疾患治療に用いる分野であり，歴史的にも工学とリハビリの関係は深かったわけである．一方，最近の世界的な潮流では生活支援工学（assistive technology）の発展とともに障害者支援，すなわちリハビリの部分と工学の結びつきが強くなっている．共同研究も活発で日本学術振興会の科研費の分類では「リハビリ科学・福祉工学」という単一細目が設けられている．

リハビリ医学の中心課題は，動きの障害（dysmobility）であるが，これは単なる運動麻痺から，運動に影響する感覚や小脳の障害，体力/持久力

*杏林大学医学部リハビリテーション医学，教授

の問題，動作/行為に影響する高次脳機能障害など多岐にわたる．対象疾患には脳卒中，脳挫傷，脊髄損傷，骨関節疾患，四肢切断，脳性麻痺，心肺疾患などがあるが，リハビリでは疾患単位でみるのではなく，WHOの国際障害分類に従って，機能障害（臓器・形態レベル），能力低下（個人レベル），社会的不利（環境・社会レベル）の3層で病態を捉える．麻痺など機能障害の改善に対するリハビリの効果は極めて限られる一方，歩行や日常生活動作（activities of daily living；ADL）といった能力の低下はリハビリで改善する．多くは代償あるいは代替の手法であり，例えば，片麻痺で足関節が動かせなければ下肢装具で代償して歩行可能にすることを考え，装具による代償が不可能なら車いすなど他の移動手段を考える．その延長線上にあるのが自助具や福祉用具である．これらは，いわゆるローテクな道具であるが，ハイテク要素が加わってくると工学的な支援機器と呼ばれる．しかし境界は不明瞭なので，ハイテク/ローテクに関わりなく福祉機器と総称するほうがいいのかもしれない．

リハビリを担う専門職には理学療法士（physical therapist；PT），作業療法士（occupational therapist；OT），言語聴覚士（speech therapist；ST），義肢装具士などがある．PTは運動療法と物理療法を中心に置いて，歩行や下肢の問題に対応する．一方，OTは作業を通して障害を改善する立場から，上肢の問題，日常生活動作，家屋改装の問題などに対応する．STは言語など，主として優位半球の高次脳機能，摂食・嚥下機能を担当する．支援機器との関連では，例えば，環境制御装置はOTが関与するが，コミュニケーションエイドとなるとSTが関係する．しかし，工学的知識の不足から既製品で対応しきれないときにはリハビリ工学技術者に介入をお願いしているのが多くのリハビリ施設の現状である．工学というとハード，すなわち物に焦点が当たりがちだが，ソフトの面でもリハビリ医学に資している．その例が歩行/動作解析，あるいは電気診断学といった機能の評価領域である．その基礎は工学におけるセンシングと信号処理技術であり，単に運動の評価にとどまらず，運動のメカニズムや学習という領域にまで展開している．

Ⅰ．福祉機器における関わり

福祉機器とは何か，広義には障害者・高齢者の日常生活を容易ならしめる機器，障害者・高齢者の治療訓練機器，喪失機能を代償する機器，障害者の能力開発機器などが含まれるようであるが，通常は障害者介護・自立支援，機能の代替・補完機器に限定してよかろう[1]．機器と用具の違いは明確でないが，福祉用具もほぼ同様と考える．訓練機器，介護機器は福祉機器と別の切り口で捉えたいが，訓練や福祉機器で患者の自立度が上がれば，間接的に介護が軽減され，ケアする側のためにもなる．また，訓練機器も療法士の代行のための機器という考え方もでき，個々の明確な区分は難しい．一方，医療保険，介護保険，福祉，自費と供給体系から区分することもできる．医療保険と福祉支給の境界は治療中と症状固定後に区分されている．機能回復など治療目的であれば医療であり，機能の代替・補完では福祉領域に近くなる[2]．代替・補完から，さらに介護支援となってくると介護保険が入ってくる．使用者を医療ではpatient，介護・福祉ではclient，工学的支援機器

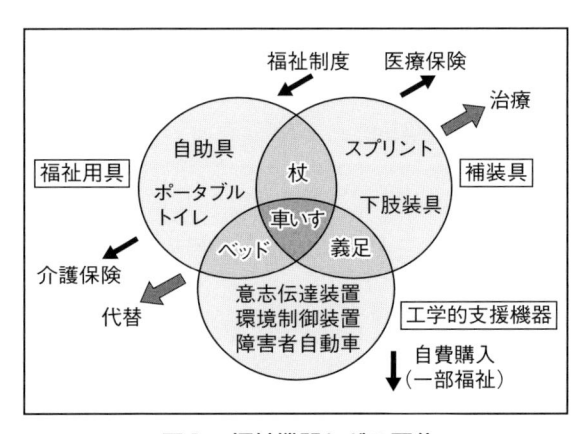

図1．福祉機器などの区分

補装具，福祉用具，工学的支援機器の三つに区分できる．補装具は医療保険で治療のニュアンス，福祉用具は介護保険・福祉支給で代替・代償のニュアンス，工学的支援機器の多くは自費購入（一部は福祉など公的助成）で代替・代償のニュアンスが強い．

表1. ADLによる福祉機器・用具の分類[2]

①セルフケア

食事
: カフ付きスプーン・フォーク，かど付き皿
  食事支援装置（高位頸髄損傷者など）
  機能的電気刺激（頸髄損傷者の上肢把持用など）

整容
: 電動歯ブラシ，リーチ棒付き櫛
  レバーハンドル式蛇口・ドアノブ

更衣
: ボタンエイド，ソックスエイド，台付き爪切り
  ベルクロ（マジックテープ）式衣服

入浴
: ループ付きタオル，バスボード，バスチェア，滑り止めマット

②排泄コントロール（排尿便）

ポータブルトイレ，洗浄器付きトイレ，補高便座
安楽尿器，収尿器，失禁センサ

③床上動作・移乗

スイングバー付きベッド，電動ベッド
褥瘡予防マット
トランスファーボード
ホイスト

④移　動

車いす（自走用と介護用），電動車いす
ミニスロープ，段差解消機
義足，下肢装具，杖，歩行器
階段昇降機，天井レールリフト
自動車操舵用スプリント，障害者用自動車
障害物検知器（視覚障害者用）

⑤コミュニケーション

肢体不自由者用ワープロ，肢体不自由者用ナースコール，緊急通報装置
音声入力ワープロ
補聴器，シルバーフォン，音－振動変換器，音検知信号灯
音声出力時計，音声出力電卓，音声出力ワープロ，読書機

⑥記憶，問題解決

メモリーノート，予定行動報知アラーム
転倒防止用ベッドセンサ，徘徊検知センサ

⑦家　事

電動缶切り，自動食器洗い機，ワンハンド皮むき器，リーチャー

⑧複合領域

環境制御装置

ではuserあるいはconsumerと呼ぶことも区分に関係するように思える．以上の観点から，福祉機器は図1のように区分することもできる．

福祉機器の多くは日常生活動作（ADL）や生活関連動作（instrumental ADL；IADL）に直結するものである．従って，その内容ごとに福祉機

表2. 福祉機器・用具の適応を決める因子

・障害者のニーズの把握
・障害特性と機器操作性
・保険適用・購入助成の有無
・機器の外見・接触感
・病態の機能予後
・合併症・並存疾患
・家族・環境因子

器を分類することができる（**表1**）[2]。最も基本的なADLは食事，整容，更衣，入浴，排泄，移動であり，移動は歩行と車いすに区別される。車いす使用者にとってはベッドやトイレへの移乗が加わる。公共交通機関の利用，家事動作，読み書き，電話，化粧などはIADLの範疇となる。

実際に機器を導入するか否かは最終的にユーザーが決めるわけであるが，いろいろな因子に左右されることを知らなければならない（**表2**）。まず，対象となる個々のADL・IADLが障害者にとって，どれくらいニーズがあるのかを把握する。ニーズは使用頻度に一致しない場合もあり，例えば，頻度が低くても外出時の排泄など羞恥に関わることならニーズは高くなるし，趣味や遊びのための機器のニーズは導入して初めて起こる。機器操作が障害のために困難となる場合があり，特に認知障害は慎重に見極めなければならない。機器使用のために長時間の訓練が必要になる例も少なくない。工学的支援機器の多くは自費なので費用対効用も購入に際しての重要因子である。体に密着して使うものでは機器の形・色や材質も問題で，好みを最大限反映する。一方，病態の機能予後や合併症・並存疾患といった医学的要因も加味しなければならない。麻痺などの機能障害がある場合，それが回復し得るのか否か，あるいは筋萎縮性側索硬化症のように進行・悪化するのかは機器導入に大きく影響する。合併症のため，すぐに使えなくなるかもしれない。脳性麻痺の座位保持装置などでは運動発達に伴って間もなく不要になる例もある。家族・環境因子も重要で，例えば，一人暮らしの頸損四肢麻痺者では多くの機器導入と綿密な家屋改造が必須となる。

工学的支援機器の開発・改良に際しては，障害者/支援機器のインタフェースに焦点が当たる[3]。機器は障害者のニードを満たしているか，うまく使うことができるか，障害内容に最適化できているかなど，機器開発初期の段階から工学技術者とリハビリ科医師・療法士は合議していかなければ実用的な機器にならない。医学側のファジーな表現は工学的な記述に変える必要があり，特に機器デザインに影響する機能障害，能力低下は的確に表現しなければならない。安全性の設計は必須で，医師・療法士からの情報をもとに考えられるあらゆる事態を想定して二重三重の安全機構を組み入れる。一方，単に特定の障害者に適用するだけでなく，技術を標準化することも必要であり，さらにユニバーサル・デザインの視点に立った設計も求められる。

II．治療機器における関わり

リハビリ工学には rehabilitative, assistive, educational technology が含まれる。リハビリ治療機器といった場合は主に rehabilitative, educational technology が関わる。古典的には物理療法機器，すなわち，疼痛や痙縮に対して用いる超音波やマイクロウェーブなどの温熱装置，牽引装置，電気刺激装置，筋力・持久力増強のための機器，バイオフィードバック装置などはリハビリ治療機器といえるかもしれない。しかし，これら多くの機器は開発・改良期を終え，市販され，すでに工学技術者の手を離れている。現在もなお開発努力が続いていて，ハイテクが入っているリハビリ治療機器としては電気刺激装置がある。

電気刺激には筋萎縮予防や中枢神経性麻痺筋の筋再教育の目的で用いられる低周波，すなわち治療的電気刺激（therapeutic electrical stimulation；TES）と，疼痛緩和に用いられる100 Hzくらいまでの弱刺激（transcutaneous electrical nerve stimulation；TENS）がある。低周波で麻痺筋を動かし，運動を制御しようとするのは機能的電気刺激（functional electrical stimulation；FES）と呼ばれ，現在もまだ機器開発に勢力が注がれてい

る[4]。脳卒中片麻痺などの中枢性麻痺筋の微小筋収縮を感知して，それをもとに電気刺激を生成し，同一筋の収縮制御に利用する試み，あるいは埋め込み電極によって完全頚損者の上肢の運動機能を再建する試みなどがある。一方，バイオフィードバック機器も治療的機器である。通常では意識することのない筋電などの生体活動情報を検知し，それを音や波形として提示して，対象となる活動の適切なコントロールを促すもので，リハビリ領域では筋の不随意運動や過緊張の抑制などに応用されている[5]。

麻痺などの運動障害は工学的モデルをつくりやすい。障害者が動かそうとする痕跡を検知する入力部，実際の力源となる出力部，その間を結ぶ制御部に分け，入力部ではフィルター技術，制御部では数理的アルゴリズム，出力部では電子回路技術が応用される。パソコンが一つのチップに収まるようになった現在，入力から出力までがコンパクトにまとめられ，治療機器として現実性を帯びてきたことが開発意欲を高めていると思われる[4]。

III. 介護・訓練代行機器における関わり

介護と自立は裏腹な関係にある。介護機器といっても自立支援のための福祉機器と重複する部分もある。ここではロボット技術が応用されるような機器を念頭に置くことにする。福祉ロボットというべきかもしれない。主な機器として移乗・移動のためのアーム付き搬送機器，介護者が装用するパワーアシストスーツ型機器，食事介護装置などがある[6]。搬送を考えるとき，移動より移乗が重負荷であり介護上の問題になる。いかにうまく移乗できるかが移乗搬送機の実用化のキーポイントである。2本のアームをストレッチャー兼車いすに付加した構造で，これに対応したのがRegina®（図2）[7]であり，介護施設でのベッド⇔浴槽に焦点を当てている。パワーアシストは自動車のパワーハンドルのように少しの力で大きな力を生む機構であるが，これを付加したスーツを介護者が装用して介護を行うことを考えたのがパワー

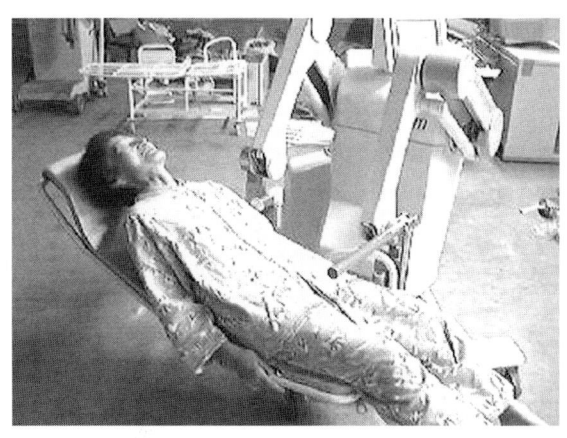

図2．移乗・移動のための介護機器
日本ロジックマシン社が開発した移乗・移動介護機器Regina®[7]。ロボットアームで被介護者の体を持ち上げ，電動でストレッチャー兼車いすとして移動できる。アームは浴槽内まで落とすこともできる。

アシストスーツ[8]である。まだ研究段階であるが，多様な介護パターンでかつ重介護の場合に大いに期待できる技術である。食事介護ロボットは頚髄損傷，脳性麻痺，筋ジストロフィなど上肢機能障害者を対象に実用化されており，英国のHandy 1®[9]や本邦のMy Spoon®[10]などがある。顎や下肢など健常部でアームを制御して口に食物を運ぶ。介護ロボットとはいえないが介護を支援する徘徊監視通報装置などもこの範疇に入れられる。

一方，訓練機器もリハビリ治療機器と重複する。パソコン搭載のロボットで訓練を代行する機器としては，関節可動域訓練装置，上肢運動再教育装置，歩行訓練アシスト装置などをあげることができる。リハビリでは療法士がこれらの訓練を行っているわけであり，機器には多少なりとも療法士の技能を移植し，少しの部分でも代行させたいという発想で開発されている。基礎となる代表的ロボット技術としてインピーダンス制御とダイレクトティーチング法がある。前者はセンサ情報をもとにモータを制御して，あたかもバネとダンパーが内蔵された機器のような柔らかい感触をつくるものであり[11]，後者は療法士が一度，機械に教えるとそれをそのまま繰り返すという技術である。両者を組み入れた関節可動域訓練装置がTEM®（図3）[12]であり，従来から整形外科の関

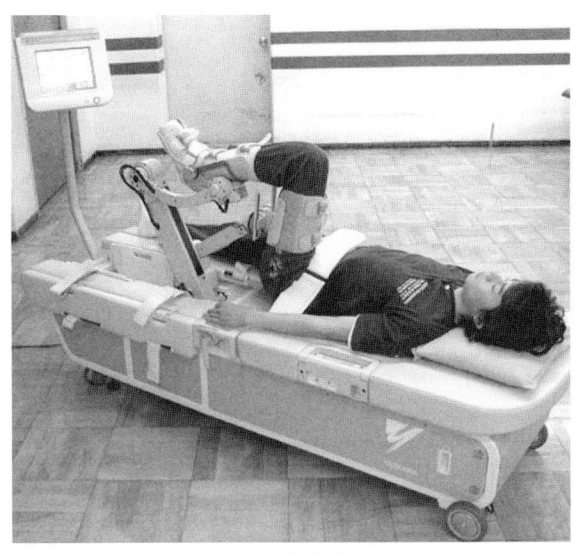

図3. 関節可動域訓練装置
安川電機と慶應義塾大学が共同開発した下肢の関節可動域訓練ロボットTEM®[11]。療法士の技能をシミュレーションして，他動，ストレッチ，自動介助運動ができる。繰り返し運動で膝・股関節屈筋の痙性が抑制され，歩行が改善することが報告されている[12]。

節手術後に使われているCPM（continuous passive motion）装置を発展させた機器といえる。徒手訓練ではできなかった超低速運動や低負荷長時間訓練が可能であり，またバイオフィードバックやTESを組み合わせることができるなど，機械ならではの優越点もある。上肢訓練装置にはMIT-MANUS®[13]やMINE®[14]があるが，いずれも麻痺性病態に対して機能回復を意図した訓練機器である。歩行訓練装置は脊髄不全損傷[15]，脳卒中[16]など下肢麻痺者を対象に設計され，体幹を吊り下げるなど固定してアームやベルトコンベアで下肢を交互に動かす機器[17]が開発されている。

これらの機器はヒトに直接，接触して力を及ぼすという点で安全性が特に問題となる。従来，産業用ロボットにおいては機械にヒトは近寄らないというのが最大の安全対策であったが，介護・訓練機器では常にヒトに接触している。パソコンが暴走しても危険が加わらないように設計しなければならない。ソフトでは絶えずエラーがないことを確認するプログラムを組み込んだり，パソコン作動状況を監視するため，別に番犬的なパソコンを付加したり，致命的な故障に対してはヒトに危害が及ばないように機器自体が破壊される安全機構を設けたり，ソフトとハードの両面から安全性を確保する[18]。しかし，それでも問題が起こるのがセンサ→パソコン→動力系であり，実際に個々の要素が故障した場合に何が起こるかを解析するFMEA（failure mode and effects analysis），また，各要素の故障時安全対策を樹状図で区分して練るFTA（fault tree analysis）を行って万全をつくす必要がある。一方，安全性と同等に重要な要素として使い勝手がある。ロボット技術といっても多くの機器では初動時に介護者や療法士によるセットアップを要する。スイッチを押したり，キーボード入力をしたり，機器に体の一部を固定したり，その手間は意外に大きい。開発に際しては現場の人間から最大限の情報を得て改良を重ねないと，理屈のうえではよいはずなのに使えない機器となってしまう。また，訓練機器では有効性も問題になる。機器の使用の有無にかかわらず，訓練効果の実証が困難な内容は対象にすべきではない。

Ⅳ. 診断・評価における関わり

リハビリで機器を用いる診断・評価というと，筋電図や神経伝導検査などの電気診断と歩行や動作の解析である。電気診断では電位差，歩行・動作解析では力，関節運動，四肢の位置，加速度などの物理的パラメータを用いる。工学者は電極の設計やセンサの選定，得られた信号のフィルターや加工で直接関与するほか，それらの信号からリハビリ医師・療法士が求める指標の抽出や統計処理などに際しても助言を与えてくれる。電気診断はリハビリ医学だけでなく，神経学などとの境界領域であるが，神経障害で誘発電位波型が変化するメカニズム，神経・筋疾患で運動単位電位波型が変化するメカニズム，運動の素である運動単位活動がどのように制御されて運動が構成されるか，痙縮のメカニズムなどの共通の関心事に対する深い理解を，工学的知識と手法が可能にしてくれる[19]。

リハビリに限ったことではないが，運動・動作を論理的かつ物理的に扱うという観点でも理工学のリハビリ医学への寄与は大きい。前述したようにリハビリの中心課題はdysmobilityであり，複雑で多次元から観なければならない内容が多い。例えば，歩行には歩幅，速度，床反力，重心変動，酸素消費量などの個別の指標があるが，エネルギー効率といえば速度と酸素消費量の二つの要素が複合されたパラメータになる。さらに，"Aの歩容はBよりきれいである"といった歩容評価では左右対称性，円滑性など多くの要素[20]がファジーに絡み合ったパラメータになる。EBM（evidence-based medicine）の観点でリハビリの効果を論じるには，こういった定量的な多次元パラメータを扱わなければならない。歩行は工学的に記述しやすい内容であるが，手を伸ばして物をつかむ，字を書くなどの上肢動作[21]では何を基本的なパラメータとすべきかは大問題である。巧緻運動，運動学習といった課題にもメスが入りつつある。一方，リハビリで頻繁に用いる高度，中等度，軽度障害などといった順序尺度も理論武装を得ることで，その地位も向上させている。

●●文　献●●

1) 山本敏泰：リハビリテーション工学的アプローチ，看護医学講座27巻−リハビリテーション・運動療法，中山書店，2002，pp342-349．
2) 岡島康友，富田　豊：障害者支援機器とリハビリテーション．からだの科学 231：68-74，2000．
3) Cook AM, Hussey SM：Assistive Technology：principles and practice. Mosby, St. Louis, 1995．
4) 村岡慶裕，富田　豊，木村彰男，他：電気刺激装置開発．総合リハ 31：315-321, 2003．
5) Okajima Y, Chino N, Kimura A：Biofeedback therapy in rehabilitation medicine：principles and practice. Jpn J Rehabil Med 34：614-623, 1997．
6) 榊　泰輔，岡島康友，内田成男，他：訓練および介助へのロボット技術の応用．総合リハ 30：1081-1086, 2002．
7) 日本ロジックマシン：介護支援ロボット（Care Robot）Regina. http://www.nsknet.or.jp/morix_am/index.html．
8) 神奈川工科大学：介護用パワーアシストスーツ：http://www.kanagawa-it.ac.jp/l4001/university/welfare/research.html．
9) Rehab Robotics；Handy1．：http://ourworld.compuserve.com/homepages/RehabRobotics/Hand1.htm．
10) セコム株式会社：食事支援ロボット．http://www.secom.co.jp/myspoon/．
11) 岡島康友，内田成男，富田　豊，他：下肢可動域訓練ロボットの開発：柔らかさと剛さを兼ね備えたストレッチ装置．医用電子と生体工学 37：293-300, 1999．
12) 田中尚文，岡島康友，瀧　昌也，他：関節可動域訓練の他動的関節トルクに対する影響．リハ医学 35：491-495, 1998．
13) Krebs HI, Volpe BT, Aisen ML et al：Increasing productivity and quality of care：Robot-aided neuro-rehabilitation. J Rehabil Res Dev 37：639-652, 2000．
14) Burgar CG, Lum PS, Shor PC et al：Development of robots for rehabilitation therapy：Palo Alto VA/Stanford experience. J Rehabil Res Dev 37：663-673, 2000．
15) 元田英一，小山憲路，郡司康子，他：脊髄損傷不全麻痺患者の吊り上げ歩行訓練．総合リハ 32：839-846, 2004．
16) 寺西利生，才藤栄一，大塚　圭，他：片麻痺のトレッドミル歩行訓練．総合リハ 32：833-838, 2004．
17) 榊　泰輔，岡島康友，内田成男，他：ロボット技術を応用した下肢機能回復支援システム．リハ医学 40：190-195, 2003．
18) 岡島康友，田中尚文，内田成男，他：ロボット技術の下肢訓練装置への応用と効果の検証．リハ医学 39：77-80, 2002．
19) 岡島康友：神経筋の電気診断―筋電図・神経伝導検査―．リハビリテーション診断・評価，リハビリテーションMOOK 1，金原出版，2000，pp175-183．
20) Okajima Y, Chino N, Noda Y et al：Accelerometric evaluation of ataxic gait：therapeutic uses of weighting and elastic bandage. Int Disabil Studies 12：165-168, 1990．
21) 岡島康友，井草陽子，木村彰男，他：右書字と左書字の運動および形態解析による判別．リハ医学 33：182-187, 1996．

[2] 各論A：最新の機器と今後の発展

1 姿勢保持装置の現状と課題

繁成　剛*
Takeshi Shigenari

> **SUMMARY**
> 1）姿勢保持装置は保持する体位によって座位，立位，臥位に分類される。
> 2）座位保持装置は補装具の制度が適用できるため製作台数と製品の種類が多い。
> 3）身体支持面とのトータルコンタクトを図るために樹脂や発泡材を成型するモールド型が，製作技術と適合技術の両面で急速に進歩した。
> 4）抗重力的な姿勢を提供するために立位保持装置が開発されており，直立位，前傾位，後傾位の各タイプが適用されている。
> 5）重症児の呼吸やSpO_2を改善するために臥位保持装置が適用されている。

はじめに

　姿勢保持装置は大別すると座位保持装置，立位保持装置，臥位保持装置に分類される。この中で座位保持装置は1990年3月の厚生省（現厚生労働省）告示より，補装具の交付基準に取り入れられ，装具に準じた価格体系で整備されて以来[1]，供給台数も年々増加し（図1），その技術も発展整備されてきた。この四半世紀で姿勢保持装置の種類はほぼ定着し，基本的な製作技術も確立されてきた感がある。本稿では，日本で現在供給されている姿勢保持装置の現状をまとめ，適合技術と供給システムに焦点を当て，今後の課題について論考する。

I．座位保持装置とは

　2001年6月に改定された交付基準では座位保持装置を「機能障害の状況により，座位に類似した姿勢を保持する機能を有する装置で，基本工作法によりそれぞれ必要な要素・部品を組み合わせて製作すること，成長，発達および姿勢保持能力の状況に適合させること，過度の圧迫による不快感を生じさせないこと」と規定している。英語ではseating systemと表現され，座位をとることが困難な重度の障害をもつ子供や大人に，個々の体型や能力あるいは使用する目的に合わせて製作した椅子を総称する。

II．座位保持装置の役割

　座位保持装置の役割は，まず補装具として処方される場合には，治療的な目的が考えられる。しかし，脊柱の側彎や後彎などの変形を，座位保持装置で矯正することは現実的に困難である。むしろ臥位になりがちな姿勢を，頭部を垂直に保持し，重力に抗して身体を起こすことによって，脳や内臓，血液循環などの生理的機能を活性化する効果が期待される。また，座位をとることで，食事や排泄などの日常生活活動のしやすさ，学習やコミュニケーションのとりやすさなど，生活の道具としての役割も重要である。

*近畿福祉大学福祉産業学科，教授

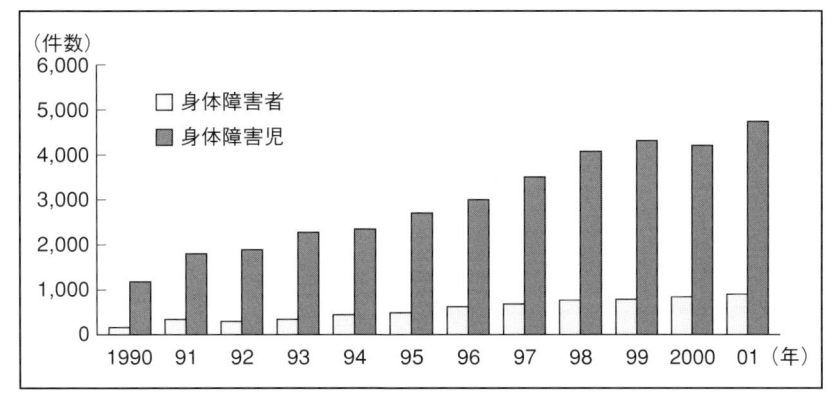

図1．座位保持装置の給付数の推移

Ⅲ．座位保持装置の種類

1．座位保持装置の構成

座位保持装置は普通型，リクライニング式普通型，モールド型，可変調節型と4種類に分類されていたが，新基準では座位保持装置は，①（身体）支持部，②支持部の連結，③構造フレーム，④付属品，⑤調整機構，⑥完成用部品からなり，次の変更があった。

① 支持部の製作要素は頭部から足部まで6分割され，最も重要な，骨盤・大腿と体幹部は平面形状型，モールド型，シート張り調節型に分けられている。
② 支持部の連結に機械式だけでなく，ガス圧式，電動式が選択できるようになった。
③ 構造フレームはティルト機構，昇降機構が加わり，車いすフレームがモールド型以外でも選べる。
④ 付属品は各種のパッドやベルトなどを対象者の座位保持能力や使用目的に合わせて選択して付加する（図2）。
⑤ 調節機構は，高さ調節，前後調節，角度調節，付属品の脱着機構，開閉機構があり，必要に応じて構造フレームに付加する。
⑥ 完成用部品は支持部，構造フレーム，付属品などで国内外のメーカーから市販されているもので，厚生労働省が認可したものである。

2．材質と構造

通常のフレームは木製か金属パイプ製である。木製は好みもあるが，家庭で使うときに家具との調和がとりやすい。全国にある工房は無垢材でベースフレームをつくっている。金属フレームはステンレスやアルミニウムが主流である。丈夫で調節機構を増やしてもコンパクトにまとめやすい。大型キャスターや介助グリップなどもしっかり固定できるので，施設や学校で移動を兼ねる場合に適する。

3．調節機構

座位保持装置で調節の必要な部分は各部のサイズと角度である。フレームのサイズ調節は座面奥行き，座面高（足台高），背もたれ高，テーブル高（アームレスト高）に50～150 mmの範囲で設定する。アタッチメントではヘッドレスト，内転防止パッド，体幹パッドなどは調節と脱着を兼ねた機構をもたせている。ヘッドレストは適合が難しいので，高さ，前後，角度および形状などの可変構造を必要に応じて加えている。調節は通常ノブボルトを使い，手で回せるようにしているが，緩むと危険な部位には六角レンチで締めつけるボルトを用いる。

角度調節は基本的にリクライニングかティルトに分かれる（図3）。一般に休息姿勢をとるときは背もたれを後傾させ，レッグレストを挙上し，股関節や膝関節の角度を広げる。しかし，人体の

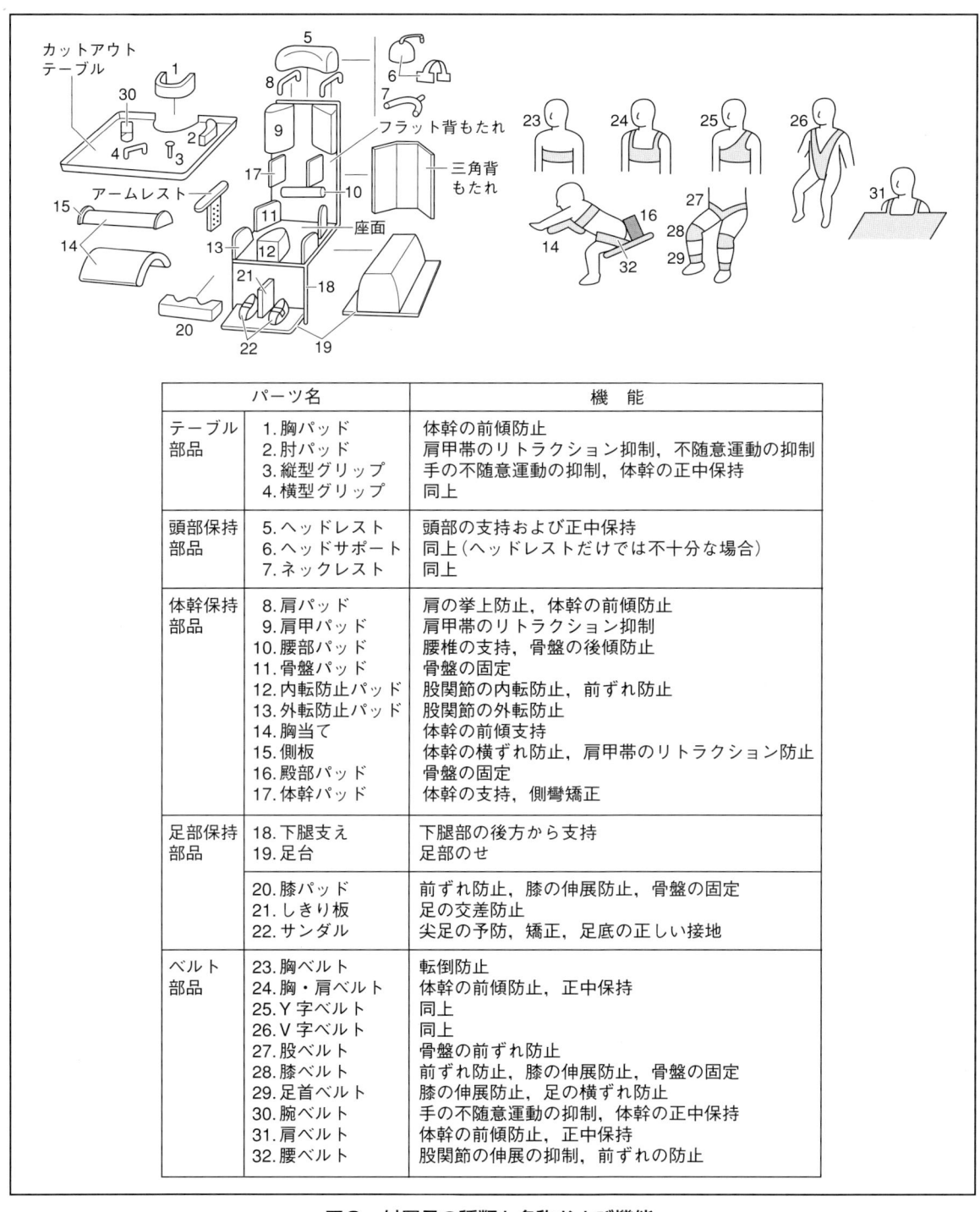

部品分類	パーツ名	機　能
テーブル部品	1. 胸パッド 2. 肘パッド 3. 縦型グリップ 4. 横型グリップ	体幹の前傾防止 肩甲帯のリトラクション抑制，不随意運動の抑制 手の不随意運動の抑制，体幹の正中保持 同上
頭部保持部品	5. ヘッドレスト 6. ヘッドサポート 7. ネックレスト	頭部の支持および正中保持 同上（ヘッドレストだけでは不十分な場合） 同上
体幹保持部品	8. 肩パッド 9. 肩甲パッド 10. 腰部パッド 11. 骨盤パッド 12. 内転防止パッド 13. 外転防止パッド 14. 胸当て 15. 側板 16. 殿部パッド 17. 体幹パッド	肩の挙上防止，体幹の前傾防止 肩甲帯のリトラクション抑制 腰椎の支持，骨盤の後傾防止 骨盤の固定 股関節の内転防止，前ずれ防止 股関節の外転防止 体幹の前傾支持 体幹の横ずれ防止，肩甲帯のリトラクション防止 骨盤の固定 体幹の支持，側彎矯正
足部保持部品	18. 下腿支え 19. 足台 20. 膝パッド 21. しきり板 22. サンダル	下腿部の後方から支持 足部のせ 前ずれ防止，膝の伸展防止，骨盤の固定 足の交差防止 尖足の予防，矯正，足底の正しい接地
ベルト部品	23. 胸ベルト 24. 胸・肩ベルト 25. Y字ベルト 26. V字ベルト 27. 股ベルト 28. 膝ベルト 29. 足首ベルト 30. 腕ベルト 31. 肩ベルト 32. 腰ベルト	転倒防止 体幹の前傾防止，正中保持 同上 同上 骨盤の前ずれ防止 前ずれ防止，膝の伸展防止，骨盤の固定 膝の伸展防止，足の横ずれ防止 手の不随意運動の抑制，体幹の正中保持 体幹の前傾防止，正中保持 股関節の伸展の抑制，前ずれの防止

図2．付属品の種類と名称および機能

関節と角度調節のジョイントは離れているため，身体と支持面やベルトにずれが生じる。これを少なくするためオフセットジョイントが採用されている。ティルトは座面・背もたれ・レッグレストの角度を一定にした状態で，後方または前方に傾斜する方法である。この場合はどの角度に調節し

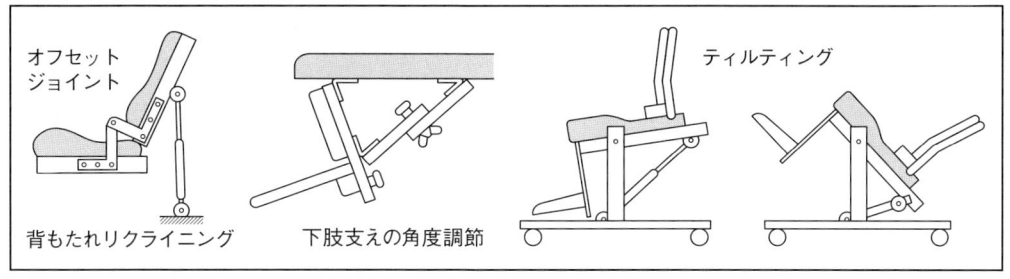

図3. リクライニングとティルト

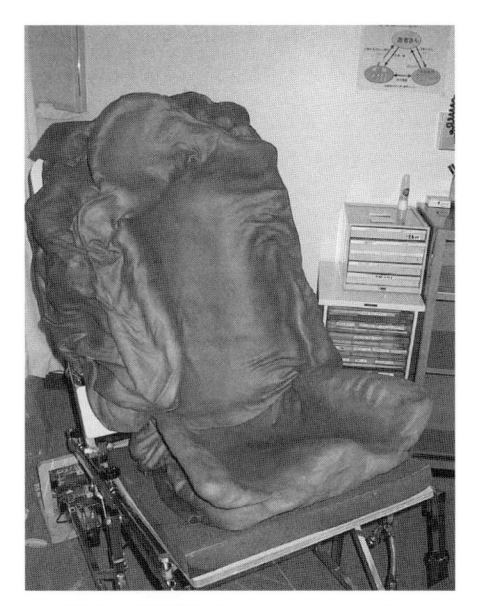

図4. 採型器（シミュレーター）

てもクッションやパッドのずれはほとんど生じない。モールド型に成型した場合はティルトを採用することが多い。

4. 採型の方法

　モールド型を製作する場合，使用者の座位姿勢を採型することが基本となる。現在，優れた採型器（シミュレーター）が市販されているので，これを使って使用者に最適な姿勢で座らせ，型を採る（図4）。このとき，担当の医師やセラピストが対象者の最適な座位姿勢をハンドリングであらかじめ確認し，実際に採型器で良姿勢を再現できるまでシミュレーションする。側彎や後彎の強いケースでは，どの程度姿勢を矯正またはサポートするかを採型しながらチェックする。採型に十分な時間をかけ，セラピストやエンジニアが使用者の姿勢とサポートの方法を検討することが重要である。

5. 成型の種類[2]

a. 直接発泡法

　一般に椅子のクッションで使われるポリウレタンフォームは，2～3種類の成分で製造される。この原液を袋の中に入れて混ぜ合わせ，その上から使用者が座る。2液が混合されると，発熱しながら身体の形状に沿って膨張する。この方法はフォーム・イン・プレース（foam-in-place）と呼ばれ，北米ではキットが市販化されている。最近は植物成分を用いた低反発性の素材が開発され，FIPSという名称で日本にも導入されている。長所は使用者のいる現場で短時間に完成できることで，現場発泡とも呼ばれている。

b. 間接発泡法

　採型した石膏モデルを基に木型（樹脂型）をつくり，その中に発泡ウレタンの原液を注入する。陰性モデルの表面を伸縮性のある布やビニールで覆っておけば，フォーム材の発泡とともに強力にフォーム材と固着する。シームレスなカバーで仕上げられた，曲面成型のクッションが完成する。採型は現場で行い，石膏型を中央の工場に送り，数週間後に完成されたクッションとして送り返されるシステムである。この方法はアメリカを中心に発展し，日本でも普及している。合理的な手法だが，完成後は修正できないのが難点である。

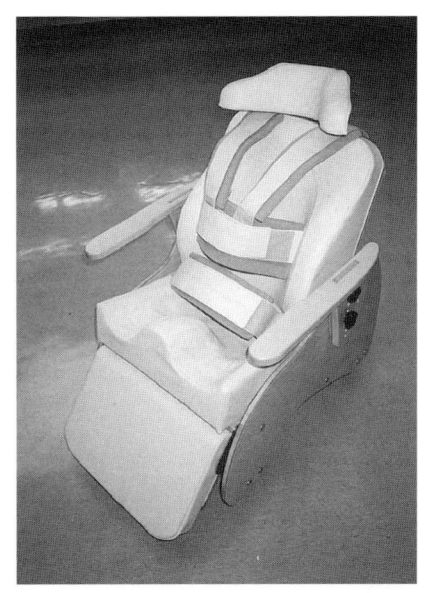

図5．フォーム加工法で製作した座位保持装置

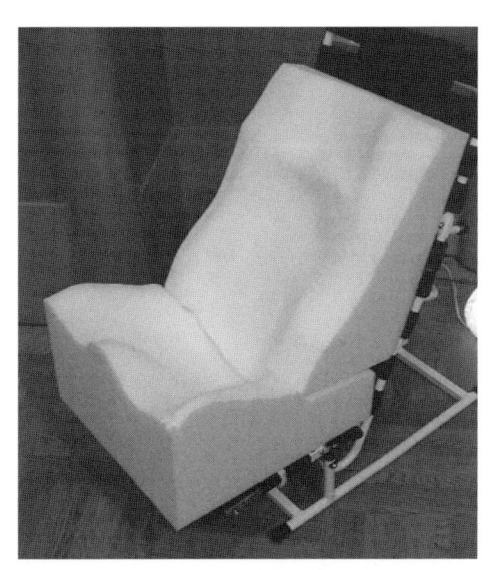

図6．CAD/CAMで成型したクッション

c．フォーム加工法

日本の座位保持装置の製作者に最も適合性の高い技術として定着している技術である。対象者の採型モデルや採寸データを基に，高密度のウレタンフォームやマイクロチップを専用の加工器具を使って加工し，適切な曲面形状に成型する（図5）。フォーム材を削り出す際の工具は，手加工の場合は帯鋸刃を加工したナイフやワイヤーブラシなどを用いる。一方で，石膏型の上に薄いフォーム材のシートを接着しながら重ねる方法もある。一般には，硬質ウレタンフォームを心材として削り出し，その上に軟質ウレタンフォームを被せて成型している。

厳密なフィッティングは熟練技術を要するが，適合範囲は広い。カバーを着脱式にすれば，フォーム材を加工することで完成後も修正が可能である。

d．プラスチックモールド

義肢装具の製作技術をシーティングシステムに応用したもので，1970年代から実用化されている[3]。対象者の陽性モデルに熱可塑性プラスチック板を加熱して被せ，コンプレッサーで吸引しながら冷却する，真空成型の技術が応用されている。この方法は身体の形状に合った座面と背もたれを，連続した曲面で極めて正確につくることができる。しかし装具と違って，身体に接触する面積が大きいため，一つの型の中に身体を押し込め，身動きがとれない状況を生みやすい。クッション性や通気性が悪いことも不快な要素となる。また，一度成型すると容易に形を変えられないので，成長などの身体の変化に対応できない。

e．CAD/CAM

モールドバッグで採型した後，石膏モデルを採らずに計測装置を使って曲面形状を数値化する方法が欧米で実用化され，日本でも導入されている。これはCAD（computer aided design）の応用であり，採型した形状を機械的または電気的なセンサーを使って計測し，データをパソコンに入力する。必要ならばモニター上で形状を修正することもできる。CAM（computer aided manufacture）は，このデータを基に切削機械を作動させ，発泡材のブロックから要求されている形状を削り出すプロセスである（図6）。

Ⅳ．適合のチェックポイント[4]

採型した型どおりに成型したシートは，ほとん

どの場合，修正が必要である．まず，採型時のシミュレーションで確認した姿勢と同様のアライメントがとれているか，座骨，仙骨，腰椎下部，体幹側部など変形が強いケースには重点的にチェックする．使用者が30分以上の連続使用で苦痛を訴えないか，仮合わせに時間をかけて観察する．頭部はできるだけ正中位に保てるようにヘッドレストの形状と調節機構をチェックする．食事や学習などで頭部保持は非常に重要なので，慎重に保持機能を考える．膝窩部はシート前面が圧迫していないか，一横指分の余裕があることなどをチェックする．

ウレタンフォーム製のモールドクッションの修正は，仮合わせ時に簡単に行える．加工は自在に曲がるウレタンナイフで行う．修正後，使用者に座ってもらい，姿勢やフィッティングをチェックし，適合するまで作業を繰り返す．

完成したときは，シートカバーとベルトの長さをチェックする．特にシートカバーをかけることによって，クッションの柔らかさ，縫い目などによって圧分散が変わることがあるので注意する．全体的な姿勢保持機能，介助のしやすさ，外観のまとまりなどが要望どおりに仕上がっているかを確認する．

V．その他の座位保持装置

1．前傾保持型

体幹や骨盤を前傾させることによって，抗重力的伸展活動を引き出せるケースに適用する．従来の椅子ように背もたれはなく，体幹前面や腋窩部および上肢で支えて，頭部や上体を起こす運動を引き出すように，支持部の高さと角度を設定する（図7）．

2．フレックス構造

伸展パターンの強く出るケースに適用する技術である．背もたれ，ヘッドレストおよび足台などにフレキシブルにたわむ構造を採用し，伸展パターンが出たときに圧力が部分的に集中しないように分散させ，元の姿勢に戻すようにたわみの強さ

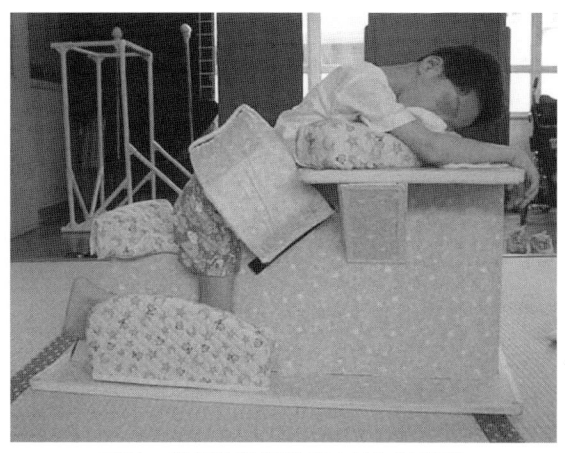

図7．前傾姿勢保持型座位保持装置

を調節する．弾力性のあるネオプレーン製の胸・腰ベルトを併用すると効果的である．

3．昇降機構

最近，床のレベルから移乗できるように座面を床上50 mm 程度まで下げ，400〜500 mm ほど昇降できるリフト機能付きの座位保持装置を製作している．これは本人が床から自力で移乗する場合も，介助者が移乗させる場合も有効である．昇降機構は電動のアクチュエーターを用いている．

4．簡易製作型

座位保持装置の多くは重く，大きく，調節が複雑など，介助者にとって使いにくいものがある．そこで三層強化段ボールを使った簡易型の座位保持装置を5歳以下の幼児に適用することがある[5]．基本的な形状はボックスチェアとし，座位保持能力の低い障害児に対応するため座面と背もたれは後傾させる．内転防止パッド，ヘッドレストおよびカットアウトテーブルを子供の状態に合わせて装着する（図8）．

この段ボールは箱状に組むと約3トンの圧縮力に耐える強度があり，耐水性もある．そのほか，通常のカッターナイフで加工でき，軽量で，コストも安く（1 m² 約1,000円），廃棄も容易（リサイクル可能）という優れた特徴をもつため，姿勢保持具や訓練具を自作する際の応用範囲が広い．

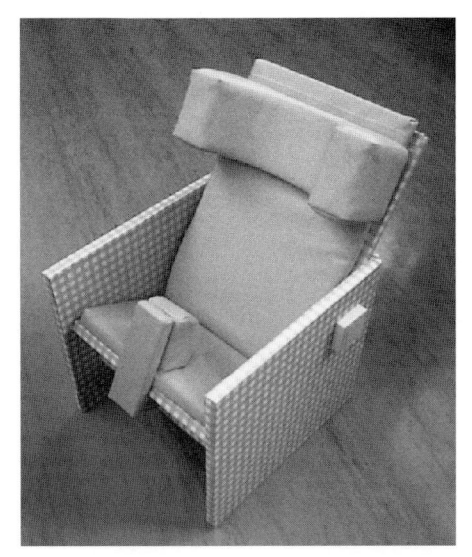

図8．三層強化段ボール製の座位保持装置

Ⅵ．立位保持装置

立位保持装置とは，自力で立位保持ができない障害児・者に対して用いられる立位あるいは立位様の姿勢をとるための装置で，直立位ないしは臥位から直立位までの段階的な姿勢を保持する機能をもつ．

1．立位保持の効果

自力での立位保持が困難な障害児・者に日常的な立位を提供することによって，次のような効果が期待できる[6]．
① 運動発達，機能回復の促進：特に頭部・体幹のコントロール，上肢の支持性および抗重力筋活動の向上，立位での立ち直り，平衡反応の発達，促通，足底での体加重負荷さらに歩行への導入を図る．
② 生理機能の調整：主として呼吸器系，循環器系および消化器系の調整を目的とする．
③ 骨格形成と維持
④ 変形拘縮の軽減
⑤ 異常姿勢反射の抑制
⑥ 精神発達の促進，心理的効果

2．適応について

立位保持装置の適応となる障害は，四肢・体幹の麻痺，筋力低下，変形拘縮および運動発達障害である．その原因疾患は脳性麻痺（CP），脳血管障害，頭部外傷などの脳障害，重度精神遅滞（運動発達障害を伴う），高位脊髄損傷，二分脊椎，骨関節疾患，神経筋疾患（筋ジストロフィー症）などである．この中で，脊髄損傷，二分脊椎および筋ジストロフィー症などは，障害レベルやステージに応じてリハビリテーション（以下，リハビリ）のプログラムにおける「立位」の位置づけが定まっており，立位保持装置は主として立位訓練目的で使用されている．そのプログラムの進行に伴い，下肢装具へと変更されることも多い．現在，立位保持装置はCPを中心とした脳障害児に最も多く処方されている．この場合，適切なアライメントをとり，重力の負荷を軽減するため，（骨盤帯付き）長下肢装具（LLB）を併用することが多い．

3．種類

現在使用されている立位保持装置は3タイプに分類される．

a．直立位タイプ（スタンディングフレーム，スタンディングテーブルなど）

二分脊椎，筋ジストロフィー症，CPなどの疾患で，上肢の支持で立位保持が可能なケース，頭部，体幹のコントロールがある程度とれているケースに多く適用される．装具（SLB，LLBなど）を併用することが多い．

b．前傾位タイプ〔プロンボード（図9），膝立ち位保持具など〕

主として脳障害児・者に適用される．立位保持装置の中では最も適応範囲が広く，頭部のコントロール，上肢の支持性，脊柱伸展などの目的で処方される．呼吸の改善，上肢の操作性の向上などに効果を上げることもある．

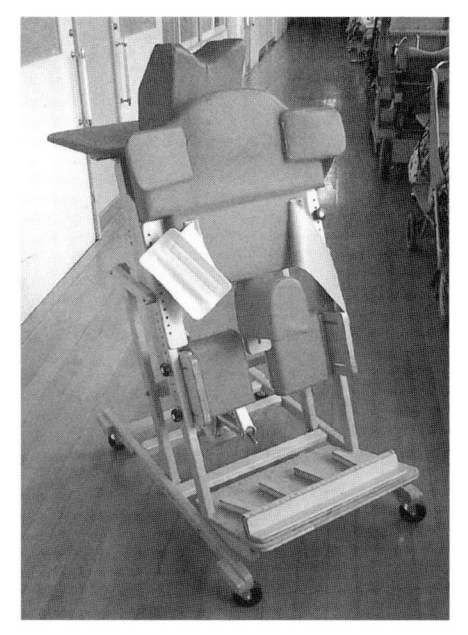

図9．プロンボードの例

c．後傾位タイプ（スーパインボード，ティルトテーブルなど）

背面全体から頭部までを支持するタイプで，頭部のコントロールができていないケースや姿勢運動負荷に問題のあるケース，神経筋疾患などに適用される。脊髄損傷患者が立位訓練を行うときに，水平から徐々に角度を起こすことのできるティルトテーブルを使う。目的は生理機能の調整，骨格形成が主となる。

Ⅶ．臥位保持装置

臥位保持装置は重症心身障害児（重心児）で，座位保持が極めて困難なケースに用いることが多い。また，呼吸の改善や側彎症への対応に側臥位や腹臥位，あるいは四這い位などの姿勢で保持するために製作することもある。

1．腹臥位

重心児の場合，背臥位よりも腹臥位のほうが，呼吸の改善や血中酸素飽和度（SpO_2）の数値が良好になることがある。ただし，この場合完全な腹臥位よりも頭部を起こして股関節が屈曲して膝支持ができるような四つ這いに近い姿勢のほうが，身体への負担が少ない。最も注意が必要な部分は呼吸ができるように鼻や口の周りに十分なスペースをつくることである。全体の角度調節機構や体幹サポートなどを加えることが多い。

2．側臥位

高度の側彎があるケースでは凸側を下にして側臥位をとらせることによって，側彎のカーブを軽減することができる。同時に呼吸の改善も図ることができる。姿勢を保持するために頭部の枕と足部のポジションを決めるパッド，および胸ベルトなどを装着する。頭部を高くするように角度調整機構をつけることもある。

3．背臥位

背臥位で保持する装置をつくることは稀だが，全身の変形と緊張が強いケースで，身体の形に合わせて形状を変えることのできるバキュームフォーミングシステム（吸引採型器の応用）を使って，呼吸が改善したケースがある。

Ⅷ．適合技術の課題

1．申請から納品までの期間

ほとんどの姿勢保持装置は個人に合わせてカスタムメイドしているため，製作期間が長くなることはやむを得ない。しかし，申請して半年以上たっても完成しない場合は問題である。日常生活や活動に支障をきたすこともあり，採寸・採型時と身体の状態が変わっていることが多いからである。

2．公的給付制度による制約と制限

交付基準には製作法，構造，付属品および完成用部品がすべて規定され価格の上限も定められている。すべてを加算すれば30万円を超える高額になるが，製作業者に見積もりが委ねられている。交付基準に規定されていないものを製作する場合は，基準外交付という形式で各自治体の福祉担当課に申請することになる。これらの制約と制限に

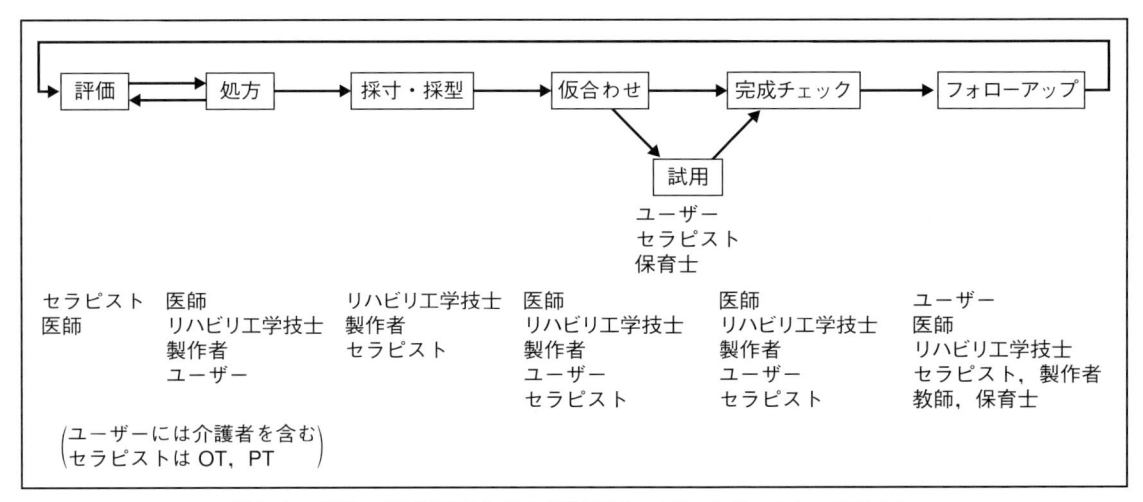

```
評価 ⇄ 処方 → 採寸・採型 → 仮合わせ → 完成チェック → フォローアップ
                                    ↓         ↗
                                   試用
                                 ユーザー
                                 セラピスト
                                 保育士

セラピスト   医師           リハビリ工学技士   医師         医師         ユーザー
医師         リハビリ工学技士  製作者           リハビリ工学技士 リハビリ工学技士 医師
             製作者           セラピスト       製作者       製作者       リハビリ工学技士
             ユーザー                         ユーザー     ユーザー     セラピスト，製作者
                                             セラピスト   セラピスト   教師，保育士

(ユーザーには介護者を含む)
セラピストはOT, PT
```

図10．製作・適合プロセスと関連スタッフ（文献7より一部改変）

より本当に必要なテクノエイドを製作できないこともある．

3．地域格差

療育センターやリハビリセンターに補装具製作のシステムが整備されている地域は座位保持装置の供給が円滑に実施されている．しかし，中心的な施設がない地域では，ユーザーに適した座位保持装置を製作し，提供する体制ができていない状況がある．

4．製作者，メーカーによる技術差

シーティングに関して専門的に研修する機関がないため，理論と製作技術を深く学ばないまま座位保持装置を製作している技術者がいる．その多くは現場での経験を積みながら技術を磨いている．当然ながら個人やメーカーによって技術的な格差が生じている．

5．リハビリテーションスタッフの知識と意識

臨床現場で働いているリハビリスタッフもシーティングに関する専門的な教育を受けていないために問題が起きている．適合がうまくいかないために何度も修正や作り直しを製作者に指示したり，完成後にクレームをつけることも少なくない．仮合わせの時点で問題点をすべて整理して解決できるようにならなければ，いたずらに時間と費用がかかる．

6．インフォームド・コンセント

姿勢保持装置の使用者とその家族に十分な説明と同意を得ていない場合，製作後にトラブルが生じることがある．使用者の主治医または訓練を担当しているPTやOTは製作に入る前に制度や完成時の状態などを十分に説明し，同意を得たうえで先に進めることが必要である．さらに仮合わせでは，療育（リハビリ）スタッフと製作スタッフが使用者とその介護者から問題点や要望を聞き出し，対応策を考えることが重要である[7]（図10）．

IX．解決への提言

座位保持装置を申請してから納品までにかかる期間を短縮し，同時に地域格差が生じないようにするためには，ソフトとハード両面の問題解決が必要である．ソフト面は現行の制度を地方自治体の福祉担当者が理解しやすい形に整理し，担当者へ情報を正確に伝達することが必要であろう．また，車いすの制度は30年以上基本的な改正がなされていないため，座位保持装置のように特殊な構造や調整機構が組み込めないこと，価格の上限が低いことが問題となっている．座位保持装置との整合性を図るためにも補装具制度の根本的な見直

しが必要であり，介護保険との統合化で改善されることが望まれる。

ハード面は座位保持装置のモデュール化を徹底し，構造フレームはパーツを組み合わせることにより短時間で目的に合わせて完成できるシステムにする。身体支持部はCAD/CAMや間接発泡法などのセントラル・ファブリケーションを技術的に改良し，短期間で正確なモールドクッションが製作できるようにする。さらに仮合わせのときだけでなく納品後にも修正が可能な構造にすることが望ましい。

製作者，メーカーによる技術差をなくすためには，車いすシーティング技能者の養成が不可欠である。現在，車いす姿勢保持協会が独自の講習会を開催し，専門家の育成に努めている。また，施設や病院のリハビリスタッフに座位保持装置に関する知識を深め，意識を高めるために姿勢保持に関する講習会の受講を勧めたい。1988年より日本リハビリテーション工学協会のSIG姿勢保持と車いすSIGでは各地で姿勢保持講習会を開催している。このような講習会を各専門家の協会や施設主導で積極的に開催することが，姿勢保持装置の普及と発展のために必要と考える。

おわりに

姿勢保持装置の製作技術は以上概説したように，現在ある程度集約され，現場のニーズに応えられる技術が活用されている。これに対し，個々の症例に合わせる適合技術は十分に体系化されていない。姿勢保持装置の適合は，製作者と障害児・者を担当する医師やセラピストの経験に委ねられているのが現状といえる。従って，今後はどのような障害に，どのようなシーティング・アプローチが適切で，そのためにどのような姿勢保持装置を選択し，適合させるか，といったソフトの側面が研究・集約され，また，その技術が全国各地に普及伝達されることが望まれる[8]。

文　献

1) 高橋功次：姿勢保持の交付基準．姿勢保持研究 11：28，1998．
2) 繁成　剛：座位保持装置．クリニカル・リハビリテーション　6(3)：268-270，1997．
3) Motloch WM: Seating and Positioning for the Disabled. Orthotics & Prosthetics 31(2): 11-21, 1977.
4) 繁成　剛：座位保持装置．POアカデミージャーナル　9(1)：37-49，2001．
5) 繁成　剛，他：トライウォールを使った簡易型座位保持装置の製作と適応．クリニカル・リハビリテーション　2(8)：685-688，1993．
6) 川原垣嘉久，他：立位保持における姿勢保持の考え方とポイント．姿勢保持研究　5：102-105，1992．
7) 佐伯　満，他：適合判定・フォローアップのポイント．クリニカル・リハビリテーション　7(1)：1152-1158，1999．
8) 繁成　剛：発達障害児の座位保持装置と問題点．日本義肢装具学会誌　14(3)：265-271，1998．

[2] 各論A：最新の機器と今後の発展

2 歩行訓練器

元田英一*
Eiichi Genda

SUMMARY

1）歩行訓練の問題点を考えるとき，Task-Specific Physical Therapy（課題指向的訓練）が望ましい。
2）転倒の恐れがあるためマンツーマンの訓練が必要になるが，そのために訓練時間が制限される。
3）歩行訓練装置に求められるものは，安全に，適当な負荷で，必要な時間だけ訓練ができることである。
4）吊り上げ装置付きトレッドミルと，その臨床経験と今後の課題について解説した。また，近未来的な歩行訓練器としてロボットスーツを取り上げた。

はじめに

歩行には姿勢，バランス，体重負荷，疲労耐性，協調運動などの各要素が複雑に関係しており，脳血管障害，脊髄損傷などの麻痺による歩行障害の訓練を考えるとき，Task-Specific Physical Therapy（課題指向的訓練）が望ましい。そして，筋の廃用性萎縮を防ぐため発症早期からの訓練が望ましい。しかし，従来のセラピストが介助して，立ち上がり，平行棒歩行，歩行器，クラッチと進む歩行訓練法は，立位保持ができるほど下肢筋力がない不全対麻痺患者や，下肢筋力を代償できるほど上肢筋力がない不全四肢麻痺患者では，ある程度の下肢筋力の回復を待ってからしか行えない。また，下肢に比べて上肢の筋力が弱い中心性頸髄損傷者では，上肢の助けを得て立位，歩行することができないため，下肢の筋力が弱ければ歩行訓練はできない。上肢の筋力がある程度ある場合でも，下肢筋力あるいはバランス機能の不十分な患者を早期から歩行器，杖などで歩かせることは，上肢の負担が大きく，上肢の障害のため訓練を中止せざるを得ないこともある。また，非生理的な負荷を下肢の関節にかけることになり，それによる障害も心配であるし，セラピストの負担も大きく腰痛などの障害が起こる恐れもある。

また，自力で立ち上がれる程度の筋力の患者でも，歩行には常に転倒の恐れがあり，セラピストの介助または監視が必要な場合が多く，そのために十分な訓練時間を取れないことになる。訓練室では歩行させながら病棟では車いすしか許可しない場合が多い。そのため，歩行訓練器に求められるものは，患者が転倒の恐れなく安全に，必要な時間だけ訓練ができることである。

ここでは従来からある平行棒，歩行器は省略し，最近使われるようになった訓練器，まだ試験段階ではあるが将来活用される可能性がある装置を紹介する。また，新しい歩行訓練法として注目されつつある体を吊り上げて免荷してトレッドミル上を歩かせる方法について筆者らの経験を述べる。

*労災リハビリテーション工学センター，部長

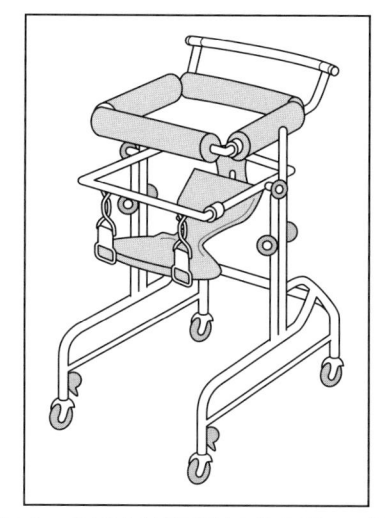

図1. 体重支持機構付き歩行器の一例

I. 体重支持機構付き歩行器

従来からある歩行器を改良して，腰を下ろせるように座面をつけ，体重を支えて歩行を可能にしたものがある。座面高を調整できるため車いすと同じ高さにすると移乗は容易で，歩くときは座面を高く調整すればよい。しかし，歩行の際に両脚の間に座面がくるので少し歩きにくいという欠点がある。体重支持というより，疲れたら腰を下ろして休めるメリットのほうが大きいように思われる。転倒の恐れがないため，監視を省略できる利点がある（図1）。

II. 吊り上げ歩行装置

吊り上げ装置をつけた移動可能なフレームあるいは天井走行のレールを用いて歩行を可能にしたものがある。スリングで体を支えているため転倒することはない。歩行器と吊り上げ歩行装置とも，ある程度足を後方へけり出すだけの筋力が必要である。

以上の装置が歩行訓練器としては，転倒防止を重点に考えられているのに対して，新しい訓練法として注目されているのが免荷装置付きのトレッドミルである。

III. 吊り上げ装置付きトレッドミル

1. 理論的背景

体を上方に牽引して支えてトレッドミル上で歩行させることが，脊損患者の歩行能力の改善に役立つことが，1992年にWernig[1]により報告されて以来，多くの施設で行われるようになり，その優秀な成績が多数報告されてきた[2)~9)]。この訓練法の背景には脊髄損傷のネコを懸架してトレッドミル上で歩行させると完全麻痺にもかかわらず後肢が歩行パターンを示し，そのパターンに一致した筋電がみられたという実験がある[10)~12)]。この結果は，特定の末梢からの感覚刺激の繰り返しにより脊髄に可塑性（適応変化・学習能力）があることを示していると同時に，歩行パターンをつくり出す中枢 central pattern generators（CPGs）が脊髄に存在することを示唆している。ヒトにおいても，完全麻痺の脊髄損傷の患者をトレッドミルで懸架して歩行訓練させると，歩行パターンに同期した筋電がみられることが確認されている[13)]。

2. 装置の構造

通常のトレッドミル上に，免荷と転倒防止のためのハーネスおよび吊り上げ装置を配置した。上昇，下降速度が可変できるチェンホイストをやぐら上部に設置し，荷重変換器（共和：LTZ-200KA）に連結したセンサーインタフェース（共和：PCD-300A）を介してリアルタイムに吊り上げ荷重がコンピュータ画面に表示されるようにした。ハーネスは歩行時の体幹のブレや車いすからの吊り上げを考慮し，両サイドのガイドを介したΠ型バーに取り付け，上下のみに可動できるように規定した。ハーネスはBHM（Canada）社製のものを改良して，鼠径部にかかる部分を細くしてパッドを加えて使用している（図2）。

3. 対象

何らかの自動的な下肢の運動が可能（特に大腿四頭筋）で，関節に可動域制限がなく，重度の筋

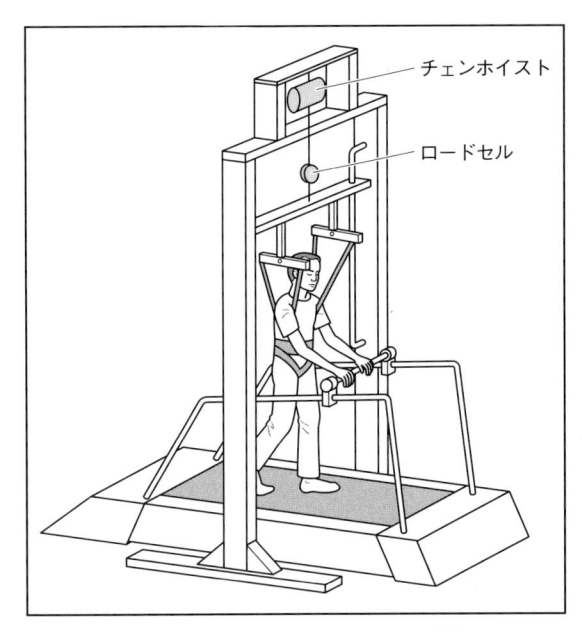

図2．吊り上げトレッドミルの外観

短縮，褥瘡もなく，他の重度の疾患を有しない不全脊損患者を対象にした。2001年6月～04年4月末までに53人の不全脊損・頸損患者に訓練を行った。そのうち訓練が2カ月以上続いた患者は32人（男性22人，女性10人）である。外傷性頸髄損傷21人，外傷性脊髄損傷6人，脊髄梗塞・出血が3人，結核性脊椎炎が1人，脊髄くも膜囊腫の術後麻痺1人であった。訓練開始時のFrankel分類でCが9人，Dが23人であり，32人のうち何らかの手段で自力歩行が可能だったのは7人であった。年齢は19～71歳，平均47.8歳，受傷から訓練開始までの期間は31～690日，平均178日，訓練期間は2～32カ月，平均11.5カ月であった。

4．訓練方法の詳細

免荷量，速度，訓練時間は患者の能力に合わせそれぞれ0～80％，0.3～4 km/h，5～30分として歩行能力の向上に合わせて変化させた。訓練は週に2～3回行った。通常，最初は40～60％の免荷で0.2～0.4 km/hの速度で開始するが，全く荷重を支えられない場合は80％以上免荷する場合もある。自力で全く下肢を前に出せない患者は，セラピストがアシストする。訓練時間は患者の状態をよく観察して，overloadにならないように注意する。回数を重ねて患者が訓練に慣れてきたら次第に速度，歩行時間とも増やしていく。一定速度で安定してきたら，免荷量を徐々に小さくして0に近づけていく。終了時の訓練量は患者の能力にもよるが免荷0で最大速度2.0～4.6 km/h，訓練時間10～40分ぐらいで500 m～2 km歩行可能である。

免荷量は吊り上げバーに着けたロードセルを使用してリアルタイムにパソコン上で確認でき，その波形から立脚期に下肢に荷重がどれだけ加わっているかが判断できる。

5．結　果

歩行距離の変化について：横軸が経過月数，縦軸が歩行距離を表している。開始時5～562 m平均119 mが，調査時で380～2,522 m平均946 mと改善した（図3）。歩行速度は開始時0.1～2.0 km/hで平均0.7 km/h，調査時0.7～5.0 km/hで，平均2.7 km/hであった（図4）。

歩行能力の評価として：Wernig[3]が使用した6段階評価を使用した。この方法を使用して評価すると，訓練前には自力歩行できなかった25人のうち22人が何らかの手段で自力歩行が可能になった（図5）。

6．吊り上げトレッドミル訓練の利点

患者を吊り上げて，体重の一部を免荷してトレッドミル上で歩かせる方法は，上肢に負担をかけず，患者の筋力に合わせて訓練ができるため，overloadによる障害の恐れも少ない。上肢で下肢の代償ができない不全四肢麻痺の患者でも歩行訓練が可能である。先に述べた，繰り返しの末梢からの感覚刺激による脊髄の学習効果に加えて，以下の利点がある。

① 疲労耐性の獲得：吊り上げトレッドミルは，歩行時間を長く取れるため，筋の疲労耐性を向上するだけでなく，全身運動として心肺機能にもよい影響をもたらすことが期待できる。患者の筋力に合わせて負荷量を自由に変更できるため，過大負荷を避けることがで

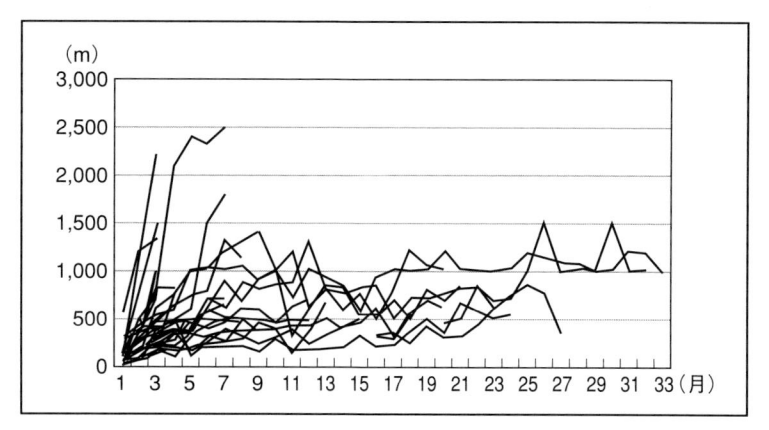

図3．歩行距離の推移 (n=32)

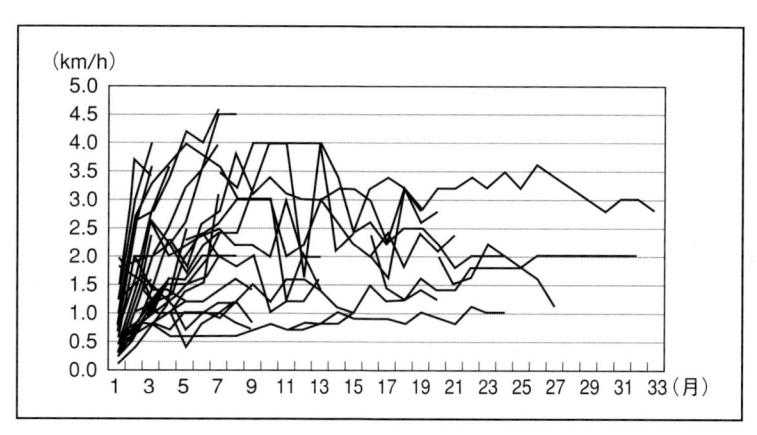

図4．歩行速度の推移 (n=32)

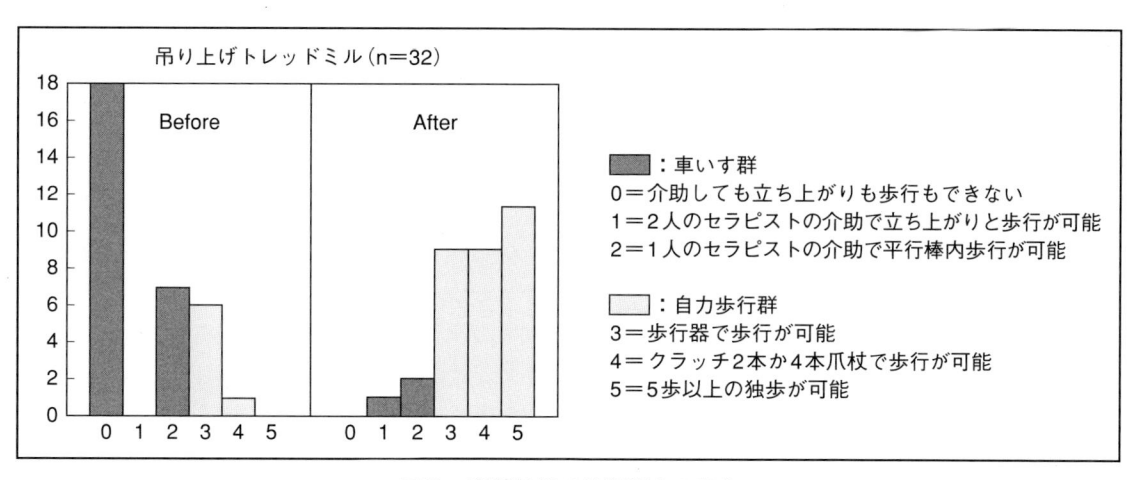

■：車いす群
0＝介助しても立ち上がりも歩行もできない
1＝2人のセラピストの介助で立ち上がりと歩行が可能
2＝1人のセラピストの介助で平行棒内歩行が可能

□：自力歩行群
3＝歩行器で歩行が可能
4＝クラッチ2本か4本爪杖で歩行が可能
5＝5歩以上の独歩が可能

図5．訓練前後の歩行能力の変化

訓練前，32人のうち自力歩行群は7人であったが，訓練後には29人が何らかの手段で自力歩行が可能になった。そのうち11人が独歩可能になった。

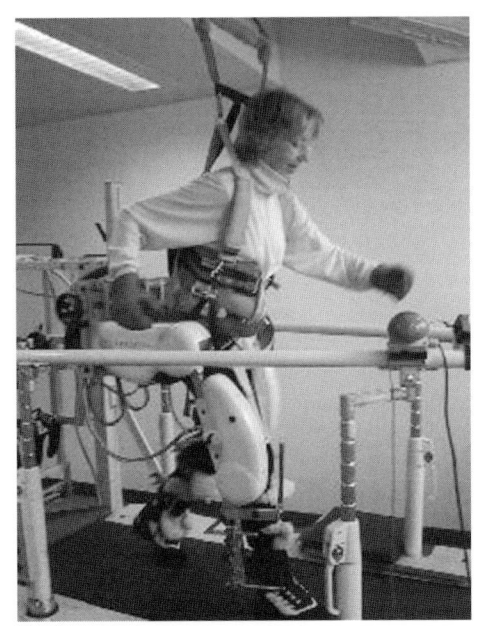

図6. Lokomat
アシスト装置付きの吊り上げトレッドミル。

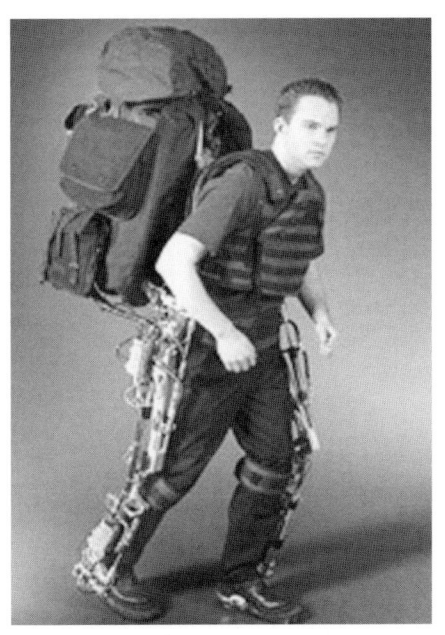

図7. ロボットスーツの一例
カリフォルニア大学バークレー校で開発されたもの。

きる。
② 恐怖感の減少：麻痺患者は自分の四肢が自由にならないため，立位では常に転倒の恐怖を抱く。そのため，体がこわばり，本来なら可能な動作まで不可能にしている恐れがある。吊り上げトレッドミルでは常に体を支えて歩行させているため，転倒の恐れは全くない。その安心感が，患者本来の運動能力を引き出すことができる。
③ 安全性：転倒の恐れがないということは，セラピストは常に患者を観察している必要がない。1人のセラピストで数人同時に訓練が可能になり，訓練効率が上がる。
④ 訓練意欲の向上：吊り上げられているにせよ，立って歩けたということが，患者の大きな自信と満足につながるとともに，自己の進歩が具体的に数字（速度，距離，時間）で表されるため，訓練の励みになる。
⑤ 歩容の観察が容易：近くから繰り返しの動作を何回でも観察できるため，歩容の特徴を把握しやすく歩容の矯正，装具の処方の参考になる。

IV. 今後の課題

1. 吊り上げトレッドミルのアシスト装置の実用化

下肢が自力で前に出せない重症患者は，2人の理学療法士が振り出しを介助する必要があるが，この方法は理学療法士にとってかなりの負担になる。このため，ロボット技術を使ってアシストを行う方法が試みられ，良好な成績が報告されている。Colombo ら[14)15)]は"Lokomat"という股関節と膝関節をモータで動かす自動歩行介助装置（図6）を使って完全脊損患者の歩行訓練を行い，筋電図のパターンがセラピストによるマニュアルな介助と差がないことを示した。また，歩行パターンを患者の要望に合わせた制御方法の検討も行われている[16)]。

2. ロボットスーツ

まだ試作の域を出ていないが，ロボット技術を応用したウエアラブルな歩行補助装置で，力源付きの装具と考えてよい。体につけて重量物を挙上

することに応用可能な装置が数種類発表されている。筑波大学やカリフォルニア大学バークレー校で開発されたロボットスーツ（図7）は筋電でコントロールされていて，ほとんど力を使わずに階段を上ったり，重量物を軽く挙上できるとされている。下肢の麻痺者に使用する場合は筋電が使用できないため，意志の伝達方法，コントロールの方法が最も問題になると思われる。また，転倒しないようにバランスをどうやって保持していくかも問題になる。歩行訓練器としてよりは，歩行補助装置としての意味が大きいが，実用にはまだ距離があるように思われる。

おわりに

歩行訓練器は従来の訓練法を変え，発症早期から高密度で長時間の訓練を行える可能性を秘めている。車いす生活を宣言された人の何割かは，この方法で歩行が可能になることを期待したい。

文　献

1) Wernig A, Muller S : Laufband locomotion with body weight support improved walking in persons with severe spinal cord injuries. Paraplegia 30(4) : 229-238, 1992.
2) Dietz V, Colombo G, Jensen L et al : Locomotor capacity of spinal cord in paraplegic patients. Ann Neurol 37(5) : 574-582, 1995.
3) Wernig A, Muller S, Nanassy A et al : Laufband therapy based on 'rules of spinal locomotion' is effective in spinal cord injured persons. Eur J Neurosci 7(4) : 823-829, 1995. Erratum in : Eur J Neurosci 7(6) : 1429, 1995.
4) Dietz V, Wirz M, Curt A et al : Locomotor pattern in paraplegic patients : training effects and recovery of spinal cord function. Spinal Cord 36(6) : 380-390, 1998.
5) Wernig A, Nanassy A, Muller S : Maintenance of locomotor abilities following Laufband (treadmill) therapy in para- and tetraplegic persons : follow-up studies. Spinal Cord 36(11) : 744-749, 1998.
6) Behrman AL, Harkema SJ : Locomotor training after human spinal cord injury : a series of case studies. Phys Ther 80(7) : 688-700, 2000.
7) Wirz M, Colombo G, Dietz V : Long term effects of locomotor training in spinal humans. J Neurol Neurosurg Psychiatry 71(1) : 93-96, 2001.
8) Field-Fote EC : Combined use of body weight support, functional electric stimulation, and treadmill training to improve walking ability in individuals with chronic incomplete spinal cord injury. Arch Phys Med Rehabil 82(6) : 818-824, 2001.
9) Abel R, Schablowski M, Rupp R et al : Gait analysis on the treadmill - monitoring exercise in the treatment of paraplegia. Spinal Cord 40(1) : 17-22, 2002.
10) Colombo G, Barbeau H, Rossignol S : Recovery of locomotion after chronic spinalization in the adult cat. Brain Res 412(1) : 84-95, 1987.
11) Barbeau H, Rossignol S : Enhancement of locomotor recovery following spinal cord injury. Curr Opin Neurol 7(6) : 517-524, 1994.
12) Lovely RG, Gregor RJ, Roy RR et al : Weight-bearing hindlimb stepping in treadmill-exercised adult spinal cats. Brain Res 514(2) : 206-218, 1990.
13) Dietz V, Colombo G, Jensen L : Locomotor activity in spinal man. Lancet 344 (8932) : 1260-1263, 1994.
14) Colombo G, Joerg M, Schreier R et al : Treadmill training of paraplegic patients using a robotic orthosis. J Rehabil Res Dev 37(6) : 693-700, 2000.
15) Colombo G, Wirz M, Dietz V : Driven gait orthosis for improvement of locomotor training in paraplegic patients. Spinal Cord 39(5) : 252-255, 2001.
16) Jezernik S, Scharer R, Colombo G et al : Adaptive robotic rehabilitation of locomotion : a clinical study in spinally injured individuals. Spinal Cord 41(12) : 657-666, 2003.

[2] 各論A：最新の機器と今後の発展

3 片麻痺者用短下肢装具

山本 澄子*
Sumiko Yamamoto

SUMMARY

1）歩行中の短下肢装具は，立脚初期の底屈制動モーメントと中期から後期にかけての背屈制動モーメントによって歩行を補助している。
2）歩行遊脚期の底屈を防ぐ力は非常に小さい。
3）短下肢装具の機能による分類は，足関節角度制限と底屈背屈両方向の制動の有無によって行われる。
4）装具による底屈制動モーメントは麻痺側立脚初期の身体の動きに影響し，この値が適切でない場合には膝の過伸展や不安定が生じる。
5）装具による背屈制動モーメントは，麻痺側立脚中期の下腿の過剰な前方移動をコントロールするが，使用する片麻痺者の状態によっては不必要な場合が多い。
6）個々の使用者に適した装具は，内反矯正の程度，背屈制動モーメントの有無，適切な底屈制動モーメントの大きさと足関節初期角度を考慮して選択する必要がある。

はじめに

　装具は，福祉機器の中でも最も使用者の身体に近い場所で使用され，身体と一体となって機能するべき機器の一つである。現在，多くの片麻痺者が日常的に短下肢装具（ankle-foot orthosis；AFO）を使用している。AFOはさまざまなデザインのものが開発され，従来からの金属支柱付きAFO，後方支柱型（シューホーン型）に代表されるプラスチック一体型AFOに加えて，最近は多種類のプラスチックAFO用足継手が市販されている。最近開発された足継手では，一方向のみに制動がかかる特殊な機能をもつものや制動の大きさが調節可能なものもある。しかし，現状ではこれらの中から各使用者に適したものが選択されているとは言い難い。多くのAFOの中から使用

者に適したものを選択するためには，AFO自体の特性を知るとともに片麻痺者の歩行補助に必要なAFOの機能について理解する必要がある。ここでは歩行補助を目的とした片麻痺者用AFOを対象として，バイオメカニクスの観点からAFOに必要な機能とAFOの分類について述べ，AFO選択の指標とすることを目的とする。

I．歩行補助のためのAFOの働き

　AFOの働きは，直接的には足関節の動きを矯正するものであり，AFOによって足関節内外反の矯正および底背屈の矯正と補助が行われる。内外反の矯正については，金属支柱型で矯正力が比較的大きくプラスチック型でやや弱い。底背屈方向の矯正力は，足継手付きAFOではバネやストッパー，プラスチック一体型では材料の可撓性によって発生し，その大きさはAFOを装着した歩

*国際医療福祉大学大学院保健医療学専攻科，教授

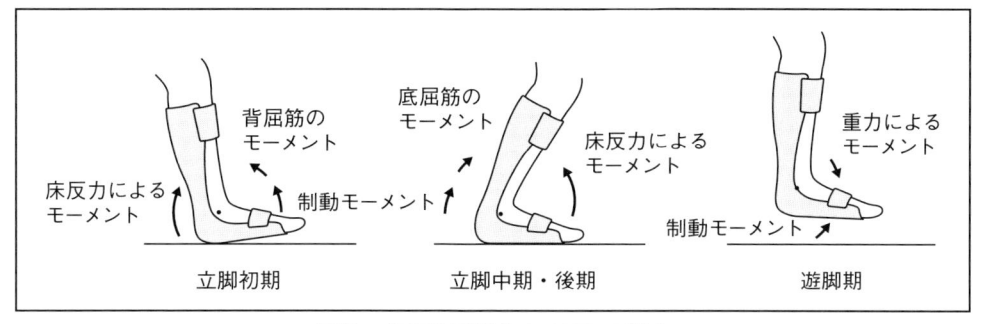

図1. 歩行1周期中のAFOの働き

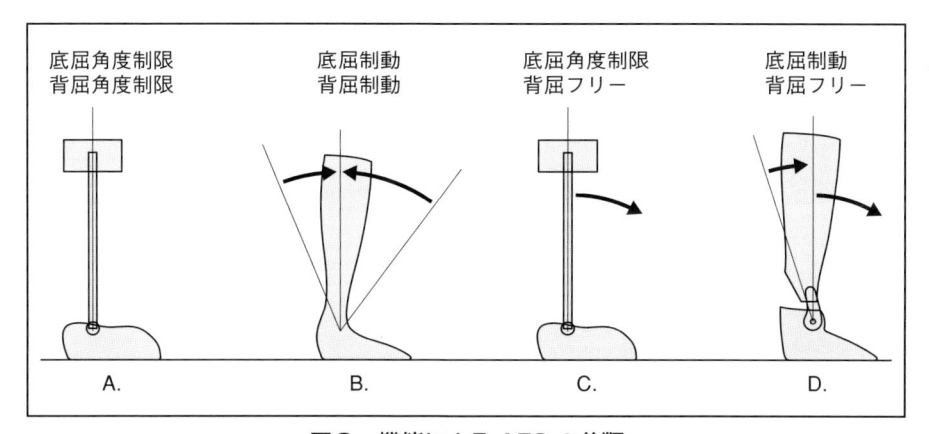

図2. 機能によるAFOの分類

行に大きく影響する。ここでは底背屈方向のAFOの矯正力を中心に述べる。

健常歩行では足関節の周りで底屈筋と背屈筋が交互に活動して足関節の動きに制動をかけながら滑らかな歩行を実現している。AFOを装着した歩行では歩行中のAFOの変形によって足関節の動きに制動を加えて筋の働きを補助している。底背屈両方向に制動モーメントを発生する後方支柱型プラスチックAFOを例にとって、歩行1周期中における足関節周りの筋の働きとAFOの制動モーメントの関係を図1に示す。歩行中の足部には床反力が作用して、底背屈方向のモーメントとして働き、足関節の動きをつくり出している。健常歩行では床反力によるモーメントと足関節周りの筋力による関節モーメントがほぼ釣り合っているが、AFOを装着した場合にはこれにAFOの制動モーメントが加わる。踵接地からの立脚初期には踵付近に発生した床反力は足関節を底屈する方向に働く。これに対してAFOは底屈制動モー

メントを発生して、背屈筋群の遠心性収縮による関節モーメントを補助している。立脚中期から後期にかけてはAFOによる背屈制動モーメントが底屈筋の遠心性収縮による関節モーメントを補助している。遊脚期には足部に加わる重力や下腿三頭筋の痙性による足関節底屈を抑えるためにAFOは底屈に対する制動モーメントを発生する。

Ⅱ. 足継手の機能によるAFOの分類

歩行補助の観点からのAFOの分類はデザインや材料でなく、上記の制動モーメント発生の有無や足関節角度調節の状態によってなされるべきである。このような観点から行ったAFOの分類を図2に示す。AFOの機能を述べるときに従来より用語の混同があるため、ここでは以下のように表現する。すなわち、ある角度で足関節の動きを

止めることを「制限」，ある角度の範囲で足関節の動きに抵抗をかけながら動くことを「制動」とする。

図2左より，足関節角度の可動域を制限するAFO（タイプA），足関節初期角度より底屈背屈両方向の動きに対して制動が加わるAFO（タイプB），決められた足関節初期角度より底屈方向の動きには制限があり背屈方向には自由に可動するAFO（タイプC），底屈方向には制動がかかり，背屈方向には自由に可動するAFO（タイプD）

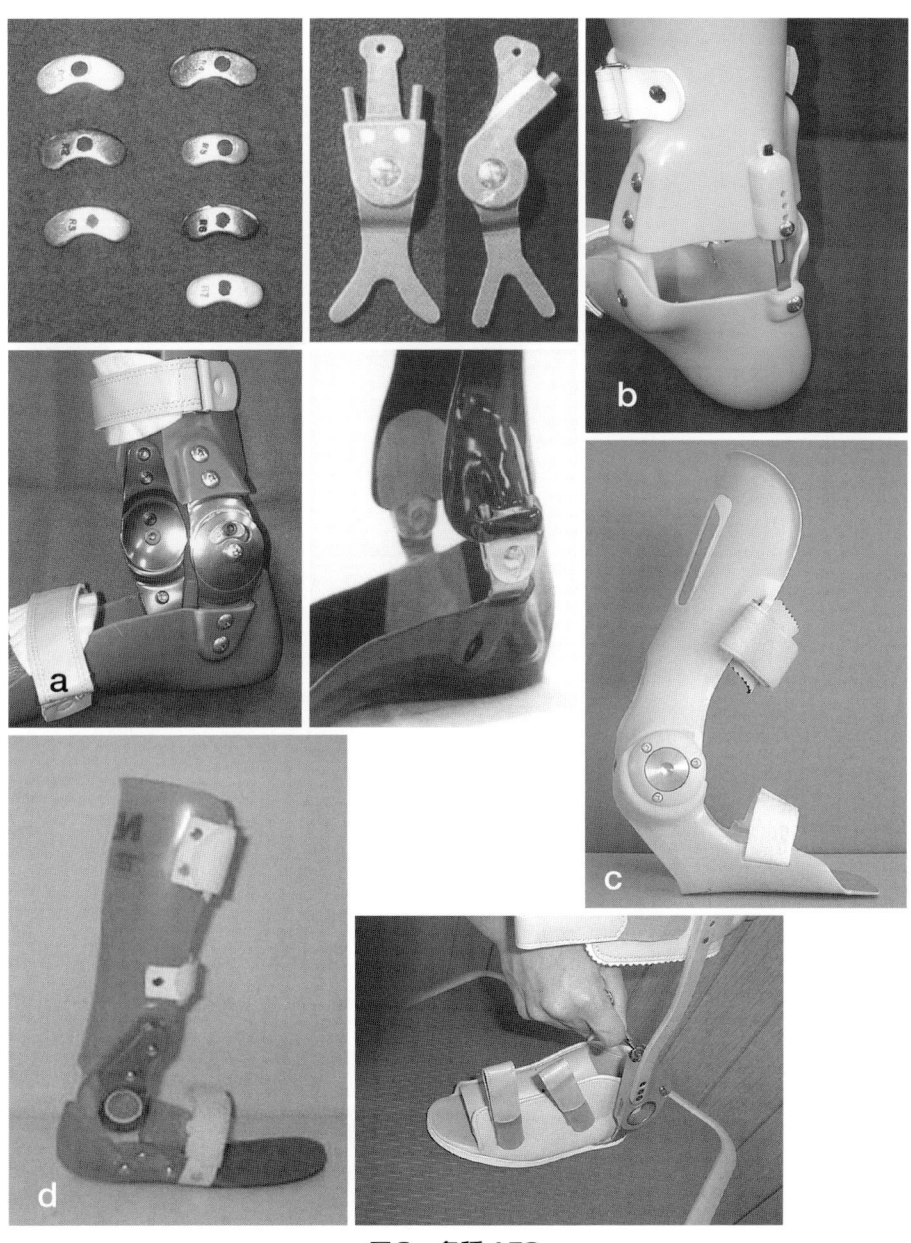

図3．各種AFO
a：プラスチックAFO用－角度制限の調節ができる足継手
b：底屈ストッパー付きプラスチックAFO
c：摩擦を利用したAFO
d：油圧ダンパー付きAFO－ダンパー抗力の調節により底屈制動を調節できる。

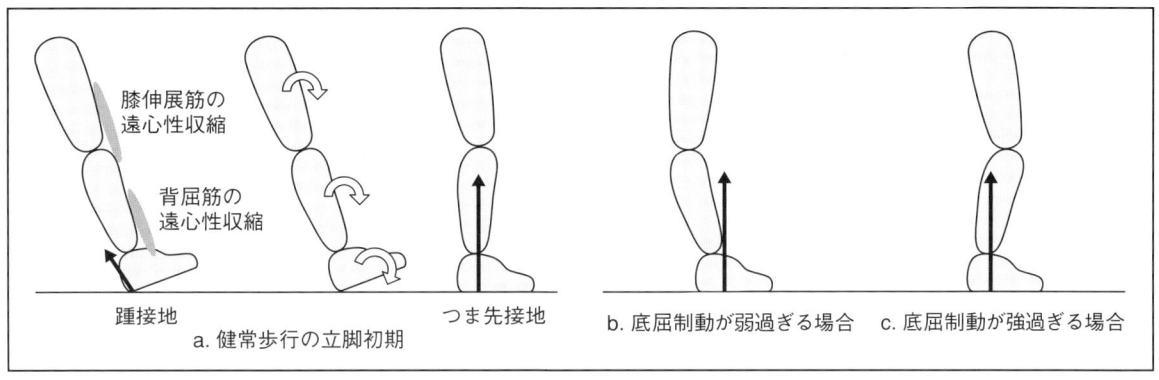

図4．立脚初期のAFOの働き

（図中ラベル）
膝伸展筋の遠心性収縮
背屈筋の遠心性収縮
踵接地
つま先接地
a．健常歩行の立脚初期
b．底屈制動が弱過ぎる場合
c．底屈制動が強過ぎる場合

である。後方支柱型（シューホーン型）に代表されるプラスチック一体型AFOのほとんどはタイプBに分類される。

図2の分類を図1の歩行補助と対比させて考えると以下のようになる。立脚初期に足関節の底屈を行いながら底屈制動モーメントを発生するのはタイプBとタイプDのAFOであり，角度制限を行うタイプAとタイプCのAFOでは底屈の動きが止められる。立脚中期から後期にかけて背屈を行いながら制動モーメントを発生するのはタイプBのAFOであり，タイプAでは背屈の動きが止められ，タイプCとDのAFOでは背屈が自由に行われる。遊脚期の足関節底屈を防ぐ力は非常に小さいことがわかっているため[1]，すべてのAFOで遊脚期の過剰な底屈を防ぐことが可能である。

図3に，実際にこれらの機能をもつプラスチックAFOを示す。aは角度調節ができるタイプA，bは足継手に底屈ストッパーを付加してタイプCに相当するAFOである。c，dは底屈制動が加わるタイプDであり，cは摩擦を利用したもので足関節可動域全体において底屈方向の動きに対する制動が加わる。dは油圧ダンパーを利用したもので足関節初期角度から底屈の動きに対して制動が加わり，ダンパー抗力の調節により制動の大きさを調節できる機能をもつ[2]。

III．足継手の機能が片麻痺者の歩行に及ぼす影響

次にAFOの制動モーメントおよび角度制限が片麻痺者の歩行にどのように影響するかを述べる。タイプBとDで発生する底屈制動モーメントは歩行立脚初期の身体の動きに影響を与える。図4aに示すように，健常歩行では踵接地からつま先接地にかけて踵付近に発生した床反力は徐々に前方に移動していく。この時期に足関節は背屈筋の遠心性収縮によってコントロールされながら底屈していき，つま先接地に至る。下腿は徐々に前傾していくため，つま先接地時には床反力が膝関節のわずかに後方を通るようになる。片麻痺者では背屈筋の働きが十分でないため，この時期の底屈制動はAFOの制動モーメントによって行われる。底屈制動モーメントが不足する場合には足関節が急激に底屈するためにつま先接地時に膝関節が後方に残って床反力が膝関節の前方を通るようになる（図4b）。これによって膝関節の過伸展が起こり立脚期中，常に膝関節を伸展したままで歩行することになる。足関節初期背屈角度が不足した場合も同様な現象が起きる。反対に底屈制動モーメントが大き過ぎる場合やタイプCのように底屈角度制限がある場合には，踵接地後に足関節が底屈しないために下腿の前傾が起こって膝が前方に押し出される。その結果，つま先接地時に床反力が膝関節の後方を通るようになる。この

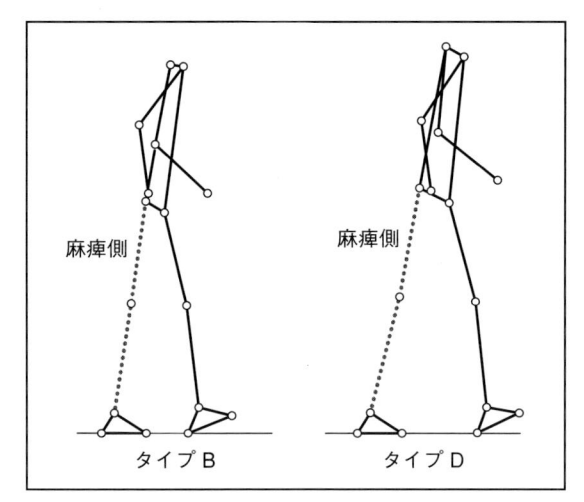

図5．片麻痺者歩行中立脚後期のスティックピクチュア

ため，膝関節の不安定が生じ立脚期中，常に膝関節伸展筋を活動させて歩行することになる（**図4c**）。この場合，片麻痺者は転倒に対する恐れから麻痺側の腰を引いて歩行するようになる。足関節初期角度が過剰に背屈位に設定された場合も同様な現象が起きる。AFOによる底屈制動の目的は**図4a**の状態に近づけて麻痺側への体重移動をスムースに行うことである。従って，タイプBとDのAFOでは，立脚初期の身体の動きをみながら底屈制動モーメントの大きさを調節する必要がある。AFOによる立脚初期の適切な制動が行われた場合には，麻痺側立脚中期のアライメントが改善される場合が多い。

タイプBのAFOで発生する背屈制動モーメントは立脚中期から後期にかけて働く。背屈制動モーメントの目的は麻痺側膝関節が不安定な場合に下腿が過剰に前方移動することを防ぐものである。立脚初期に麻痺側への体重移動がスムースに行われ，膝関節のコントロールが良好な場合は背屈制動モーメントが不必要な場合が多い。**図5**は一人の片麻痺者(76歳男性，右麻痺，下肢 Br. Stage Ⅳ)がタイプBとタイプDのAFOを装着した歩行を三次元動作分析装置で計測したものである。図は麻痺側立脚後期を示すが，タイプBのAFOでは足関節の背屈が制限され非麻痺側の歩幅が減少していることがわかる。

●●おわりに

以上述べたように，歩行補助の観点から個々の使用者に適したAFOを選択する際には，AFOによる制動モーメントの働きを理解することが重要である。実際のAFO選択にあたっては必要な内反矯正の程度，背屈制動モーメントの有無，適切な底屈制動モーメントの大きさと制動モーメントが発生しはじめる足関節初期角度を考慮してAFOが選択されるべきであろう。

●●文　献●●

1) 山本澄子，海老名政彦，久保　茂，他：短下肢装具の可撓性と初期角度が片麻痺者の歩行に及ぼす影響．バイオメカニズム12，東京大学出版会，1994，pp253-264.
2) 山本澄子，萩原章由，溝部朋文，他：油圧を利用した短下肢装具の開発．日本義肢装具学会誌 18(4)：301-308，2002.

[2] 各論 A：最新の機器と今後の発展

4 義足と義手

中川 昭夫*
Akio Nakagawa

SUMMARY

1) 2004年8月に香港で開催されたISPO（国際義肢装具協会）第11回国際大会での発表と展示を中心に，リハビリテーション（以下，リハビリ）工学の観点から，現在の義足と義手を概観した。

2) 近年は身近な機器や道具の中にも，メカトロニクス技術が導入されるようになり，あらゆるものにコンピュータが使われるようになってきた感がある。義肢の分野においても，次第にコンピュータ制御を使用した部品が増えてきた。

3) 義足では立脚相制御にメカトロニクス技術を応用した膝継手が何種類か製品化されつつある。また，IT技術を応用して，遠隔地で義足の調整をする試みや，ソケットと断端の研究にも有限要素法などを応用する研究がなされている。また，アライメント計測などにも工学的手法が導入されつつある。

4) 筋電（動力）義手においても新たな製品が発表されているほか，筋電解析も発展しており，これらを組み合わせると，近い将来にはこれまでの筋電義手とは異なった，生体に近い動作ができる可能性がみえるようになってきた。

5) しかし，義肢に関しては，部品さえ高機能なものを使用すれば，健常者と同様の機能を得ることができるわけではなく，実際に適切な訓練を受けた使用者と，それ以外の使用者には歴然とした差があることから，今後は義肢の訓練や訓練支援機器の開発などに対しても，今まで以上にリハビリ工学からのアプローチが必要になってくるものと考えられ，これらの試みについても触れた。

はじめに

近年は身近な機器や道具の中にも，メカトロニクス技術が導入されるようになり，あらゆるものにコンピュータが使われるようになってきた感がある。義肢の分野においても，次第にコンピュータ制御を使用した部品が増えてきた。義足では，動力を用いて筋力の代わりをするような部品の実用化にまでは至っていないが，従来の義肢装具の機能を，コンピュータを使用して拡張するという概念で設計されている。筋電義手では，15年以上前からの製品との互換性を保ちながら，義手本体部にコンピュータが内蔵されるようになって，さらに使いやすい製品が入手できるようになった。義足などと使用者とのインタフェースであるソケットに関しても，有限要素法などを応用して，その力学的特性を解明しようとする努力は続けられているが，その結果を直接応用できるような結果を得るためには，今後の継続した研究に期待しなければならない。

義足や義手に関しては，部品さえ高機能なものを使用すれば，健常者と同様の機能を得ることが

---

* 神戸学院大学総合リハビリテーション学部医療リハビリテーション学科作業療法学専攻，教授

[2] 各論A：最新の機器と今後の発展

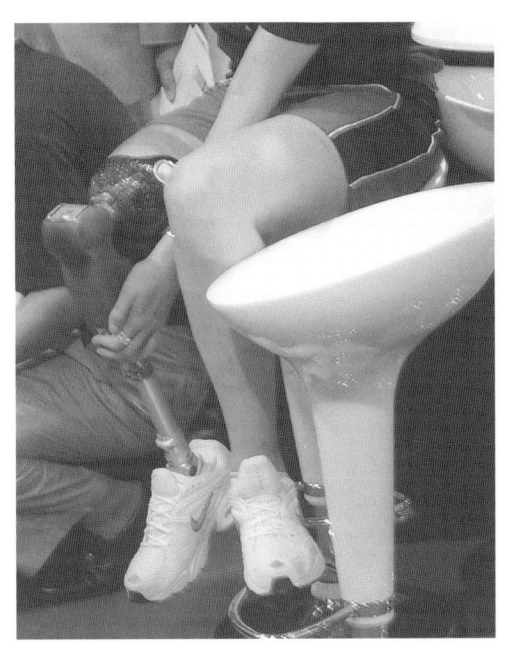

図1. Ossur社Rheo Kneeのプロトタイプ
磁気粘性流体を用いて立脚相制御を行う膝継手。

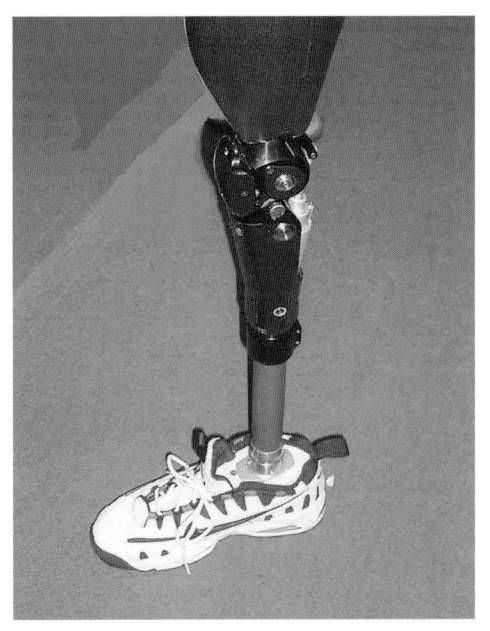

図2. ナブテスコ社ハイブリッドニーのプロトタイプ
油圧ロータリーシリンダのバルブをメカニカルに開閉するインテリジェント膝継手。

できるという誤ったイメージがつくり出されてきたが，実際に適切な訓練を受けた使用者と，それ以外の使用者には歴然とした差があることが明らかになってきた。すでに一部にはそのような発表がみられるようにはなってきているが，今後は義足や義手の訓練に対して，あるいは訓練支援機器の開発などに対しても，リハビリテーション（以下，リハビリ）工学からのアプローチが必要になってくるものと考えられる。

ここでは，2004年8月に香港で開催されたISPO（国際義肢装具協会）第11回国際大会での発表と展示を中心に，最近の義足や筋電義手の傾向をまとめた。

I．義　足

1．コンピュータ制御義足など

大腿義足の遊脚相をコンピュータ制御するインテリジェント大腿義足が製品化されて10年以上が経過した。この間に，立脚相をコンピュータ制御するC-legやadjustable kneeが製品化され，特に前者は高価格にもかかわらず，すでに世界で8,000本が使用されるようになるなど，義足の分野も大きく変化しつつある。その後も，欧米の義肢部品メーカーがロボット関係の研究所などと共同研究を始めるなど，いくつかの報道がなされている。現在までに具体化している例として，米国のマサチューセッツ工科大学と提携したOssurが，磁気粘性流体を使用した膝継手Rheo　Knee（図1）を発表した[1]。この中で，動力義足の研究開発を行っていることを発表し，製品化が近いことも報告された。また，ナブテスコ（旧ナブコ）はメカニカルに動作する油圧ロータリーダンパを立脚相制御に用いたインテリジェント大腿義足としてハイブリッドニー（図2）を発表した[2]。Otto Bockは高齢者や低活動者向けにC-legの遊脚相制御の機能を簡易化したC-leg Compact（図3）を発表したほか，C-legの調整を無線で容易に調整できるように改良も行っている[3]。その他に，日本からは，コンピュータを使用せずに，機構的に膝の油圧ダンパを制御することで，階段の上りや坂道の歩行を容易にする膝継手の発表も行われた[4,5]。

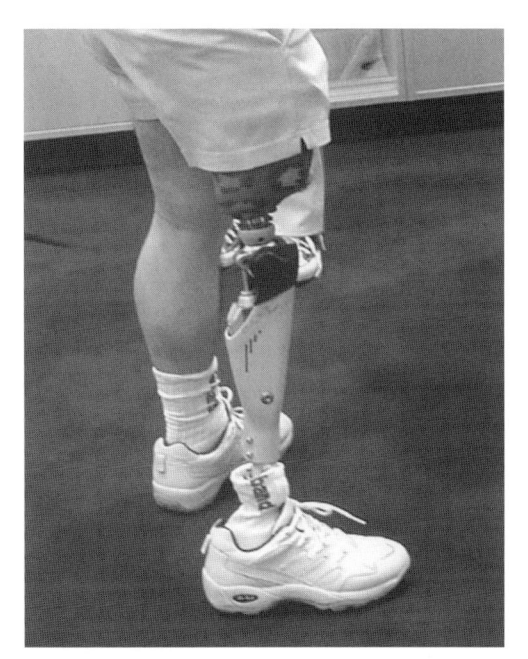

図3．Otto Bock 社 C-leg Compact
C-leg の遊脚相制御を簡略化した膝継手。

小児用の義足部品については，かつては製造メーカーは少なかったが，かなりのメーカーから発売されるようになり，国内では LAPOC システムからも発売されるようになって，選択の幅が広がってきた．小児用の場合は形状の制約があり，膝などに各種の制御装置を組み込む余裕がない場合が多い．

2．IT 技術を応用した義足の遠隔調整

コンピュータを使用した高機能な義足では，調節範囲が広く，個々の使用者に合わせた調整を十分に行わなければ，従来の義足より悪い結果になることが考えられる．また，義足は使用者と相互に影響するものであり，部品に合わせた歩行方法を習得しなければ，その特性を活用することもできない．このことは，調整を行う義肢装具士や理学療法士に，その義足についての十分な経験を要求するものであるが，すべてのものにこれを期待することはできない．一方，通信技術の発展によって，画像やデータ通信が容易に実現できるようになったことから，遠隔地にいる経験豊富な義肢装具士やエンジニアが，適切な指示を出しながら調整を行うことが可能になってきた．現状ではまだ実験的な段階[6]であるが，今後開発されるコンピュータ制御の義足などでは，この機能が標準的に搭載されるようになるであろう．

3．ソケットと断端の研究

現状の義足や義手のソケット形状のほとんどは経験を積んだ義肢装具士の発案によっている．これに対して，コンピュータ支援による CAD/CAM の技術を応用する試みがなされ，一定の成果を上げているが，熟練した義肢装具士には敵わないものがある．CAD/CAM システムにおいては，断端形状の計測には各種の計測システムが応用されて，非接触や接触式で計測を行っているが，義肢装具士は採型時に必要な変形と，断端の軟部組織の硬さの計測も行っており，このような情報を反映することは実現していない．しかし，断端内部の組織をある程度モデル化し，有限要素法を用いて応力解析する[7]など，地道な努力は続けられている．また，大腿義足ソケットの坐骨支持部が受ける荷重を測定した研究では，四辺形ソケットと坐骨収納型ソケットでは，統計的にみて差はなかったと報告されている[8]．

4．訓練と訓練機器

従来からの義足の使用者では，義足の機能の制約により，高い活動を行うことができないことから，体力的にも低下した状態に慣れてしまっていることが明らかになってきた[9]．近年，高度な機能を発揮できる義足が開発されてきたが，体力的に劣ったままでは高活動を期待することができないことから，健常者と同等以上の体力を再獲得する必要があることと，生体とは異なる義足システムを使用する以上，歩行訓練が重要であり，そのための訓練プログラムを開発し，評価を行った報告がなされた[10]．また高齢者では，平行棒訓練段階でも適切な義足への負荷方法が理解されず，平行棒外での杖なし歩行を獲得できない例が多いことから，義足への負荷を視覚化し，リアルタイムでフィードバックをかけることができる訓練システム（図4）の試作例が報告された[11]．

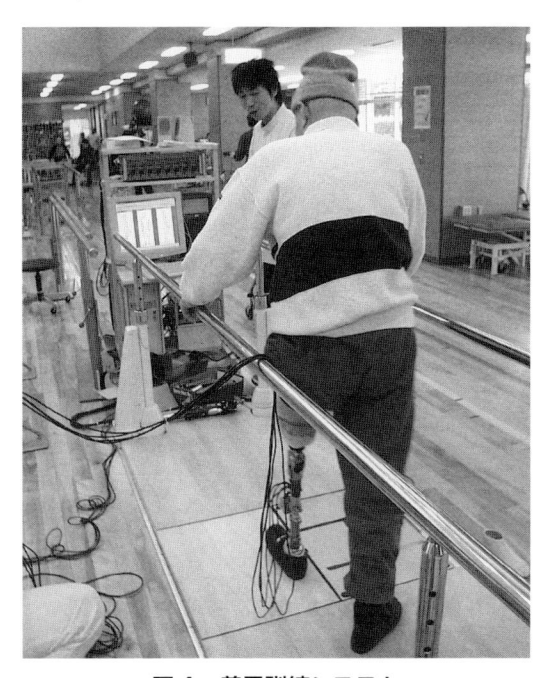

図4. 義足訓練システム
義足への負担をスクリーンに表示する視覚フィードバック訓練システム。

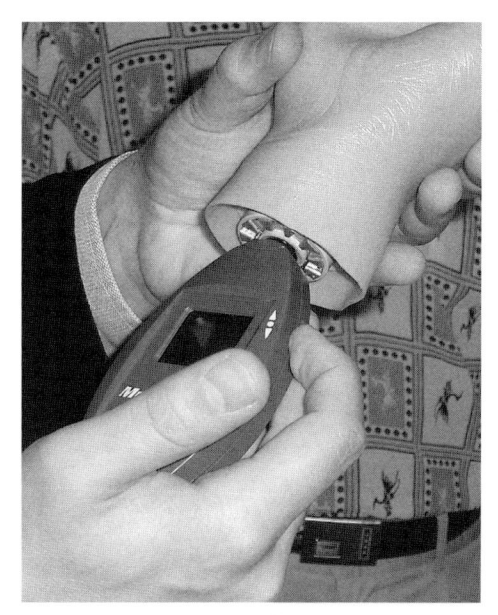

図5. Otto Bock 社 MyoSelect
筋電義手の制御モードの変更などを行うアダプタ。

5．アライメントの定量的な計測

　義足のアライメントを正確に記述することは難しいものとされてきたが，コンピュータ上で数値化された角度や前後左右移動量，あるいは軸方向の負荷やソケット付近のAPとMLモーメントを計測しコンピュータ上に表示する下腿部に取り付ける計測システム兼調整アダプタが発表された[12]．しかし，最適なアライメントを求めるための定量的なデータは，いまだ得られていない．

II．義　手

1．電動義手部品

　電動義手の制御としては，筋電，スイッチ，力サーボ，変位サーボ(リニアトランスデューサ)，圧力センサーなどがある．上腕義手では，手先は電動義手で肘は機械的というハイブリッド型，ユタアームやボストンアームなどのような従来からある電動肘や，Otto Bockが新しく発表した電動肘などとの組み合わせなどがある．電動義手の手先としては，従来の製品に比較して2倍以上動作が速いSensorHand Speedが発表され，慣れれば緩く投げられたボールをつかむこともできる程度の応答が可能になったようである．また，筋電の各種の動作モードや，手先の開閉速度などを試みて設定することができるMyoSelect（図5）も発表された．従来は，いったん義手の外装を外してプラグを差し替えなければモード変更できなかったが，手首と手先の中間にこのアダプタを接続することでモード変更を可能にすることや，電池電圧を変化（7.2→6.0 V）させる場合には，いったん工場まで返送しなければならなかったものを，このアダプタでリセットできるようにしたもので，筋電義手の製作をスピードアップできるものである．また，筋電電極も新しいものが発表され，より高いノイズ除去性能をもっているために，コンピュータなどの近くで筋電義手を使用しても，誤動作が少ないと説明されている．

　国内でも，各指それぞれにモーターを配した電動義手手先が製品化されている[13]が，外装がないことと，最初の価格設定が高価であったことから，原稿執筆時点では実験的にしか使用されていない．しかし，価格設定が見直され，義手として

製作することが容易になれば，使用される可能性は高い．

小児用筋電義手に関しては，Otto Bock（独），スティーパー（英），VASI（カナダ）などが中心となっている．最も小さな手先を使用すれば，1歳前後からの筋電義手装着が可能であるが，言葉によるコミュニケーションが確立できていない幼児に対しては，訓練方法についてのノウハウの蓄積が重要であり[14]，さらに，誕生直後からの継続したプログラムを立てて，チームアプローチすることが望ましい．

2．筋電解析

筋電義手に使用されているシステムは，すべて2チャンネルを基本としているが，各種の制御モードがある．また，2チャンネルの筋電を取ることができない場合には，1チャンネルで制御するモードも実用化されている．研究段階としては，4チャンネルを用いて高精度でマルチチャンネルの信号処理を行うことができるシステムも研究されている[15]ほか，8チャンネルやそれ以上の筋電センサーを用いて，独立成分分析を用いてセンサー数に対応する信号に分離することができる研究もなされており，切断者の前腕から信号を取り出して，コンピュータの画面上の手指を自由にコントロールする実験もなされている[16]．また，筋電センサーを筋肉表面に埋め込み，無線で体外から信号を受け取る試みもなされている[17]．国外でも，3チャンネルまたは4チャンネルの筋電信号を採取し，ファジィ理論を用いて多チャンネルの制御信号を得る試みも行われている[18]．また，神経から直接に信号を取り出す試みもなされている[19]．

おわりに

人が身体に装着して使用する義足や義手では，実用製品へのコンピュータの導入は比較的遅く，義足では筆者らが開発したインテリジェント大腿義足膝継手が1993年に製品化されたのが初めてであった．その後の一般社会でのコンピュータ導入とIT技術の発展は著しく，義足や義手のメカトロ化とIT化もようやく本格化してきたようである．この10年余の社会の変化も大きく，世界的に高機能高価格の福祉機器が受け入れられるようになってきた感もある．高価格に設定できるのであれば，本格的にメカトロ技術やロボット技術を導入することに躊躇しないというメーカーの判断もなされつつある．また，中国をはじめとする義足や義手の大量消費国での開発競争が始まった様子もあり，ISPO香港大会にも多数の中国や香港のメーカーが展示を行っていた．多数の障害者に使用されれば技術開発も進むことから，中国を含む世界での今後の発展が期待される．

文　献

1) Janusson H : Advanced Mechatronic Knees. Proc. ISPO Hong Kong, 2004, p138.
2) Okuda M, Imakita T, Nakaya Y et al : New Intelligent Knee with a Hydraulic Damping System for Stance Phase Control. Proc. ISPO Hong Kong, 2004, p135.
3) Dietl H : New Concepts and improvements on Microprocessor Controlled Prosthetic Knees. Proc. ISPO Hong Kong, 2004, p137.
4) Ninomiya M, Suzuki M, Tazawa E : Development of the Knee Joint of a Transfemoral Prosthesis Which Can Climb Up and Down Slopes and Stairs. Proc. ISPO Hong Kong, 2004, p255.
5) Hikichi Y : Pilot Production of Hydraulic-Controlled Knee of a Transfemoral Prosthesis that Allows Users to Switch Lock, Yielding and Free Modes via Optional Control in Stance Phase. Proc. ISPO Hong Kong, 2004, p254.
6) Lemaire E, Dietl H, Kirtley C : Telerehabilitation for Prosthetics and Orthotics. Proc. ISPO Hong Kong, 2004, p86.
7) Finney L, Solomonidis SE, Spence WD : FE Model of a Transfemoral Prosthetic Socket. Proc. ISPO Hong Kong, 2004, p305.
8) Finney L, Solomonidis SE, Spence WD : Comparing the Load Distribution Between Quadrilateral and IC Transfemoral Sockets. Proc. ISPO Hong Kong, 2004, p304.
9) 陳　隆明，澤村誠志，藤田久夫，他：下肢切断者の体力低下と全身持久力訓練の効果．リハ医学　36(5)：329-332, 1999.

10) Nagakura Y, Chin T, Nakagawa A et al: Effect of Comprehensive Prosthetic Rehabilitation Program for Intelligent Prosthesis Users. Proc. ISPO Hong Kong, 2004, p154.
11) Nakagawa A, Morimoto S, Sugitani S: Development of a Real-Time Force Display System for Prosthetic gait Training. Proc. ISPO Hong Kong, 2004, p150.
12) Boone D, Zhang M: Computerized Prosthesis Alignment Instrument. Proc. ISPO Hong Kong, 2004, p322.
13) http://www.h-e-i.co.jp/
14) 松原裕幸, 中川昭夫, 陳 隆明, 他：小児切断リハビリテーションにおける筋電義手処方システムの確立に関する研究. 平成15年度福祉のまちづくり工学研究所報告集, 2004, pp175-180.
15) 辻　敏夫, 伊藤宏司, 長町三生：義手制御を目的とした多チャンネルEMG動作識別法. 電子情報通信学会論文誌　J70-D, 1：207-215, 1987.
16) 藤原義久, 前川　聡：独立成分分析による筋電データからの各指運動の分離. 信学技報 MBE 99-7, 電子情報通信学会, 1999, pp41-46.
17) Weir RF, Kuiken T, Ajiboye AB: Independence of Multiple Intra-Muscular EMGs for Implantable Myoelectric Sensors. Proc. ISPO Hong Kong, 2004, p46.
18) Ajiboye AB, Weir RF, Heckathorne CW: EMG Pattern Classification for Controlling Transradial Myoelectric Hand Prostheses. Proc. ISPO Hong Kong, 2004, p47.
19) Zhang X, Hu T, Gao Z et al: Initial Detection and Analysis on Neuro-information from Amputee. Proc. ISPO Hong Kong, 2004, p49.

[2] 各論A：最新の機器と今後の発展

5 手動車いす

西村 重男*
Shigeo Nishimura

SUMMARY

1）車いすは2000年4月介護保険制度導入，ISOほかの国際的な規格との整合性や，これまでに新開発された製品機能に対応したJIS改正を控え，大きな変化を示しつつある。

2）これまで医療モデルの中では一般に受け入れられることがなかったモジュラー・アジャスタブル車いすが，レンタルを前提とし多彩な機能と高品質なものとして登場してきた。

3）これらの機能の整理や標準化・調整範囲の研究により得られた技術は，標準型といわれる車いすにも適用されはじめ，従来の車いす利用で問題となっていた人との適合などの改善につながる。日本の車いすも人と車いすの適合に関するセカンドステージに立っている。

4）これらの車いすを取り巻く新しい概念整理について，分類・名称・寸法定義などの基本的な項目を整理，解説した。

5）車いす提供にあたり最低限配慮しなければならない項目を整理し，日常車いすを提供するうえで必要となる車いす構成要素の基本的な知識と，工学的特性（機械的特性）の関係を解説した。

はじめに

車いすは障害のシンボルマークにもあるように，一般に完成した福祉用具の印象がある。しかし，日本の車いす事情は使用材料や加工技術の進歩が品質向上に寄与しているが，それ以上の成果を上げられない時期が長く続いた。

日本の車いす支給は主に厚生年金法，労働災害補償法，身体障害者福祉法による医療モデルの対応によってきた。2000年4月の介護保険導入により，身体障害者福祉法では約半数がシフトし，車いすに求められる機能にも変化が出てきた。

従来はレディメイド（既製品）とオーダーメイドが主体であったが，レンタルによりユーザーの身体状況や使用環境に，中間ユーザーが素早く対応できるアジャスタブル車いすの開発ニーズが高まり，信頼性が高く調整範囲の幅広いものが出てきている。また，住宅事情などに対応するなど，生活モデルにシフトする傾向もみられる。

車いすだけでなく，テクノエイド協会ホームページで福祉用具情報システム（TAIS）が2004年4月より稼働した。これは身体寸法などの情報から，その条件に合う機器を検索する機能をもち，人と機器の双方向で福祉機器環境の情報を得ることができる。また，車いす選択や寸法決定などの意志決定手順などの情報も提供している。

本稿では，近年の新技術や開発に対応した車いすの最新の基本情報と，車いすを構成する要素の工学的な意味を解説する。

*北海道立心身障害者総合相談所企画総務課指導係，指導主任

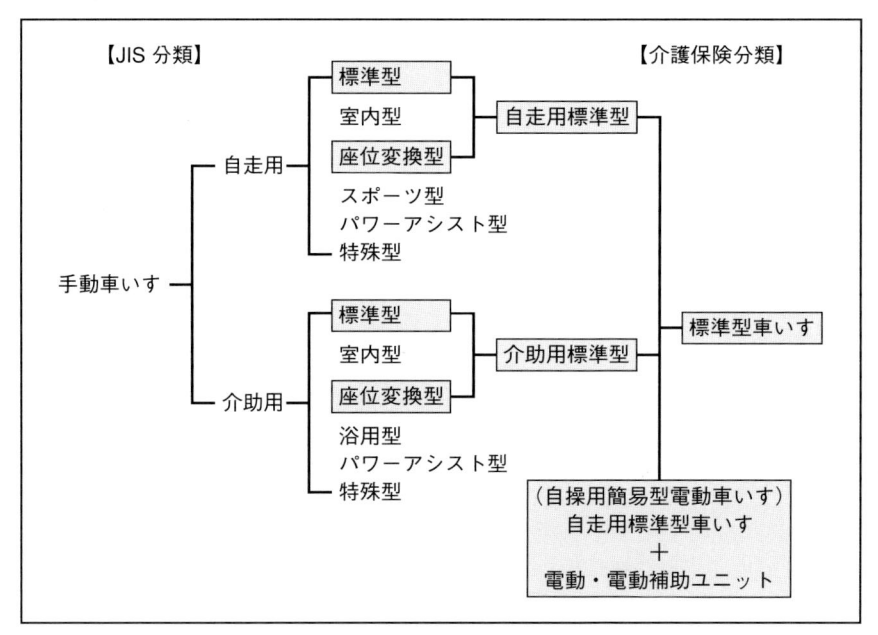

図1．JISと介護保険による車いす型式分類

I．車いすの基本情報

1．車いすの分類

日本において車いすの安全性ほかの工業製品基準はJIS T9201（以下JISと記す）を基礎としている．図1にJISと介護保険の分類を示す．

介護保険では自操用簡易型電動車いすは自走用標準型車いす（JIS分類の手動車いす）に電動・電動補助ユニットを組み合わせた型式として分類され，JISではパワーアシスト型は手動車いすに分類されるなどの違いがある．

JISにおける手動車いすの範囲は広いが，その機種の機械的特性を検査する製造物認証は自走・介助とも標準型と室内型に適用され，多様な形態が考えられるオーダーほかの車いすは，製造技術を保証する製造技術認証となっている．

2．車いす各部の名称と定義

車いす各部の名称とその定義を図2に示す．本定義は以降を含めJIS T9201改訂原案表記とする．

従来製造や処方それぞれの立場で勝手な名称で呼ばれ混乱していた状況をISOなどと整合性のあるものとし，時代の変化に伴い新しく開発された機構ほかを吟味検討し整理されたものである．

3．車いすを構成するフレームの名称と定義

図3に一般的な車いすを構成するフレームの名称を示す．各メーカーにより，それぞれの部位に使用する素材やパイプ径に社内基準があり，その定義に沿ったオーダーメイド仕様の対応は比較的迅速に対応できる．メーカーや機種により，ベースパイプと折りたたみフレームの処理が異なるものもあるので，注意が必要である．

4．主要車いす寸法図（寸法と用語定義）

図4に車いすを構成する主要寸法用語と定義を示す．

車いすは，ここに示すそれぞれの寸法が，矛盾せず整合性を保たなければ，形として成立しない．臨床では，後述の図5人体寸法，図6車いす寸法の目安の限られた寸法から車いすを決定するが，図4に示す各寸法要素に矛盾が生じないかについて，常に配慮した対応をしなければならない．

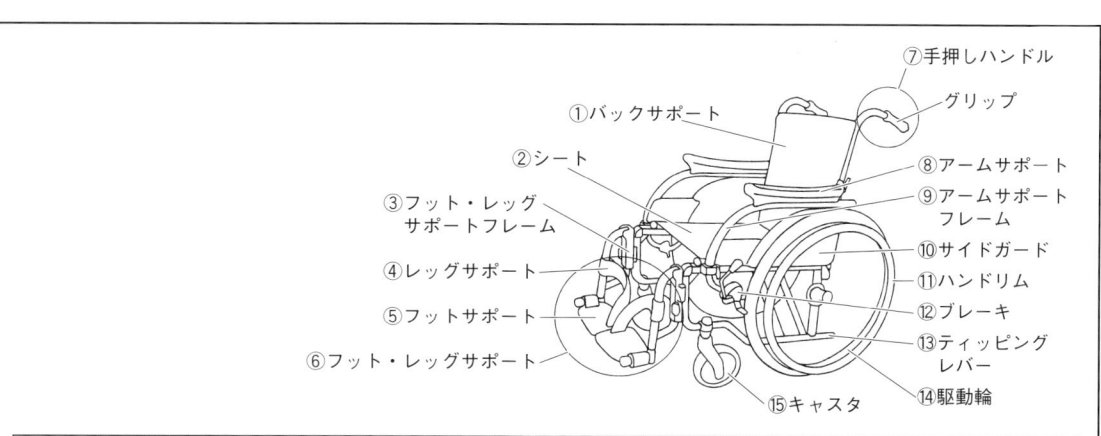

⑦手押しハンドル
①バックサポート
グリップ
②シート
⑧アームサポート
③フット・レッグサポートフレーム
⑨アームサポートフレーム
④レッグサポート
⑩サイドガード
⑤フットサポート
⑪ハンドリム
⑥フット・レッグサポート
⑫ブレーキ
⑬ティッピングレバー
⑮キャスタ
⑭駆動輪

JIS T 9201（改訂原案）／種類	定義
①バックサポート	背の支持装置
スリング式バックサポート	両端を固定して張られた，布などの生地でつくられた帯状のバックサポート
ソリッド式バックサポート	硬質プレート状バックサポートで，クッションを取り付けた物を含む
張り調整式バックサポート	張り調整が可能なスリング式バックサポート
②シート	座（殿部・大腿部の支持装置）
スリング式シート	両端を固定して張られた，布などの生地でつくられた帯状のシート
ソリッド式シート	硬質プレート状のシートで，クッションを取り付けられたものを含む
張り調整式シート	張り調整が可能なスリング式シート
③フット・レッグサポートフレーム	フット・レッグサポートを連結するフレーム
④レッグサポート	下腿の支持装置
開き式レッグサポート	（工具なしで）側方に開くことができるレッグサポート
着脱式レッグサポート	（工具なしで）着脱できるレッグサポート
⑤フットサポート	足部の支持装置
跳ね上げ式フットサポート	（工具なしで）後方に跳ね上げることができるフットサポート
側方跳ね上げ式フットサポート	（工具なしで）側方に跳ね上げることができるフットサポート
中折れ式フットサポート	（工具なしで）車いすを折りたたむ際に中央部から折りたたむことができるフットサポート
⑥フット・レッグサポート	下腿・足部の支持装置
固定式フット・レッグサポート	固定されたフット・レッグサポート
挙上式フット・レッグサポート	（工具なしで）上下方に角度調整ができるフット・レッグサポート
開き式フット・レッグサポート	（工具なしで）側方に開くことができるフット・レッグサポート
着脱式フット・レッグサポート	（工具なしで）着脱できるフット・レッグサポート
⑦手押しハンドル	介助者が車いすを後方から押すときなどに使う取っ手
グリップ	手押しハンドルの握り，樹脂，ゴム，スポンジ材などがある
⑧アームサポート	腕の支持装置
固定式アームサポート	固定されたアームサポート
開き式アームサポート	（工具なしで）側方に開くことができるアームサポート
跳ね上げ式アームサポート	（工具なしで）後方に跳ね上げることができるアームサポート
落とし込み式アームサポート	（工具なしで）シート面まで下げることができるアームサポート
横倒し式アームサポート	（工具なしで）側方に倒すことができるアームサポート
着脱式アームサポート	（工具なしで）着脱することができるアームサポート
⑨アームサポートフレーム	アームサポートを連結するフレーム
⑩サイドガード	衣類が駆動輪または主輪に巻き込まれたり，汚れるのを防ぐためにアームサポートフレームに取り付けられた板または布製のガード
⑪ハンドリム	駆動輪に取り付けられ，手で操作して駆動輪を回転させるための金属または合成樹脂製の輪
被覆材	上肢の弱い人のために摩擦力を増すためハンドリムを樹脂やゴム材で被覆する素材
⑫ブレーキ	車いすを停止または制動するための装置
駐車ブレーキ	車いすを停止させておくためのブレーキ
制動ブレーキ	車いすを制動するためのブレーキ
⑬ティッピングレバー	介助者が前輪（キャスタ）上げをするときに踏むためのレバーまたはプレート
車輪	車いすの構成車輪で，駆動輪，主輪，キャスタ，補助輪などがある
⑭駆動輪	自走用手動車いすや電動車いすの駆動輪車輪
主輪	介助用手動車いすの主車輪
⑮キャスタ	自由に方向が変わる車輪付き装置
補助輪	補助的に用いる車輪
着脱式車輪	（工具なしで）簡単に着脱できる車輪
転倒防止装置	車いすが転倒することを防止するためにストッパーの役目をする装置

図2．車いす各部名称と定義

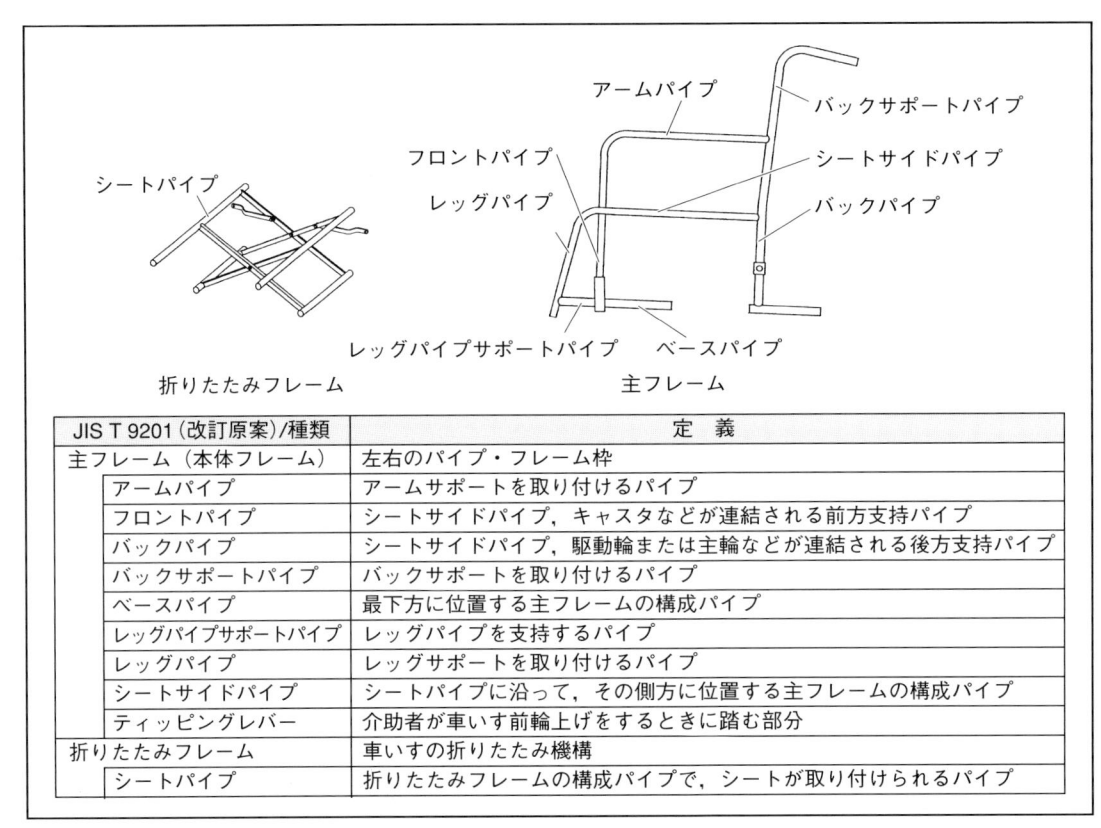

[２] 各論 A：最新の機器と今後の発展

JIS T 9201（改訂原案）/種類	定義
主フレーム（本体フレーム）	左右のパイプ・フレーム枠
アームパイプ	アームサポートを取り付けるパイプ
フロントパイプ	シートサイドパイプ，キャスタなどが連結される前方支持パイプ
バックパイプ	シートサイドパイプ，駆動輪または主輪などが連結される後方支持パイプ
バックサポートパイプ	バックサポートを取り付けるパイプ
ベースパイプ	最下方に位置する主フレームの構成パイプ
レッグパイプサポートパイプ	レッグパイプを支持するパイプ
レッグパイプ	レッグサポートを取り付けるパイプ
シートサイドパイプ	シートパイプに沿って，その側方に位置する主フレームの構成パイプ
ティッピングレバー	介助者が車いす前輪上げをするときに踏む部分
折りたたみフレーム	車いすの折りたたみ機構
シートパイプ	折りたたみフレームの構成パイプで，シートが取り付けられるパイプ

図３．車いすフレーム構造名称と定義

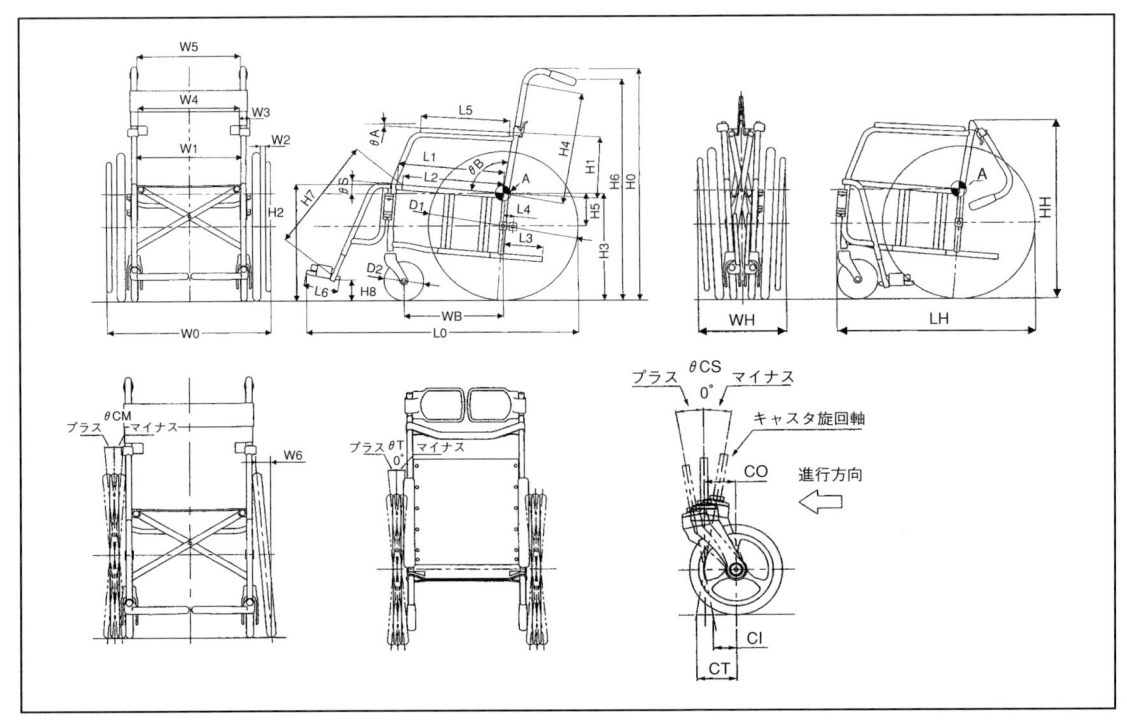

図４．主要車いす寸法用語と定義

JIS T 9201（改訂原案）	図記号	定　義
寸法基準点	A	車いす寸法の基準となる点で，バックサポート取り付けフレーム前面とシート取り付けフレーム上面の交点をいう
ハンドリム取り付け間隔	W2	駆動輪リム外側とハンドリム内側の間隔
駆動輪（主輪）径	D1	駆動輪または主輪の最大直径（インチでもよい）
車輪前後位置	L4	寸法基準点から駆動輪または主輪の車軸中心までの水平距離（前：－，後ろ：＋）
車軸上下位置	H5	寸法基準点から駆動輪または主輪の車軸中心までの垂直距離
キャスタ輪径	D2	キャスタ輪の最大直径（インチでもよい）
前座高	H2	床からシート取り付けフレームにおけるシート前端上面までの垂直距離
後座高	H3	床から寸法基準点までの垂直距離
シート角度	θS	水平面に対するシート取り付けフレーム上におけるシート面の角度
シート奥行き	L2	寸法基準点からシート取り付けフレーム上におけるシート先端までの距離
シート幅	W1	使用時におけるシートの有効幅（サイドガードの内々寸法，シートサイドパイプ内々寸法，シートの最大幅）
バックサポート角度	θB	シート取り付けフレームにおけるシート面とバックサポート取り付けフレームにおけるバックサポート面の内角
バックサポート高	H4	寸法基準点からバックサポートの取り付けフレームにおけるバックサポート上端までの距離
バックサポート幅	W5	使用時におけるバックサポートの有効幅
フットサポート・シート間距離	H7	フットサポート後縁外側上面からシート取り付けフレームにおけるシート前端上面までの距離
フットサポート高	H8	床からフット・レッグサポート最下端までの垂直距離（最低地上高とも呼ぶ）
フットサポート長	L6	フットサポート前後方向の最大長さ
アームサポート高	H1	寸法基準点からアームサポート上端面までの垂直距離
アームサポート長	L5	アームサポートの長さ
アームサポート幅	W3	アームサポートの幅
アームサポート角度	θA	水平面に対するアームサポート面の角度
アームサポート間隔	W4	左右のアームサポート内側間の内々寸法
ティッピングレバー長	L3	ティッピングレバーの長さ
手押しハンドル高	H6	床から手押しハンドル後端の上面までの垂直距離
ホイールベース	WB	矢状面における前輪（キャスタ輪）の接地点と駆動輪または主輪の接地点間距離．前輪がキャスタの場合にはトレーリングポジション
全高	H0	使用時における車いすの床から最高点までの垂直距離
全幅	W0	使用時における車いすの左右外側の最大寸法
全長	L0	使用時における車いすの前後方向の最大寸法
折りたたみ全高	HH	折りたたみ時における車いすの床面から最高点までの垂直距離
折りたたみ全幅	WH	折りたたみ時における車いすの左右外側の最大寸法
折りたたみ全長	LH	折りたたみ時における車いすの前後方向の最大寸法
キャンバ角	θCM	前額面における駆動輪または主輪の鉛直線に対する角度（左右一対の車輪の場合，上の狭い状態が－，その反対が＋）
キャンバ寸法	W6	前額面における駆動輪または主輪の角度によって生じた駆動輪または主輪の上端と下端の水平距離
トウ角	θT	水平面における駆動輪または主輪の進行方向に対する角度（左右一対の場合，前方が狭い状態が－，その反対が＋で，－をトウイン，＋をトウアウトともいう）
キャスタ角	θCS	矢状面におけるキャスタ軸の鉛直線に対する角度（後方に傾いた状態が－，その反対が＋）
キャスタトレール	CT	キャスタ軸の延長線が地面に接する点とキャスタ輪の接地点との距離
キャスタオフセット	CO	キャスタ軸に対して垂直に測ったキャスタ軸中心とキャスタ輪の車軸中心との距離

図４．つづき

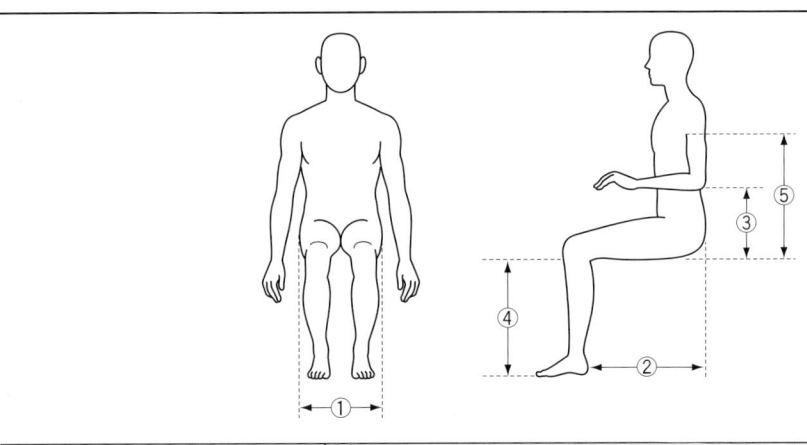

身体寸法用語	定　義
① 座位殿幅（ざいでんぷく）	殿部における左右の最も外側に突起した部位間の水平距離で，通常は大転子間距離となることが多い
② 座底長（ざていちょう）	殿部後縁から膝窩までの直線距離
③ 座位肘頭高（ざいちゅうとうこう）	上腕を自然に下垂して肘を直角に曲げ，手のひらを内側にして前腕を水平前方に伸ばしたときの，シート面から肘の下縁までの垂直距離
④ 座位下腿長（ざいかたいちょう）	踵点（踵後縁点）から膝窩までの直線距離
⑤ 座位腋下高（ざいえきかこう）	シート面から腋下までの垂直距離
座位腰幅（ざいこしはば）	腰部における左右の最もくびれた部位間の水平距離
座位肩甲骨下角高（ざいけんこうこつかかくこう）	シート面から肩甲骨下角までの垂直距離

図5．身体寸法用語と定義
（財団法人テクノエイド協会編：車いすの選び方手引き書．より引用）

● Ⅱ．身体寸法と車いす寸法の目安

1．車いすの決定のための身体寸法と用語定義

図5は「車いすの選び方手引き書」（テクノエイド協会）の車いす検討時の身体寸法用語と定義である。ほとんどの公的な車いす製作予定書においても採用されている基本的な採寸基準である。

車いすを必要とするほどの身体条件にある人たちの多くは，このような形で座ることが難しい。身体に拘縮や変形がある場合には，それらを十分に考慮した寸法確認が必要で，それに見合う車いす機能とともに身体計測が必要である。

2．車いす寸法の定め方の目安

図6は身体寸法に対応した車いす寸法決定の目安を示す。この基準は多くの公的な車いす製作予定書においても採用されている。文献により寸法決定の計算式数値に若干の違いがある。本数式は「車いすの選び方手引き書」（テクノエイド協会）による。

車いすを使用するほどの身体機能の人にとって，わずかの寸法の違いが単に動きづらいだけでなく，できるできないを決定するほどの意味をもつことを前提に意志決定が行われなければならない。

また，車いすはユーザーの身体寸法に合わせることはもちろんであるが，ユーザーの生活環境や社会的活動の状況，移乗能力や介護力ほかのさまざまな面から吟味した意志決定が必要である。

● Ⅲ．車いす製作の流れ

図7に一般的な車いす製作の流れと留意点を示す。この段階で，身体寸法から得られた車いす寸法に加え，車いすに必要な機能を分類整理し，レ

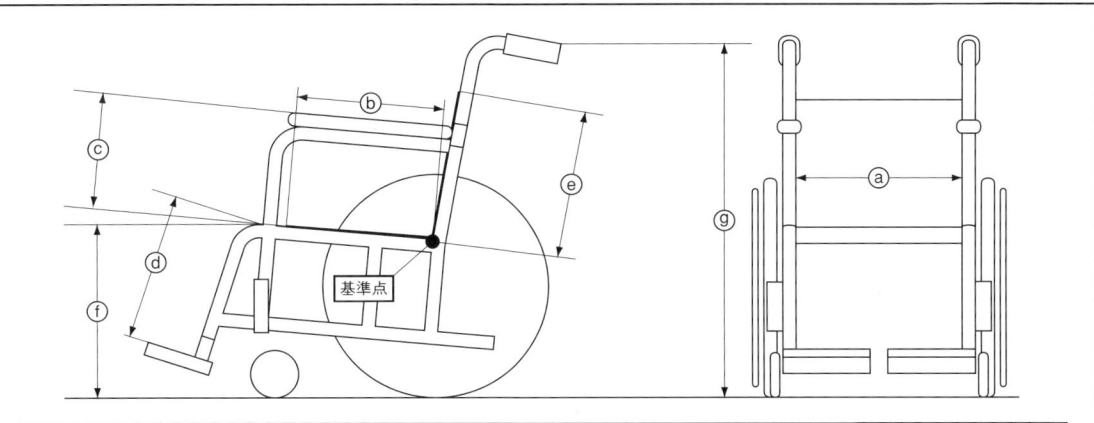

車いす寸法	定め方の定義と根拠
a. シート幅	① 座位殿幅＋(0〜30)mm 広過ぎることによる駆動のしにくさや姿勢の崩れを考慮すると，できるだけ狭いほうがよいとされている アームサポートパイプの直径は，16〜19mmが一般的であり，それを考慮した数値とする
b. シート奥行き	② 座底長－(50〜70)mm 長過ぎると，下腿後面とシート前縁が当たり，滑り座りをまねき，下肢の血行を阻害する 車いすの全長の増加にもつながり，回転半径が大きくなる
c. アームサポート高	③ 座位肘頭高＋(10〜20)＋クッション厚 mm 高過ぎると，上肢の駆動に邪魔になる．低過ぎると肘掛けに頼る場合には，姿勢悪化の原因となる
d. レッグサポート長	④ 座位下腿長－クッション厚 mm シート高と関連する要素で，フットサポート高と矛盾しない範囲で設定する
e. バックサポート高	⑤ 座位腋下高－(70〜100)＋クッション厚 mm 高過ぎると肩甲骨の可動性を制限し，駆動能力を低下させる．平板なバックサポートの場合，体幹上部を圧迫し，滑り座りの原因となる．低過ぎると，座位能力が低い場合，姿勢を保てないことや疲労をまねく
f. シート高	手でこぐ場合：④座位下腿長＋(50〜100)－クッション厚 mm 足でこぐ場合：④座位下腿長＋(30〜80)－クッション厚 mm 高過ぎると机などの環境への適合性が低下する．下肢駆動では駆動が困難となる 低過ぎるとフットサポート高が確保できない
g. 手押しハンドル高	介助者の臍〜股関節の高さ 高過ぎると押すときに力が入らない．低過ぎると介助者が屈み込み腰痛の原因となる

図6．車いす寸法の定め方の目安
（財団法人テクノエイド協会編：車いすの選び方手引書．より引用）

ディメイド，アジャスタブル，オーダーメイドの仕様決定をする．

車いすは一般に医療モデルのみで処理されることが多いが，身体機能の軽重の判断だけではなく社会的な自律度などを吟味しなければならない．それぞれの課題達成が難しい場合，リハビリテーションエンジニアの援助を受けることが望ましい．

Ⅳ．車いす型式の特徴

表1にレディメイド（標準型車いす），アジャスタブル車いす，オーダーメイド車いすの特徴をまとめる．ユーザーの身体機能や周辺資産を吟味し，適切な選択や製作指針をもった対応をしなければならない．

アジャスタブル車いすはレディメイドとオーダ

```
┌─────────────────────────────────────────────────────────────┐
│ 【一般情報の収集と確認】                                        │
│ ○ ユーザーや家族の望む生活の要望を聴き，住宅事情や経済状況および社会的な状況を把握 │
│ ○ 障害の受容など心理面の把握                                   │
│ ○ 車いすで実現可能なこと困難なこと，生活上注意しなければならない点や，準備しておくべき項目を確認する │
└─────────────────────────────────────────────────────────────┘
                              ↓
┌─────────────────────────────────────────────────────────────┐
│ 【身体機能条件の確認】                                         │
│ ○ 背もたれのある椅子あるいは使用中の車いすで座りの能力を確認       │
│ ○ 姿勢の安定性や拘縮・変形の確認                               │
│ ○ 痛みや感覚の異常についての確認                               │
└─────────────────────────────────────────────────────────────┘
                              ↓
┌─────────────────────────────────────────────────────────────┐
│ 【車いすを使用したときの生活動作の確認】                        │
│ ○ 車いすの駆動，移乗などの状況の確認と必要であれば指導訓練環境の調整 │
│ ○ 住宅などの移動環境の確認                                    │
│ ○ 他に使用する福祉機器（リフトなど）との適合の確認               │
│ ○ 外出を実現する車載環境，公共移動サービスなどへの適合の確認     │
│ ○ 介護者や利用できる福祉サービスの介助環境の確認                │
└─────────────────────────────────────────────────────────────┘
                              ↓
┌─────────────────────────────────────────────────────────────┐
│ 【製作方針の決定】                                             │
│ ○ 身体寸法の確認とレディメイド車いす適合の確認（機種の選択）      │
│ ○ レディメイドで困難な場合アジャスタブル・オーダーメイドを検討する（機種の選択） │
│ ○ オーダーメイドの場合は条件の整理                             │
│ ○ 適合プランの作成                                            │
│ ○ 疑問点がある場合，試用適合の導入                             │
│ ○ 車いす仕様の決定                                            │
│ ○ 車いす寸法の決定                                            │
│ ○ 製作図により仕様確認のうえ，製作                             │
└─────────────────────────────────────────────────────────────┘
                              ↓
┌─────────────────────────────────────────────────────────────┐
│ 【導入時の調整とアフターフォロー】                              │
│ ○ 処方どおり製作されているか機械的な条件の確認                   │
│ ○ 人と車いすの適合の確認と調整                                 │
│ ○ 定期的なアフターフォロー計画を立て，機器の再調整や必要な動作トレーニングを実施 │
└─────────────────────────────────────────────────────────────┘
```

図7．車いす製作の流れ

ーメイドの中間に位置し，中間ユーザー（業者や処方スタッフ）が，エンドユーザーに相応の責任を負うことを前提に供給システムが成り立つことを明記する。

V．車いすに関する工学要素

車いすの重さには，介助者やユーザーによる車載などの負担に直接関わる車いす自体の絶対的な質量（持ち上げたときの重さ），車いすをこぐときの重さ（転がり性能），旋回時や片流れ路の負担（旋回性能）の3要素がある。

最近の車いすはアルミニウム合金製フレームが一般化してきている。フレーム材質の違いによる車いす重量は，おおよそスチール（ステンレス）製12～20 kg，アルミニウム合金製9～15 kgである。

一般にアルミニウム合金製フレームの車いすは

表1. 車いすの種類による特徴

種類	レディメイド車いす(標準型車いす)	アジャスタブル車いす	オーダーメイド車いす
入手の手段	選ぶ： カタログからサイズ，機能を選択	選び調整する： 調整範囲，部品選択による機能の選択，追加および調整	製作する： 寸法および形状を指示して製作
利点	○納期が早い ○ほぼ全製品が介護レンタル対象 ○構造的な問題がない	○納品後の各部寸法調整が可能 ○部品交換修理が容易 ○納期が比較的早い ○介護レンタル対応品もある	○利用者の体型や障害・使用目的に合わせた自由な形状，寸法設定が可能
欠点	○各部の寸法調整不可 ○ユーザーニーズを満たせない場合がある	○選択・調整の不備により，機能を発揮できないことや構造的問題が生じる ○高価なものが多い ○装備により重量がやや重い	○利用者の体型や障害・使用目的に沿った整合性を誤ると構造的な問題を生じる ○手作りのため納期が遅い ○納品後の修正は不可 ○要求機能によっては高価になることがある

表2. 車いすに使用される一般的材料の機械的性質

	アルミニウム合金					ステンレス鋼 SUS321	純チタン
	5052	5056	6061	6063	7075		
密度 (g/cm^3)			2.8			8.03	4.54
縦弾性係数 (kgf/mm^2)	7,200	7,200	7,000	7,000	7,300	20,300	10,850
引張強さ (kgf/mm^2)	19.7〜29.5	29.5〜44.3	24.6〜31.6	17.6〜26.0	58.4	53	40
耐力 (kgf/mm^2)	9.1〜26	15.5〜41.5	14.8〜28.1	9.1〜24.6	51.3	21	30

軽い印象をもたれるが，車いす重量は，車いすを構成する部品の総重量で定まる．汎用品に使われるスチールリムの駆動輪セットは約3.5 kg，キャスタは約1.0 kg，車輪構成のみで約9 kgになる．このほかにフットサポート，シートなどの部品があり，フレームの重量比率は低いことがわかる．汎用品でもアルミリムと細めのタイヤの駆動輪セットは約2 kgで，車いすの軽量化は部品を吟味しなければ達成できない．

フレーム構造が複雑になるリクライニングや多彩な機能を装備する場合には，フレーム材質比重が高まる．

表2に，一般的な車いすに使われる素材の機械的性質をまとめる．アルミニウム合金は多様な機械的性質をもち，それぞれ強度や加工性などに違いがある．それぞれの車いす部位にとって最も有利な機械的性質をもつ材質を選定することができ，現状では車いすにとって最適な構造材といえる．

車いす重量を議論するときに，物理単位と人の感覚の違いについても考慮されなくてはならない．例えば，標準的な16 kgの車いすと軽量な部類の12 kgの車いすを比較すると，後者を人は半分程度の負担に感じる．

表3. 車いす構成要素と走行（工学的）特性

車いす構成要素	関連項目	工学的（機械的）特性
フレーム （各車輪の接地性） （走行安定性） （転がり性能）	剛性 柔軟性 折りたたみ機構 材質と構成	フレーム剛性が高いほど，転がり抵抗は少なくなる．トウ角が生じない車輪取り付け精度と機械的な強度が必須 車いすは，路面の低いほうに流れる特性をもつ．フレーム構造（折りたたみ機構）の工夫ほかにより，路面に対して柔軟に各車輪が接地する条件を与えることで，凹凸路などの走行安定性（直進性）が高まる
ホイールベース （走行安定性） （復元性） （転がり性能）	車輪前後位置 転倒防止装置	ホイールベースが長いと直進性は高まるが，前輪（キャスタ）の外力に対する人－車いす系の重心位置周りのモーメントが高まるので，片流れしやすくなる ホイールベースを短縮（車輪前後位置を前方に移動）し，人－車いす系の重心周りに質量をできるだけ集中させると，人－車いす系の運動性は向上する．このような対応でキャスタ前輪荷重が少ないほど転がり抵抗は小さくなるが，後方転倒の危険性が増す 6輪構造にし，各車輪のホイールベースを短くし，回転中心に人－車いす系の重心に近づけることでハンドリングを改善できる．この場合，旋回半径も小さくできる また，この構造では人の感覚に近い動きができるので，車いす操作に慣れない高齢者などの適用もよい
キャンバ角 （旋回性） （復元性）	キャンバ寸法 ホイールベース	車輪が傾くことによりコーナリングフォースが常に働く，車いすでは両側の車輪でコーナリングフォースを打ち消し合うので，直進ができる 旋回時一側のコーナリングフォースが高まることにより，旋回性が改善され，片流れ路面などでは，進路の復元性が高まる 高い旋回性と安定性を求められる競技用車いすなどに大きく設定されている 座幅が狭くなる小児の車いすで，車いすの安定性の向上とこぎやすさを改善する目的で設定することがある（手指のケガ防止効果） 欠点としてキャンバ角により車幅は広がり，狭い所の通行に問題が生じる．また，折りたたみ寸法が大きくなる．キャスタと駆動輪の走行ラインが違い，簡易スロープ設定などに注意が必要
トウ角 （転がり抵抗）	剛性	トウ角がつくことにより，車いすの転がり抵抗が増す．フレーム剛性が低いと動的な条件でトウ角がつき転がり抵抗が増す．ひどい場合はタイヤの偏摩耗や走行時の振動を生じる
キャスタ角 （走行安定性）	剛性	0°を保つこと，微量の－は容認できるが，＋設定は避ける．駆動初期の方向安定性が低下する
キャスタオフセット （走行安定性）	キャスタ径 オフセット量	キャスタが一定の速度で振動する現象（キャスタシミー）と関連する項目で，適正なオフセット量が定まる
キャスタ径		悪路などの走行では，キャスタの径や車輪幅が大きいほど負担が少ないが，ユーザーの下肢ポジショニングに制限を与え，座りの条件を悪化させることがあるので，注意が必要

表3に車いす構成要素と走行（工学的）特性をまとめる．

これ以外に，人－車いす系のフィッティングの最適化により，操作性やこぐときの負担を軽減できる．これらは車いす上の運動形態に影響し，使う筋の多様化にも影響を与えることを配慮しなければならない．

●おわりに

　欧米の例と日本の例を比較し近年の傾向をみるとき，車いすに限らず福祉用具は，その供給システムに大きな影響を受けることがわかる。

　介護保険やJIS改訂などの社会的変化から，近年各メーカーから多くの従来にない高機能な標準型車いすや質の高いアジャスタブル車いすが提供されるようになってきた。

　これらの機器のもっている特性を生かし，ユーザーの生活の質を向上させることができるかを処方や指導支援に関わる中間ユーザーは試されている。

　車いすは，失われた身体機能を代替・補償する機能に関しては，近年高い次元で果たしつつある印象を受ける。しかし，例えば車いすとともに生活する動作（運動）を通して，障害を悪化させないとか潜在する機能を表出させるような，各障害の運動特性を切り口とする車いす機能の標準化など，まだまだ実現できていないことが多い。

　これらの対応には処方者，製作者を越えた医療と工学のより密接な情報交換と連携した研究が必要である。

●● 参考文献 ●●

1) 日本リハビリテーション工学協会車いすSIG（編）：第19回日本リハビリテーション工学協会車いすSIG講習会テキスト―ベーシックコース．2004．
2) 財団法人テクノエイド協会（編）：車いすの選び方解説書．2004．

[2] 各論A：最新の機器と今後の発展

6 電動車いす

米田 郁夫*
Ikuo Yoneda

SUMMARY

1）歩行困難あるいは不可能で，なおかつ手動車いすを自力で動かすことができない人でも，電動車いすによって自立移動が可能である。
2）電動車いすは基本的に，軽い力で動く1本のレバー（通称ジョイスティック・レバー）で，動く速さ，方向，それに停止を制御できるようになっている。
3）それにより，四肢麻痺者といった上肢機能がかなり低下した人でも操縦可能である。
4）上肢が完全に麻痺していても，ジョイスティック・レバーを顎で操作できるように設置して，電動車いすを操縦できるようにすることもできる。
5）また，強い痙性があるために上肢が随意に動かせない人の場合は，足でジョイスティック・レバーを操作する方法もある。
6）しかし，重度の障害がある人の中には，ジョイスティック・レバーそのものを動かすことが不可能な人もいる。
7）ジョイスティック・レバーが操作できなくても，単純なスイッチ操作で電動車いすを操縦できるシステムも開発・実用化されている。
8）スイッチは，一般的なスイッチだけでなく，身体機能に合わせて，市販の接触スイッチ，近接スイッチ，呼吸気スイッチなども選択可能である。
9）また，電動車いすは，障害が重度で体幹機能も極めて低下した人が使うための機能もいろいろと考えられている。
10）座席の電動リクライニング機能やティルト機能は，例えば，休息姿勢をとることで起立性低血圧による脳貧血を防止したり，座圧の集中を軽減したりするのに有効である。
11）今日，電動車いすもいろいろな機能や機構をもつ機種が実用化されており，ユーザーの多様なニーズに対応できるようになっている。
12）例えば，手動車いすフレームに電動装置を取り付けた簡易型電動車いすも多く市販されている。
13）そうした簡易型電動車いすは，折りたたむことができるので，普通の乗用車のトランクに収納して運搬することも可能である。
14）このように，今日では，電動車いすに関しても，ユーザーの身体機能や生活様式に合わせて選択できる範囲が広がっている。

はじめに

車いすは，歩行機能に障害がある人の移動を手助けする重要な用具である。上肢機能がある程度以上残存している場合は，ユーザーが手で車輪を駆動して移動できる，いわゆる手動車いすがある。上肢機能にも障害がある人の場合は，電動車いすの使用を考える必要がある。今日では，いろいろな形式の駆動システム，操作システム，座席

*兵庫県立福祉のまちづくり工学研究所，主任研究員

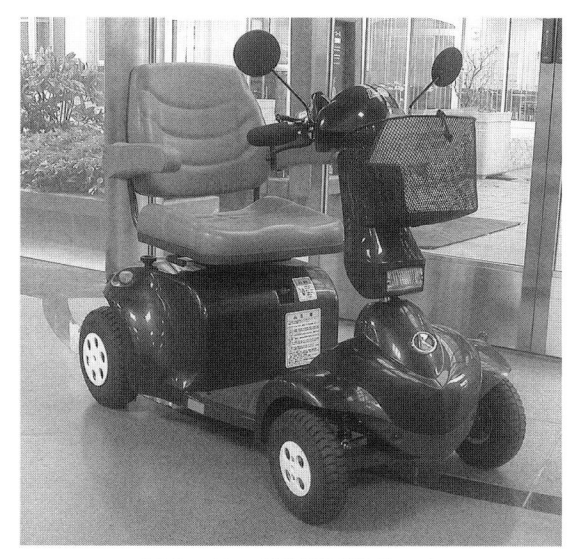

図1．ハンドル型電動車いす

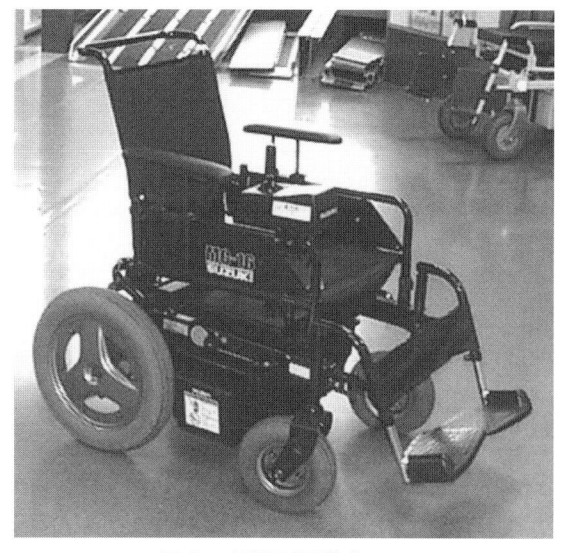

図2．標準型電動車いす

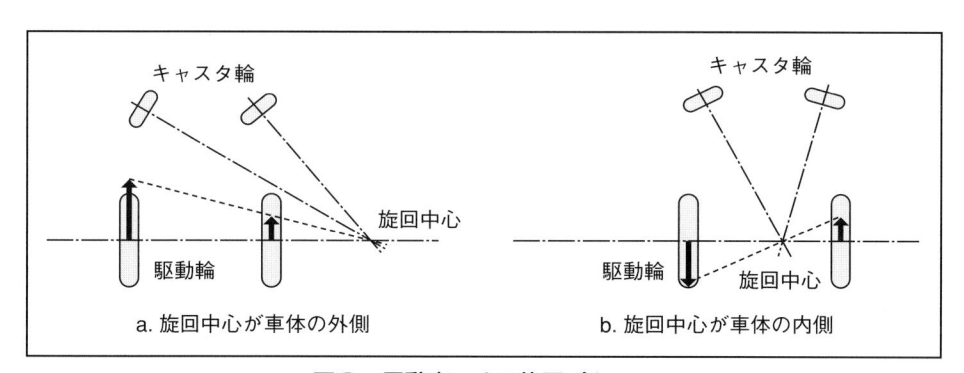

図3．電動車いすの旋回パターン
a. 旋回中心が車体の外側
b. 旋回中心が車体の内側

機能，あるいは付属品をもつ電動車いすが実用化されており，ユーザーの身体条件や生活条件に合わせて選択することができるようになっている。

なお，図1に示すような駆動のためのモーターを1個だけ装備し，走行方向をハンドルでコントロールするタイプも電動車いすの範疇であるが，本稿では図2に示すような，いわゆる標準タイプについて説明する。

I．電動車いすの基本構造と機能

1．走行機構

電動車いすの左右駆動輪はそれぞれ別々のモーターで駆動される。そして，駆動輪以外の車輪はキャスタ（自在輪）になっているのが一般的である。左右駆動輪の回転方向および回転速度を等しくすると電動車いすは直進する。図3aのように，左右駆動輪の回転方向が同じで回転速度に差をつけると，電動車いすを旋回させる力が生じ，駆動輪以外の車輪がキャスタであるので，電動車いすは滑らかに旋回しながら走行する。そして，図3bのように，左右駆動輪の回転方向をお互いに逆にすると，電動車いすの旋回中心は車体の内側になり，その場旋回することができる。

2．操作システム

電動車いすの走行速度と方向は図4のような通

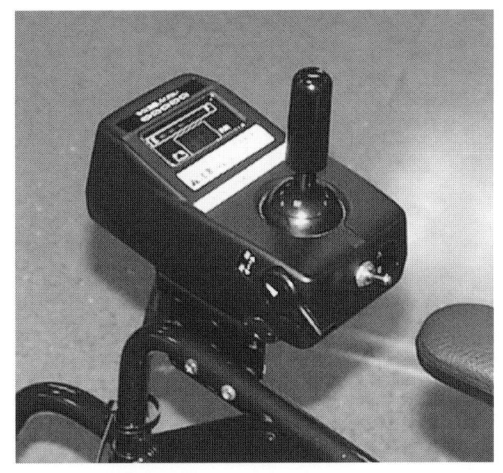

[２] 各論Ａ：最新の機器と今後の発展

図４．標準型のジョイスティック・レバー

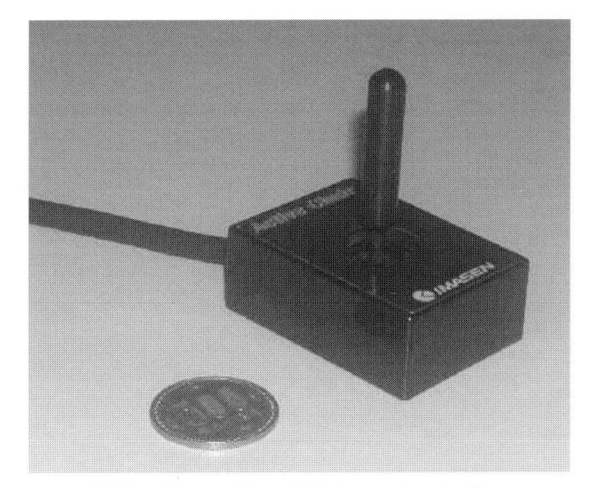

図５．ミニ・ジョイスティック・レバー

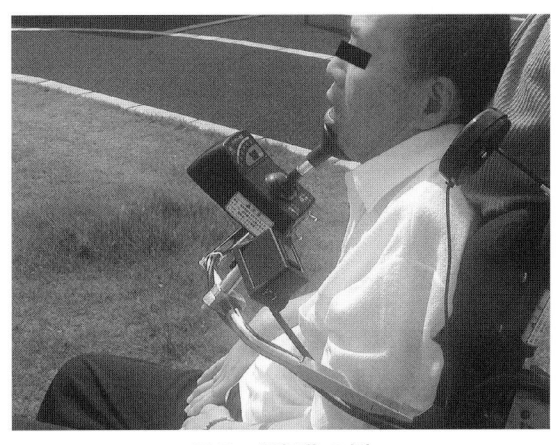

図６．顎操作の例

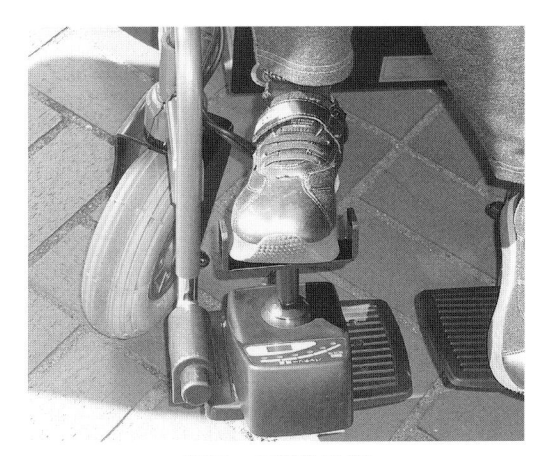

図７．足操作の例

称ジョイスティック・レバーと呼ばれる１本のレバーだけでコントロールされる。ジョイスティック・レバーに軽く力を加えると，その力の方向と強さに応じていろいろな向きおよび傾きに倒れる。電動車いすは，ジョイスティック・レバーが倒れた方向に走行し，レバーの倒れ方が大きいほど速度が大きくなるようになっている。なお，通常のジョイスティック・レバーより格段に小さい力で操作でき，全体寸法もかなり小さくしたミニ・ジョイスティック・レバー（**図５**）を選択できるようにした機種もある。

ジョイスティック・レバーは手で操作するのが一般的であるが，手の機能が全く使えない人でも電動車いすを操作する方法がある。**図６**は，顔面下部にジョイスティック・レバーを設置し，レバー先端の顎受けに顎を乗せ，顎の動きを利用してジョイスティック・レバーを操作して電動車いすの走行をコントロールしている例である。

図７は，操作システムをフットプレートに設置して，ジョイスティック・レバーを足で操作して電動車いすの走行をコントロールしている人の例である。筆者のこれまでの経験によると，脳性麻痺の人の中には，上肢は痙性が強くて意志どおり動かすことができないものの，足を使うとジョイスティック・レバーをきちんと操作できる人が比較的多い。

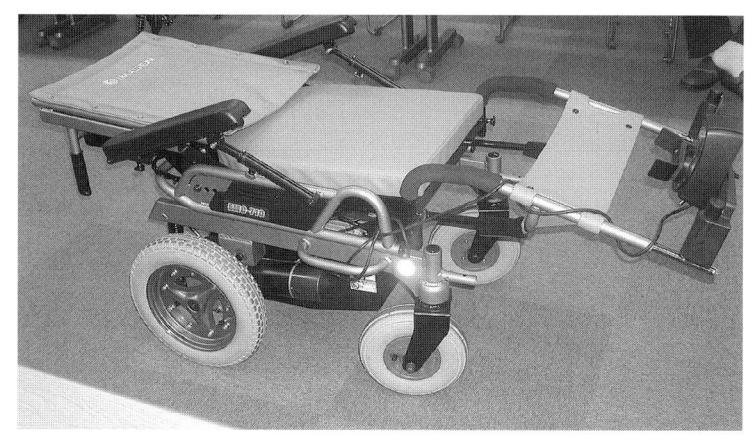

図8．電動フルリクライニング機構付き座席の例

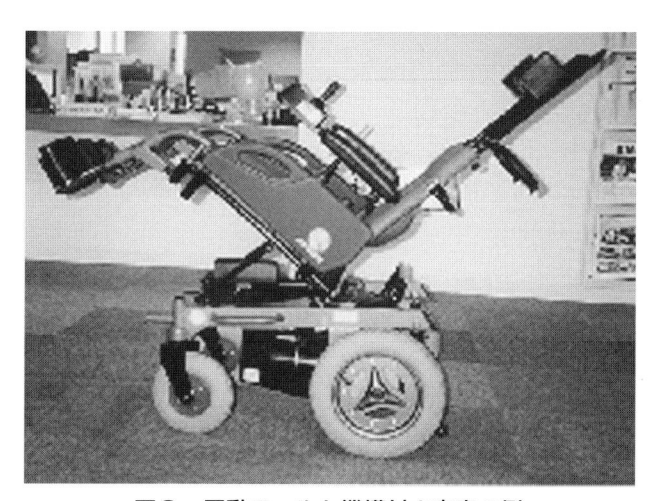

図9．電動ティルト機構付き座席の例

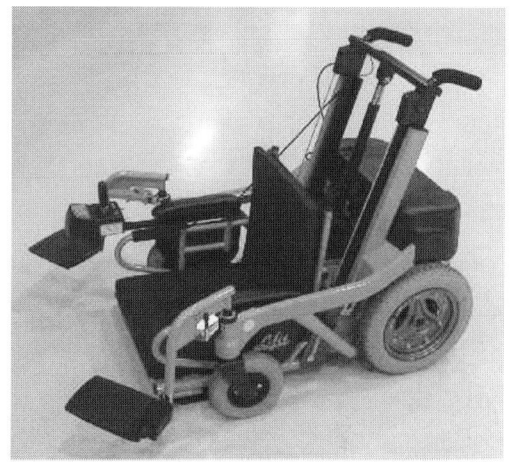

図10．電動昇降機構付き座席の例

3．座席機能

電動車いすは，重度の障害がある人が使うことが多いので，電動で姿勢変換できる機能をもつ座席を装備した機種もある。

a．電動リクライニング機構付き座席

電動リクライニング機構付き座席では，例えば，バックサポートを倒すと連動してレッグサポートが持ち上がり，それらがほぼ水平になる（図8）。それによりユーザーは臥位姿勢をとることができる。リクライニング機構は，座圧を軽減したり，起立性低血圧による脳貧血を予防したりするのに有効である。ただし，リクライニング動作を繰り返すと座席に対する身体位置のずれが生ずるので注意が必要である。

b．電動ティルト機構付き座席

バックサポート〜座面〜レッグサポート相互の角度は変えないで，座席全体を一体で傾けることをティルトという。電動ティルト機構付き座席を備えた電動車いすもつくられている。図9はその一例である。ティルト機構も，座圧の軽減や脳貧血の予防に有効である。ティルト動作は，繰り返し行っても身体と座席の相対位置のずれが生じないという特徴がある。また，座席を少しティルトさせることで身体が前滑りしにくくなり，痙性が強い人でも抑制帯などを使うことなく安定な座位

[２] 各論 A：最新の機器と今後の発展

が保てることがある。

c．電動昇降機構付き座席

座席の高さを電動で変えることができる機能を備えた電動車いすもつくられている。**図10**はその一例で，座面の高さを電動で床面すれすれの位置から65 cm 程度まで任意に変えることができる。この機能を活用して，机やテーブルに座席の高さを合わせたり，また，ベッドやトイレ便座の高さに合わせたりして乗り移りを楽にするといった使い方ができる。

●●Ⅱ．ジョイスティック・レバーが使えない人のための操作システムの例

障害が重くて，ジョイスティック・レバーを滑らかに操作できない人もいる。しかし，ジョイスティック・レバーを操作するほどの身体機能がなくても，指先，舌，頭などの動きを使ってスイッチを押したり触ったりすることなら意志どおり行える人は多い。そのような身体の動きを利用して電動車いすの走行をコントロールできるのが多様入力コントローラである。多様入力コントローラは，単純なスイッチ操作で走行できるようにするため，電動車いすの走行様式を**図11**に示すような

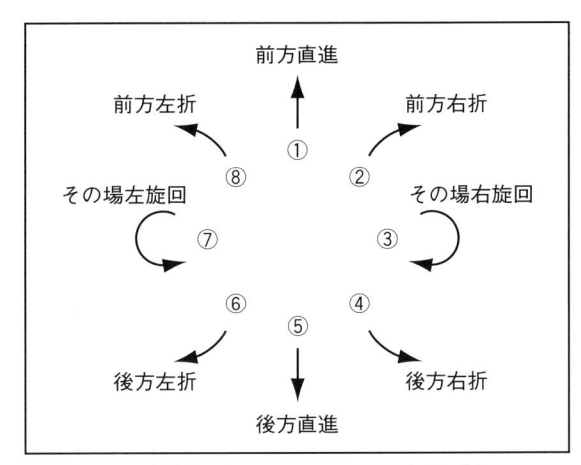

図１１．多様入力コントローラの走行パターン

8とおりに単純化している。①に信号が入ると電動車いすを前方に直進させる，②に入ると前方右折させる，③に入るとその場右旋回させる，というように左右モーターの回転をコントロールする。**図12**は，移動を介助に頼っていた人（脳性麻痺者）がこのコントローラによって自立移動できるようになった例である。彼はかろうじて意志どおり動かすことができる後頭部および側頭部にスイッチを配列して使っている。後頭部のスイッチは**図11**の①につながり，左右側頭部のスイッチはそれぞれ⑦，③につながっている。さらに，⑤につながった呼気スイッチを使っている。

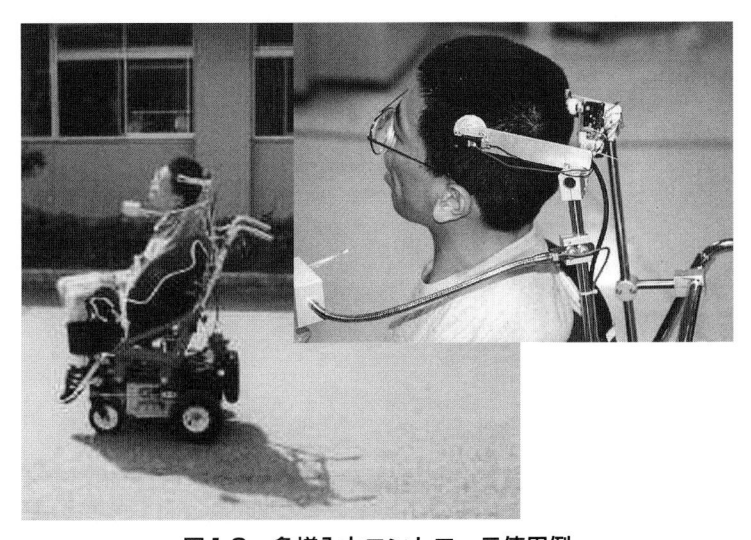

図１２．多様入力コントローラ使用例

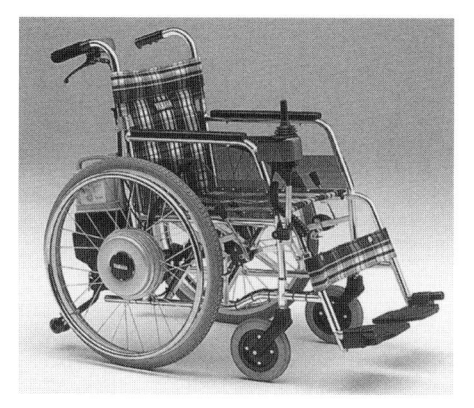

図13. 簡易型電動車いすの例

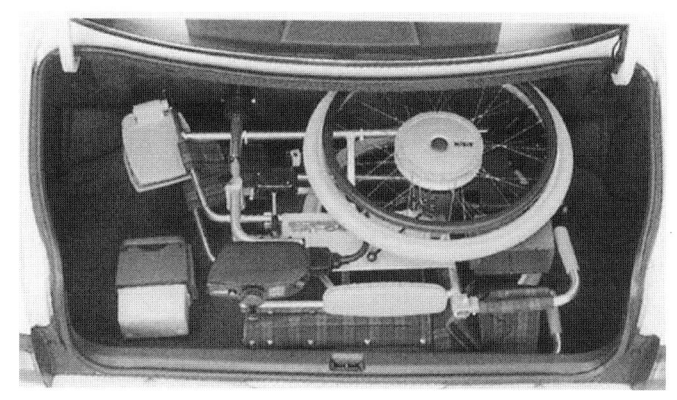

図14. トランクに収納された簡易型電動車いす

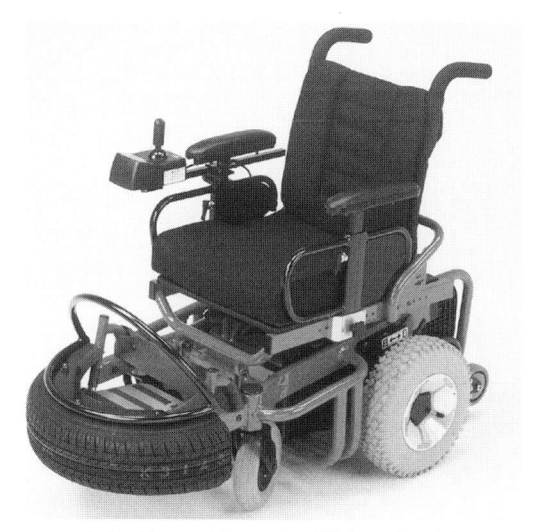

図15. スポーツ用電動車いすの例

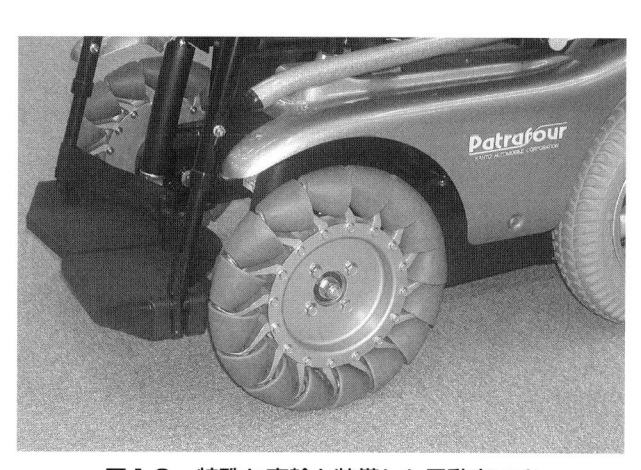

図16. 特殊な車輪を装備した電動車いす

III. 新しいタイプの電動車いす

最近，多様なニーズに対応するために，新しいタイプの電動車いすが開発・実用化されている。その代表的なものをいくつか紹介する。

1. 簡易型電動車いす

最近，手動車いすに電動駆動装置を取り付けた簡易型電動車いすも実用化され，よく使われている。図13はその一例である。簡易型電動車いすは，標準型のものよりかなり軽量・コンパクトで，バッテリーは片手で着脱できるようになっている。

折りたたみもでき，乗用車のトランクに収納して運ぶことも可能である（図14）。

2. スポーツ・娯楽用電動車いす

近年，電動車いすユーザーも娯楽やスポーツを楽しむ人が増えつつある。特に，電動車いすサッカーは全国大会が開催されるまでになっており，より高性能な電動車いすへの関心は非常に高い。図15は電動車いすサッカーで使用することを想定してつくられた機種の例である。標準型電動車いすの1.5倍のパワーをもつ駆動モーターを装備しており，最高速度は6 km/h以下であるが，これまでにない急加速および急旋回が楽しめる。

図16は，前輪にキャスタではなく，左右方向に自由に回転する16個の円錐状小車輪を円周上に配して，キャスタと同じ旋回機能をもつ大車輪をも

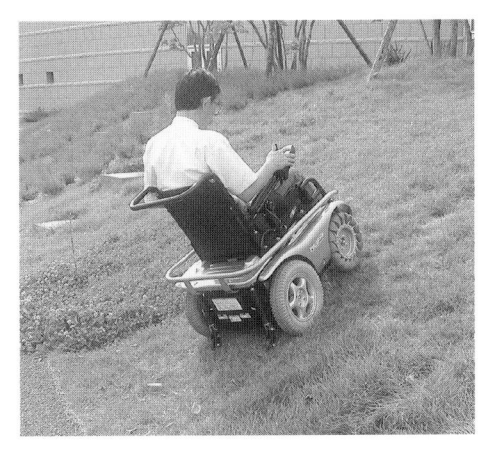

図17．不整地走行も可能

つ電動車いすである．この電動車いすは，前輪もモーターで駆動される四輪駆動である．そのため，段差や不整地（砂浜や草地）において標準型電動車いすより格段に高い走行性能をもち（図17），アウトドア活動を楽しむことができる．

おわりに

電動車いすは，重度の障害をもつ人たちの重要な移動補助用具である．適正な処方・適合をすることによりQOLが向上することはよく経験することである．本稿では，電動車いすの基本的な機能や代表的な機種についてのみ説明した．おわりに，紙面の関係で，紹介できなかった電動車いすが多くあることを記しておきたい．

[2] 各論A：最新の機器と今後の発展

7 介護用車いす

飯 島　浩*
Hiroshi Iijima

SUMMARY

1) 介護用車いすという名称は，介護保険制度施行後，関係者の間で多く用いられるようになった。介護用に利用される車いす機能からすると，日本工業規格（JIS）手動車いすT9201車いす形式分類の介助用に特徴が要約される。

2) JISでは介助用を，介助用標準型，介助用座位変換型，介助用浴用型，介助用特殊型と分類しており，それぞれの定義を基に介護用車いすを考えるならば理解しやすい。

3) 介護用車いすには，①乗車者を考慮した乗り心地や姿勢を支えるための身体支持機能，②車いすを操作する介助者の使い勝手を考えた移乗介助や移動操作，格納などに関する機能が求められる。

4) 介護用車いすの利用対象者は，自力で車いす操作が困難な方になるため，比較的重度の障害児・者，高齢者にまで及ぶ。ここ数年，介護用車いすの機能変化は目覚しく，簡易で軽量・コンパクトなものから，最近ではティルト式に背もたれリクライニング機構が加えられたものや，姿勢保持部品なども装備された車いすも市販されるようになった。

5) バギー車タイプの車いすも従来のシンプルなものに加えて，さまざまな機能が加えられたものや，デザイン的にも見栄えのするものが多くなった。

6) モジュラー型の介護用車いすもさまざまなタイプに導入されつつあり，より適合度の高い介護用車いすが供給されるようになったと思われる。一方で，その適合を誰が行うか，また，多種多様の介護用車いすの選択とその適用をどのように図っていくことができるのか，その教育とシステムづくりが課題である。

はじめに

介護用車いすという名称は，特に規定上定義されているものはないが，介護保険施行後，車いす関係者の間で用いられるようになり，現在では介護目的に利用する車いすの代名詞となった。実際の機能から考えると，日本工業規格「JIS T9201-1998　車いす」の車いす形式分類上，手動車いすの介助用の項を参考にすると整理しやすい。JIS規格では，介助用の概要を「使用者自らは駆動・操作せず，介助者などによって操作することを主目的とした車いす」[1]と定義しており，さらに介助用を，介助用標準型，介助用座位変換型，介助用浴用型，介助用特殊型に分類している。ここでは，このJIS規格を基本として代表的な介護用車いすを解説する。

関連情報としては，介護保険法で適応される車いすの解説では，介助用標準型車いすがこれに該当し，そこでは「日本工業規格（JIS）T9201-1998のうち，介助用に該当するもの及びそれに準ずるものをいう。ただし，座位変換型を含み，浴用型及び特殊型は除かれる」[2]となっている。テク

*横浜市総合リハビリテーションセンター企画研究課研究開発室，室長

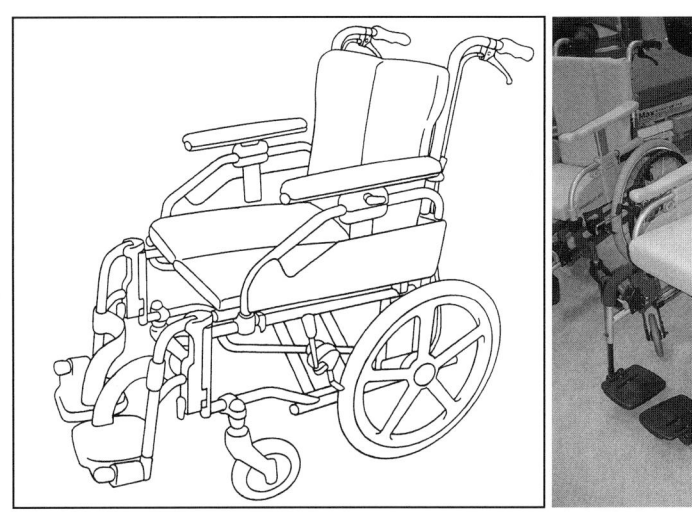

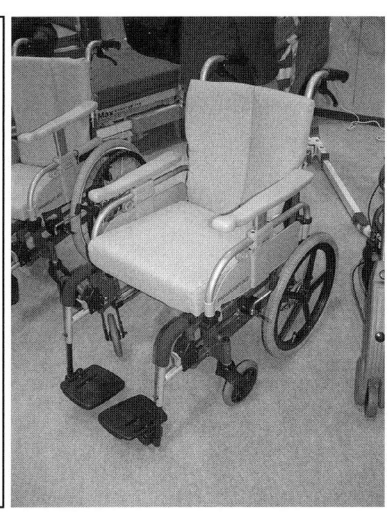

図1．介助用標準型車いすの例

ノエイド協会福祉用具情報システム（TAIS）では，種類別の介助用車いすに該当し，その特徴を「移動に必要な操作を介助者が行う車いす。通常，ハンドリムはない」としている。また，身体障害者福祉法・児童福祉法に定める補装具給付制度[3]では，車いす項目の手押し型，リクライニング式手押し型がこれに該当する。

I．介助用車いす

JIS規格では「使用者自らは駆動・操作せず，介助者などによって操作することを主目的とした車いす」[1]となっているが，言い換えると「介助者が介護を行うために用いる車いす全般」と考えることができる。大きく二つの機能が求められるが，①乗車者の乗り心地，姿勢保持機能などの「身体支持機能」，②介助者が乗車者を移乗しやすいようにすることや車いすの押しやすさ，折りたたみ方法などの「介助者の操作機能」である。乗車者は，介護保険関連では歩行が全くできないか，歩行移動の耐久性に心配のある高齢者などであり，障害児・者の場合は，自走用車いすの適応が早いと考えられる幼児・児童や，自ら車いすを操作することができない方であり，比較的重度障害の方が対象となっている。この介助用車いすを，前述のJIS規格の分類に沿って具体的に臨床現場で利用されている車いすについて，その特徴と最近の傾向などを紹介する。

1．介助用標準型車いす

JIS規格では，「一般的に用いる介助用車いすで，ハンドリムはなく，バックレストの種類は標準式，着脱式，折りたたみ式及びそれらと同等の方式であり，バックレストは任意にバックレスト角度が変えられないもので，前輪はキャスター，後輪は中径車輪以上で構成したもの。グリップ部に介助用のブレーキレバーやシートにシートベルトを装備しているものもある」[1]と概説している。

乗車者の目安は，自力で車いすを操作しないか，できない方であり，ある程度の姿勢保持を自力で行うことができるか，やや不安定な方などが対象になっている。

介助用標準型車いすの代表例を図1に示す。特徴は，介助者が操作しやすいように軽量コンパクトに構成されていることである。主輪（後輪）は，10～18インチサイズ程度が用いられるが16インチサイズが主流となっている。折りたたんだときにコンパクトになるようにバックサポート（背もたれ）が途中から折りたためるものが多く，アームサポート（アームレスト）やフットサポート（フットレスト）を取り外すことができるものもある。また，坂道などで制動のブレーキ操作をより

7. 介護用車いす

安全に行えるように，介助グリップのところにブレーキレバーを装備しているものが多い。最近では，より利用者の身体寸法に適合しやすいように，いろいろなサイズを用意しているところや，モジュラー型の機種や図2に示すようなキャスターや主輪（後輪）の取り付け位置や足台の前後位置と角度，アームサポート（アームレスト）の高さなど各部の調整機構を設けたものが市販されるようになった。さらに姿勢保持の機能としてバックサポート（背もたれ）に体幹の曲面に適合しやすい張り調節式バックサポート（図3）を採用しているものが増えた。

2．介助用座位変換型車いす

介助用座位変換型車いすについては，JIS規格で「座位保持や姿勢変換を目的とした介助用車いすで，姿勢を保持しているのが困難な使用者のために，個々に合わせて体幹を保持するパッド，シートなどやリクライニング機構，ティルト機構などを備えた車いす」[1]と概説している。前述の介助用標準型車いすの機能に加えて特に座位変換機能が加えられたものである。ここ数年の傾向として，この定義に合致する機種が，国産の車いすでもバリエーションが豊富になったことがうかがえる。JISの定義に「姿勢を保持しているのが困難な使用者のため」とあるとおり，乗車者は介助用標準型車いすの対象者に比べ比較的重度障害のある方で，自力では姿勢を保持することが困難な方が目安になってくる。

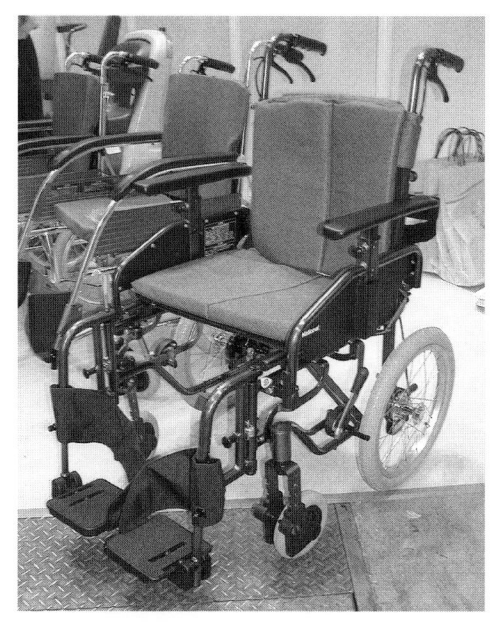

図2．調整機構のついた介助用標準型車いすの例

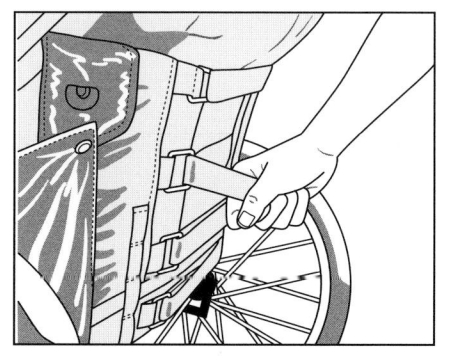

図3．張り調節式バックサポートの例

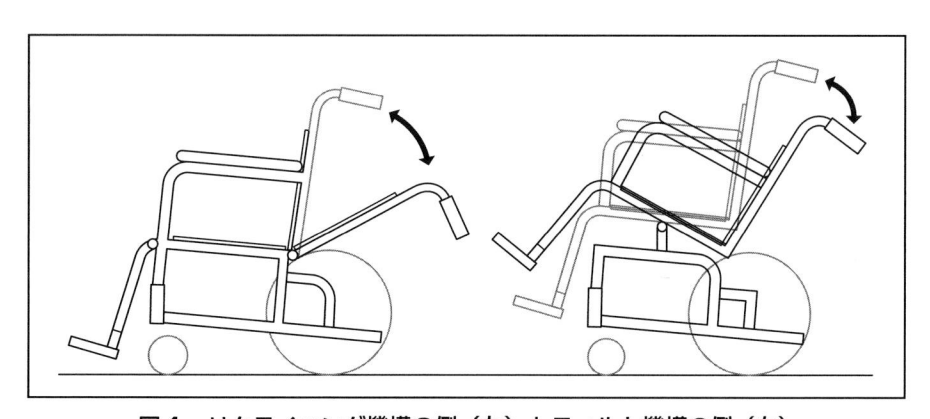

図4．リクライニング機構の例（左）とティルト機構の例（右）

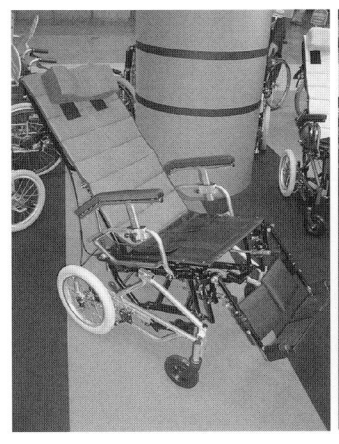

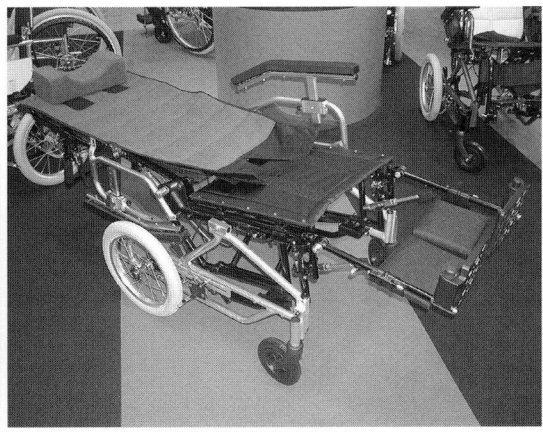

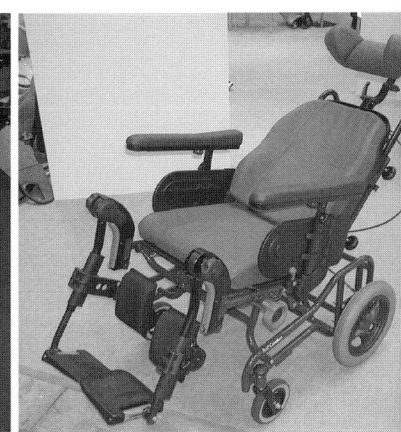

図5. 介助用座位変換型車いすの代表例

リクライニング機構とは，**図4左**のようにバックサポート（背もたれ）の角度を調整できる機構のことを示しており，乗車者が体幹を起こした姿勢を維持しにくい場合や，疲労した際に休息する場合などに，倒したり起こしたりして利用する機構のことである。最近では，リクライニングの軸位置をできるだけ股関節に近い位置にすることで身体のズレを少なくする工夫もされている。このリクライニング機構と連動してレッグサポート（下腿部を支持する部分）をエレベーティング（上下）させる機構を設けた挙上式フットレッグサポートにしているものも多い。

また，最近では体幹の変形状態や関節の拘縮の状態，体幹緊張の出にくい姿勢などに合わせる目的で，シート（座面）とバックサポート（背もたれ）の角度を固定した状態のまま傾斜角度を一体的に調節できるティルト機構（**図4右**）を備えたものも多くみられるようになった。

さらに，微妙な姿勢調整が必要な場合や日による変化が激しい方などのためには，ティルト式とリクライニング式の両方の機能を兼ね備えたティルト・リクライニング式機構の車いすも市販されるようになってきた。これらの製品には，乗車者の姿勢保持の面でも考慮されているものが多く，バックサポート（背もたれ）に前述した張り調節式バックサポートを取り入れているものが主流になっている。またシート（座面）やバックサポート（背もたれ）に姿勢保持を考慮した三次曲面で形成されたクッションや体幹を支持するパッドなどが装着されているものもみられるようになった。介助用座位変換型車いすの例を**図5**に示す。

3．介助用浴用型車いす

JIS規格では「浴室内での使用を目的とした介助用車いすで，さびない工夫などを施したもの。トイレでの使用や便器のセットが可能なものも含む」[1]となっている。この説明どおり，主目的は入浴用の車いすとして利用するものであるが，入浴専用のものに加えて，座席の下部に構造物を設けない空間を設けて，便器にかぶせるようにセットして排泄用にも利用できる工夫がされているものも多い。両用している場合もあるが，衛生面のこともあり，入浴用か排泄用のどちらかで利用しているのが実状と思われる。介助用浴用型車いすの例を**図6左**に示す。フレーム素材には，ステンレススチールやアルミニウム素材に塗装を施したものなどが利用され，水場での利用を考慮している。バックサポート（背もたれ）の素材にはメッシュ生地や撥水性の高い生地などを用い，シート（座面）にも撥水性のあるスキン層をもった弾力性のある素材を採用し，水切りがよく，汚れた際の洗浄にも有利な配慮がなされたものが多い。

狭い浴室内や室内での取り回しがしやすいように4輪小径のキャスターになっているものが多く，洗浄機能つき便器にも対応しやすいフレーム形状になっているものがほとんどである。最近で

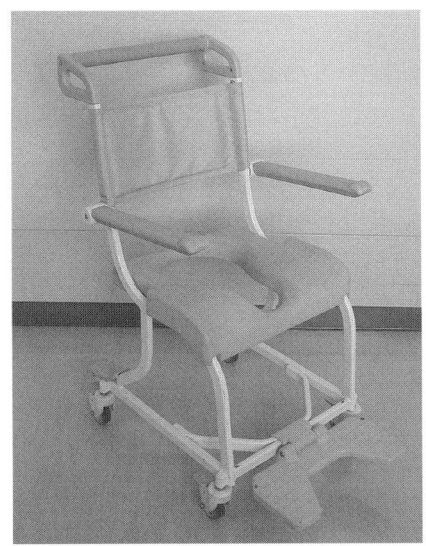

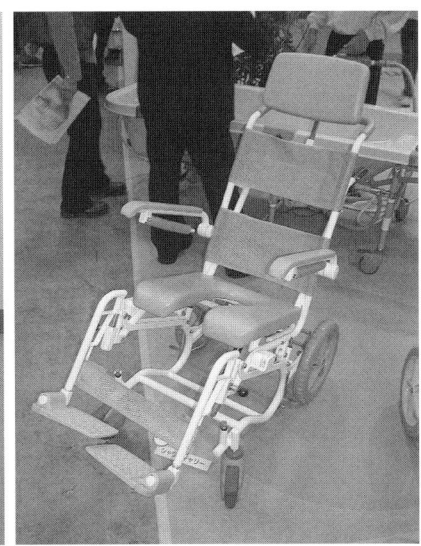

図6. 介助用浴用型車いすの例

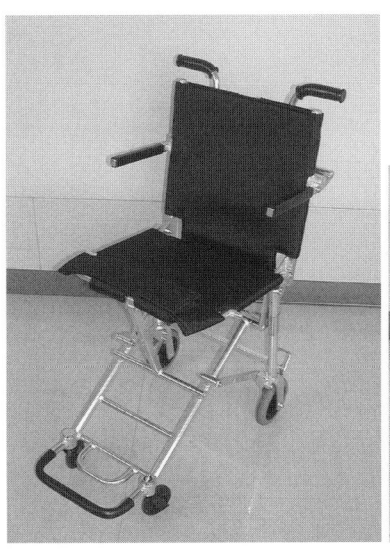

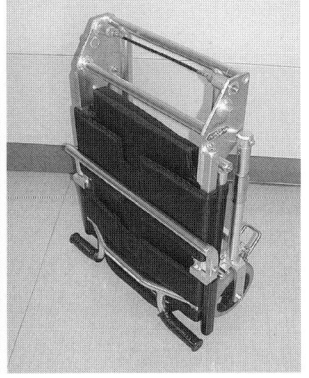

図7. 携帯用車いすの例

は，図6右に示すような重度の障害者にも対応できるように姿勢変換機能付きのものも市販されるようになった。

4．介助用特殊型車いす

JIS規格では介助用特殊型車いすについて「特別な使用を目的とした介助用車いすで，介助用標準型，介助用座位変換型，介助用浴用型以外のすべての介助用車いすを含み，携帯用，運搬用及び一般的にバギー車と呼ぶものなどを含む」[1]としている。その代表的なものとして携帯用車いすとバギー車について概説する。

携帯用車いすは，この名称が示すとおり携帯できる軽量コンパクトなもので，容易に持ち運びができる工夫がされた車いすである。歩行の耐久性がない高齢者などを主な対象者としており，旅行の際に携帯することや，体調不良のときに利用するなど緊急的な目的などで利用されている。携帯

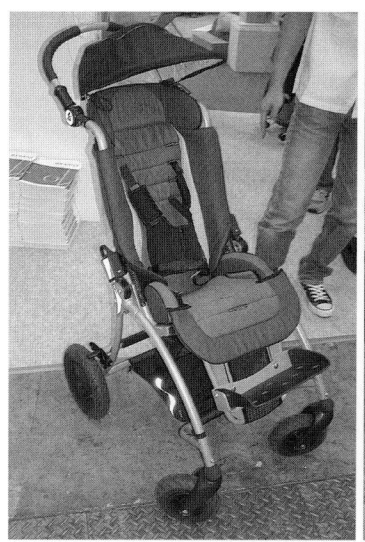

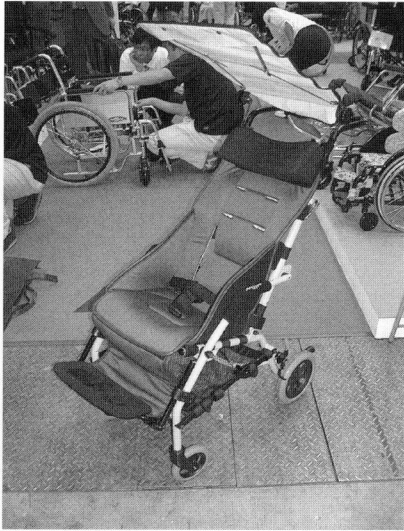

図8. バギー車の代表例

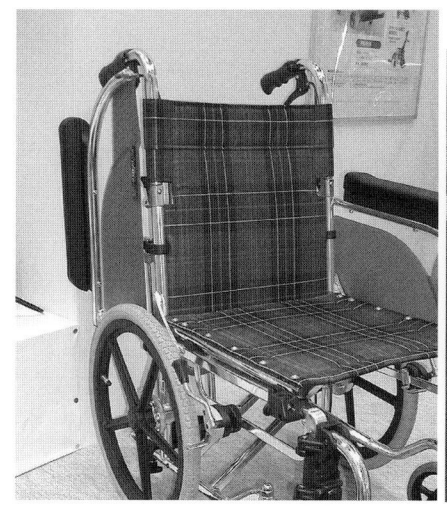

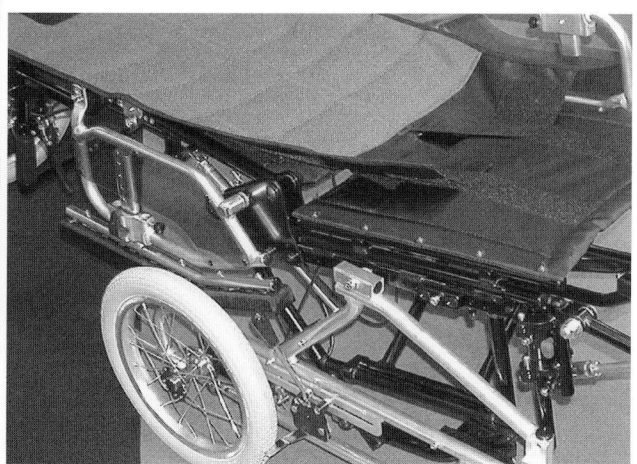

図9. アームレスト跳ね上げ式の例

用車いすの代表例を**図7**に示す。重量は5kg前後で軽量のものが多く、コンパクトに折りたためるようになっている（**図7右**）。

　障害児を対象にバギー車と呼ばれる製品が人気のある機種としてよく利用されている。特徴はコンパクトにたためて手軽に利用できる一般の幼児用バギー車に、デザインや折りたたみ機構が似ているものをバギー車と呼ぶことが多い。最近では、張り調節式シート・バックサポートや姿勢保持用のパッドなどが装備された姿勢保持機能の充実しているものや、リクライニング機構やティルト機構を設けたものまで市販されている。そのためデザインはバギー車のイメージであるものの折りたたんだ状態はかなり大きめのものも増えている。また、いくつかのサイズを用意しているものが多く、年齢的にも障害の状態についても幅の広い対応ができるようになっている。バギー車の代表例を**図8**に示す。

Ⅱ. 介助操作に関する配慮

　介護用車いすには、乗車者の身体支持に関する

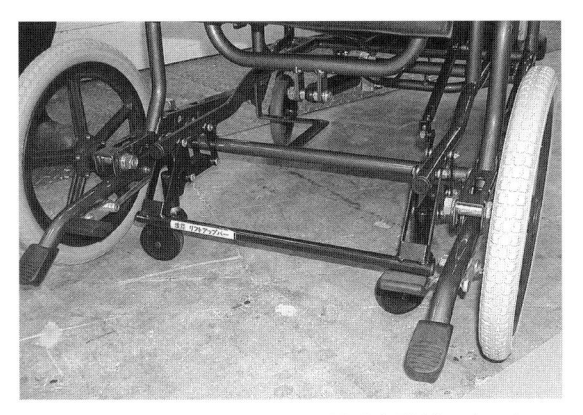

図１０．真横に移動できる補助車輪付き車いす

機能に加えて，介助者の使い勝手に関する操作機能が求められる．押しやすさや折りたたみの方法，ブレーキ操作などは以前から考慮されてきた点といえるが，ここでは移乗介助のための工夫について少し触れる．

特徴的なものとしては，アームサポート（アームレスト）の機構に工夫がみられ，今でも着脱式は多くみられるが，最近では図9に示すような跳ね上げ式のものや，上下にスライドする落とし込み式のものも多く採用されるようになってきた．この構造により座席側方が開放され介助の邪魔にならないことはもちろんであるが，アームサポート（アームレスト）の着脱操作の煩わしさは改善されたと思われる．

また，最近の工夫では図10に示すような，移乗対象物に対して真横に移動できる補助車輪を装備したものも用意されている．

おわりに

介護用車いすについて，日本工業規格「JIS T9201-1998 車いす」の車いす形式分類[1]を基に対象者，特徴，最近の傾向などを概説した．これらの車いすは，介護保険に関しては，ほぼ対象機種[2]になっていると思われるが，補装具の交付基準[3]においては項目に含まれていないものもあり，費用面を含めた利用者への適応については医師・セラピスト・ワーカーなどの適合・処方チームでの調整が必要である．場合によっては基準外交付の必要性を検討することや，日常生活用具などの他の補助制度の利用を検討することも大切である．

ここで現状を概説したように，ここ数年車いすに関する技術革新は目覚しく，多機種の車いすが入手できるようになり，ハード面で充実してきたといえる．これに伴いどのような利用者に対してこれらの車いすを適合していくことが必要であるのか，適合や処方に携わる中間ユーザーの教育と適合・処方システムの構築など，ソフト面での整備が促進されていくことを期待する．

文　献

1) 日本工業規格：JIS T9201 車いす．1998．
2) 財団法人テクノエイド協会：介護保険福祉用具ガイドブック2003～2004．
3) 伊藤利之（編）：補装具給付事務マニュアル—適正実施のためのQ&A—．中央法規出版，2003．

参考文献

4) 社団法人日本義肢協会（編）：補装具の種目，受託報酬の額等に関する基準．平成16年度改訂版．
5) 財団法人テクノエイド協会（編）：車いすの選び方解説書．2004．

[2] 各論A：最新の機器と今後の発展

8 リフト

市川 洌*
Kiyoshi Ichikawa

SUMMARY

1）リフトの適用は吊具の選択と使い方で決定される。
2）吊具の適合は本人の身体機能，介助者の能力，移乗場面などに依存する。
3）吊具には股関節の覆い方によって，シート型，脚分離型，トイレ用，ベルト型などがあり，特殊な用途にはシャワーキャリー型がある。
4）頭部の支持が必要な場合にはハイバック吊具，不要な場合にはローバック吊具が使用されるが，ハイバック吊具の代わりにヘッドサポートを併用することが多くなってきた。
5）リフト本体には，レール走行型，マスト型，床走行型などがある。
6）レール走行型が最も使いやすい。
7）やぐらを組んで使用するレール走行型は介護保険が適用される。
8）マスト型はわが国独自に開発されたリフトであり，狭い室内など，わが国の生活習慣に適合しやすい商品である。
9）浴室にリフトを設置すると，浴室改造をせずとも入浴が可能となる場合が多い。
10）玄関段差の解消にリフトを使うことがある。段差解消機が設置できない環境の場合には適している。

はじめに

人が人を持ち上げる動作は，介助者の腰痛などの原因となりかねない動作であり，また，介助を受ける側からみても決して安全で快適な移乗手段とは言い難い。また，下肢の支持性が失われている状態で，強引に立位をとらされる移乗介助も同様である。

このような場合にはリフトを使うことが当然であるにもかかわらず，わが国では普及していない。吊具の選択や装着の手順が容易ではないという側面もあるが，道具を使うことに関する躊躇が垣間見られる。介護・介助の技術的再構築が必要であろう。

*福祉技術研究所㈱，代表取締役（東京）

Ⅰ．吊 具

リフトの適用を考える場合，吊具の適合が最も大切であり，知識・技術を必要とする。吊具は，本人の身体機能，介助者の能力，移乗場面などに応じて選択するが，場合によってはリフト本体の機種に依存することもある。

1．身体機能との適合

股関節伸展筋力ないしは固定力，頭部の支持性，関節変形，異常筋緊張などが主として考慮すべき要因である。

a．股関節伸展筋力との適合

股関節伸展筋力は吊具で股関節を覆う範囲を決定する。PMD，ALSなどに代表される股関節伸

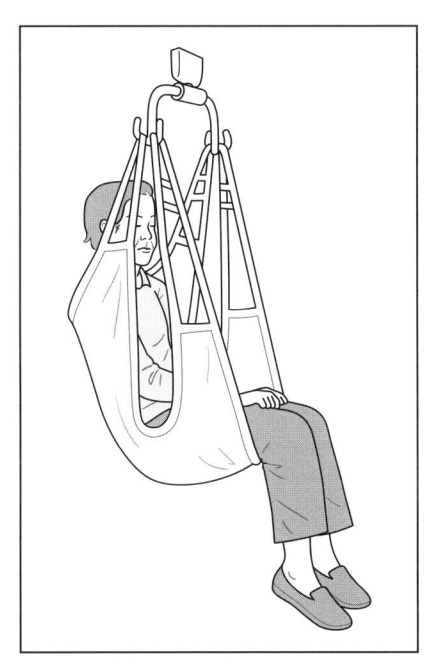

図1. シート型ローバック吊具

〔図はすべて（財）東京都高齢者研究・福祉振興財団：高齢者・障害者の生活をささえる福祉機器 Ⅰ 起居・移乗・技術支援より引用〕

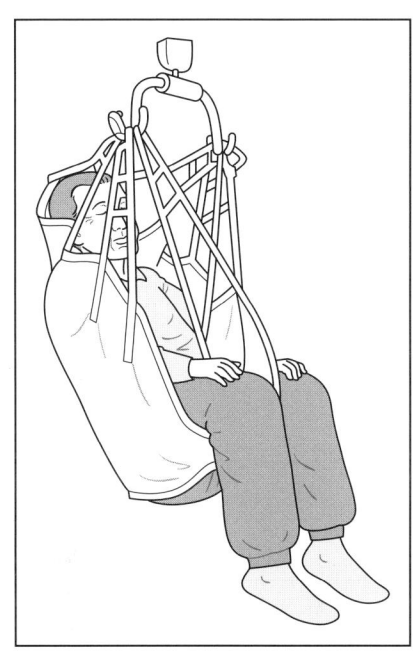

図2. 脚分離型ハイバック吊具

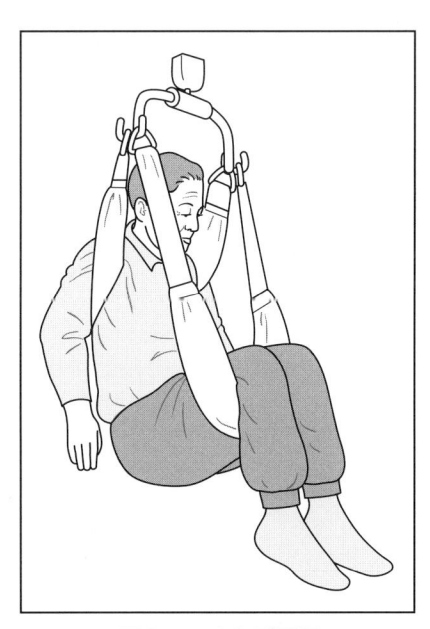

図3. ベルト型吊具
股関節伸展筋力が不足し，殿部が落下している。

展筋力がない状態では，殿部全体を覆うような吊具，すなわちシート型吊具が必要になる（**図1**）。この吊具は，座位で着脱できず，臥位で着脱することになるので車いす上など座位では敷き込んだままになる。褥瘡への配慮などから素材は合成ムートンのような素材や柔らかで薄いメッシュなどが用いられる。この吊具は適応障害範囲が最も広く，また，各種の吊具の中で最も吊られて快適な吊具である。

殿部の支持を少なくできるときは脚分離型が使用できる（**図2**）。この吊具は座位で着脱でき，比較的快適で適応範囲も広いことから代表的な吊具であるといえる。股関節伸展筋力によっては殿部が落下し，股関節が過屈曲した姿勢となり，苦痛を与える。

股関節が硬かったり，伸展筋力が十分にあるときはトイレ用吊具が使用できる。この吊具は殿部が十分に解放されていることから，吊り上げておいて下着類を着脱したり，入浴時に殿部を洗浄したりできることが特徴である。しかしながら，接触面積が少ないことから，懸吊感覚は悪く，股関節筋力によっては不適合となることが多い。

ベルト型吊具は健常者に近い股関節伸展筋力を要求する。この筋力が不足するときには殿部が落下し，腋下と膝裏で吊り上げ，股関節が過屈曲し，

もし肩関節の筋緊張がないと落下する（図3）。基本的には適合することが極めて少ない吊具である。

b．頭部の支持性

頭部を支持できる場合にはローバックないしはハーフサイズと呼ばれる肩甲骨周辺までを覆う吊具が使用される。支持できない場合には頭部も含めて支持するハイバックないしはフルサイズと呼ばれる吊具を使用する。

脚分離，シート型にはローバック，ハイバックいずれもあるが，それ以外の吊具にはハイバックはない。すべての吊具で頭の支持性がない場合にヘッドサポートが利用できる。これはオプションとして販売されているもので，ローバックタイプの吊具と併用することで頭部の支持が可能となる。頚の角度を自由に調節できるので，適用範囲が広い。

c．その他

関節変形や異常筋緊張に対しては障害の程度に応じて種々の工夫を講じることになるが，吊具の種類としては上述した吊具を使用することになる。

2．介助者能力との適合

快適に懸吊するためにはいずれの吊具も丁寧な装着手順が必要となる。股関節伸展筋力に応じて，股関節の覆い方に注意が必要となることから，介助者の手間は，脚分離，トイレ用，ベルト型，シート型の順番で多く必要になる。脚分離は丁寧に装着しないと殿部が覆われず，股関節伸展筋力によっては殿部が落下し，股関節の過屈曲を招く。シート型は車いす上で脱着せず，臥位で側臥位をとりながら脱着するので介助者にとっては最も容易な吊具である。

3．移乗場面

ベッドから車いすまでの移乗ではすべての吊具が使用される。

トイレでは座位で着脱できないと使用できないことから，シート型は使用されない。

入浴ではすべての吊具が使用されるが，安定を求めるならシート型，吊り上げて殿部を洗浄するならトイレ用となる。入浴時には場面に応じて吊具を使い分けることも多い。すなわち，殿部を洗うためにトイレ用を使い，浴槽に入るときなどにはシート型を使う，などである。

シャワーキャリーの座面だけを切り離して使える吊具がある。ベッドで脱衣後，これで浴室まで移動し，座面のみを吊り上げて洗体や浴槽へ入る動作を行う。安定して入浴が可能となるが，このシャワーキャリーへの移乗に別な吊具が必要となる。

●● II．リフト

リフトの分類は難しいが，ここではレール走行型，マスト型，床走行型，その他に分けて記述する。

1．レール走行型

最も使いやすいリフトである。その理由は吊り上げて移動するときの安定感にある。

レールの固定方法によって，天井走行式と据え置き式がある。前者はレールを梁やスラブに固定する。天井化粧板や間仕切りの建具などに工事が必要となる。後者はやぐらを組んでレールを固定する。工事が不要で，介護保険対象である。

レールは直線あるいは曲線で構成される線レールと，線レールがさらに両端でレール上を移動できる面レールとがある。面レールが設置面内を自由に移動できることから使いやすく，障害が重い場合や介助者能力が低い場合には特に適している（図4）。巻き上げ機本体を可搬できるポータブル型もある。

使用場面は寝室，浴室，トイレなどあらゆる場面で使用できる。

2．マスト型

わが国独自に開発された機種である。浴室およびベッドに固定されて使用される。玄関段差の解消にも利用される。

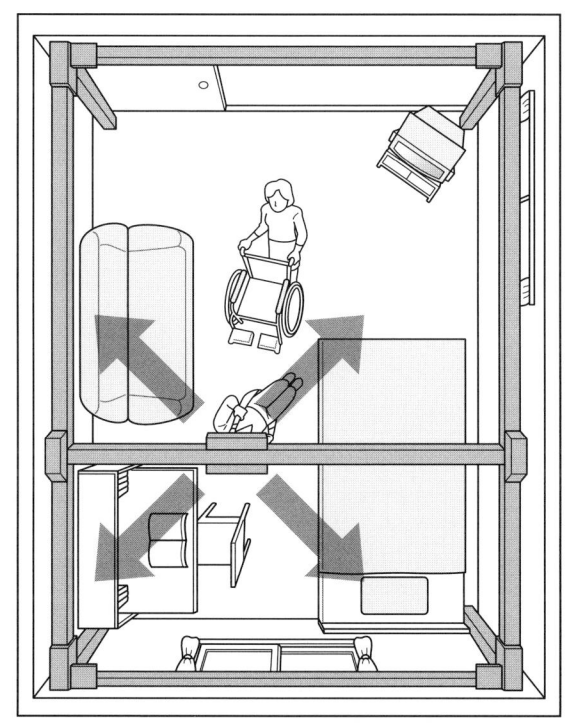

図4．面移動レール走行型据え置き式リフト

　マストを立て，その上部に巻き上げ機構を有する構造である。狭い室内に容易に設置でき，工事も不要である場合が多い。巻き上げ機構の構造によってベルトを巻き上げる構造の機種は垂直に昇降するが，直動のアクチュエータを使用しているタイプでは円弧を描いて昇降する。

　ベッド固定式では，ベッド周辺だけで使用するが収納場所が不要であり，吊り上げて移動することから後述する床走行型と比較して使いやすい。

　浴室に設置すると，脱衣室から吊り上げて，洗い場，浴槽まで移動できる（**図5**）。従って浴室を改造せずとも入浴が可能となる。1,200mm×1,600mmのような狭い浴室でも入浴が可能となるという点では画期的な商品であるといえよう。

3．床走行型

　リフトの原点となったようなリフトである。

　キャスターで移動することから，畳や絨毯の上では動きが悪くなるが，使い方によってはこれらの環境下でも問題なく使用できる。

　移動スペースが比較的広く必要なことと，収納

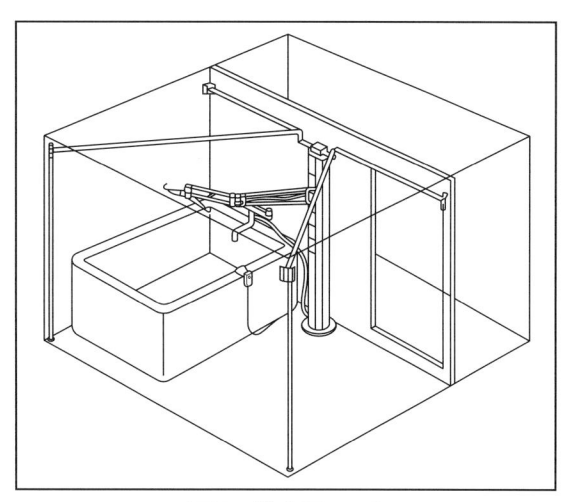

図5．浴室用リフト

場所に困ることから，在宅では徐々に使用されなくなっている。特に前述したベッド固定型が開発されてから，ベッド周辺だけで使用する場合には価格面で考えても使い勝手で考えても，ベッド固定型のほうが有利であることが多い。しかしながら，使用場面が複数必要となる場合や施設などでは容易に移動して使用できることから，トータルコストが極端に軽減化できる。

4．その他

　マスト型は玄関段差の解消に利用できる。段差解消機が設置できない環境でも使用することができ，便利である。

　自動車のルーフに固定して，助手席への移乗に使用するリフトもある。

　床走行型の中には立位をとらせるタイプがあり，トイレへの移乗では有効である。

●●おわりに

　リフトは吊具の選択が最も大切であり，さらにその使い方が肝心である。状況に応じて種々の使い方をするが，適切に使用しないと不快感などばかりでなく，危険を招くこともある。この選択と使い方の知識が普及していないことがリフトが普及しない最大の理由であるともいえる。支援する側のさらなる努力が求められる。

[2] 各論A：最新の機器と今後の発展

⑨ 入浴・排泄用機器と住環境整備

橋本美芽*
Mime Hashimoto

SUMMARY

1）住宅環境では，入院・入所中に使用した入浴用・排泄用福祉機器は適合しにくい。住宅用福祉機器の選択が必要である。
2）住宅環境における浴室スペース，トイレスペースは規格化されている。また，浴槽・便器設置位置の周囲の広さやその形状は，入浴動作・排泄動作に制約を与える。各スペースの特性について，基礎知識の習得が必要である。
3）入浴用・排泄用の福祉機器は，機器の機能だけを重視するべきではない。それを活用する環境と適切に組み合わされて，初めて有効活用することができる。
4）専門職としては，あらかじめ活用スペースとの適合性を考慮した機器選定を行い，想定した活用状態を設定できるよう対応することが必要である。
5）入浴用・排泄用の福祉機器は，住宅環境との適合性追求により発展する。

●はじめに

リハビリテーション（以下，リハビリ）工学と福祉機器の発展の過程において，最も環境条件による制約を受けた分野は，おそらく入浴用・排泄用の福祉機器であろう。優れた性能を備えた福祉機器であっても病院用あるいは施設用として開発された機器は，標準的な住宅環境では活用しにくいものであった。これは，病院や施設での入浴環境，排泄環境と，住宅での環境が全く異なるものであったためである。原因は標準的な室面積の格差，浴槽や便器などの設備機器の規格・仕様の違いによるものであった。今日では入浴用・排泄用福祉機器の多くは，病院用・施設用と住宅用に区別して開発されている。

● I．福祉機器の活用と住宅環境の理解

1．リハビリテーション工学における住環境整備

リハビリ工学における住環境整備は，いわゆるバリアフリー化のような標準化された画一的なリフォームではない。対象者の個別の障害状況，日常生活動作における動作特性を反映させて，環境面における制約を可能な限り除去し，福祉機器の活用を図る，すなわち，動作特性と環境と福祉機器相互の適合性を最適な関係に整えるための工学的支援技術である。

2．住宅で用いる入浴用・排泄用福祉機器の基本条件

住宅環境は，病院や施設の環境よりも狭く，また構造的に制約された環境である。住宅環境で福祉機器を活用するには，住宅環境に機器が納まる

---

*首都大学東京健康福祉学部作業療法学科，准教授

だけでは不十分である。使用者の動作に必要な，あるいは介助に必要なスペースの確保がともに保証されて初めて日常的な活用が可能になる。

従って，入浴用・排泄用の福祉機器選定は，機器の性能だけに着目しても十分ではなく，住宅環境，特に活用スペースへの留意が不可欠である。

3．木造住宅の基本モジュール

わが国の木造住宅は，伝統的に木造在来工法（または，木造軸組工法）と呼ばれる，柱と梁を主要構造とした建築方法を用いてきた。また，尺貫法に基づく基本モジュールが現在でも慣習として用いられている。木造住宅における基本モジュールとは，柱と柱の間隔（柱中心から柱中心までの距離）を一定の距離に定めるための基本寸法である。基本モジュールは，柱と柱の芯々距離を約910 mm（尺貫法の三尺に相当），または，その2倍の約1,820 mm（同，六尺＝一間に相当），1.5倍の約1,365 mm（同，四尺五寸に相当）としている。この基本モジュールに基づいた規則的柱配置により，住宅の空間はおおむね規格化されており，浴室とトイレは最も規格化された空間である。

重要なのは実際に使用可能な各室のスペースであるが，これは柱で区画された空間から壁の厚みを除いた内側のスペースであり，同様に規格化された室形状となる。住宅用福祉機器は，このスペース内で設置・活用できることが必要条件であり，従って，住宅環境における規格化されたスペースごとの特性の理解，特に制約を与える要因の理解が基礎知識として求められる。

●● Ⅱ．浴室環境と入浴用福祉機器

1．浴室環境と活用スペース

浴室環境は，おおむね次の3種類のタイプに分類される。各タイプは，福祉機器や介助用スペースとして活用できる広さと形状に違いがあり，活用に適する福祉機器が異なる。今日の入浴用福祉機器は，これらの浴室タイプを想定して開発が行

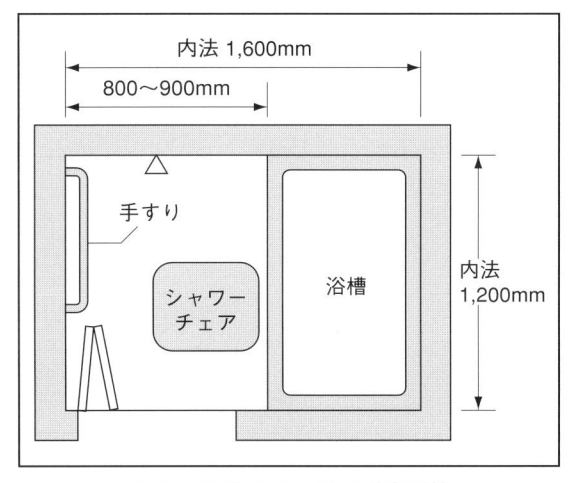

図1．最小スペースの浴室形状

われている。

a．最小スペースの浴室形状（内法寸法1,200 mm×1,600 mm）（図1）

このスペースの浴室では，3方向の壁面が浴槽を囲い，洗い場以外には浴槽周囲にスペースを確保できないために，腰掛け台などの浴槽出入り用の用具や機器活用に著しい制約を受ける。浴槽を除いたスペース，すなわち洗い場スペースは約800 mm×1,200 mmであり，この中に標準的な大きさのシャワーチェアを置くと，周囲に余剰スペースはほとんど確保できない。この環境では福祉機器の効率的活用は自立の場合に限られやすく，介助を前提とした福祉機器や介助スペースの確保が難しい。

b．標準的スペースの浴室形状（内法寸法1,600 mm×1,600 mm）（図2）

このタイプは，最も標準的な広さであり，浴槽の長辺方向に腰掛け台やリフトなどの設置スペースを確保することができる。洗い場スペースは約800 mm×1,600 mmであり，シャワーキャリーでの入浴や洗体介助用に最低限のスペース確保が可能である。

このタイプの室内レイアウトはおおむね2種類に分類できる。一つは自立向けで，出入口周囲の壁面に手すりを取り付けて伝い歩きを行いやす

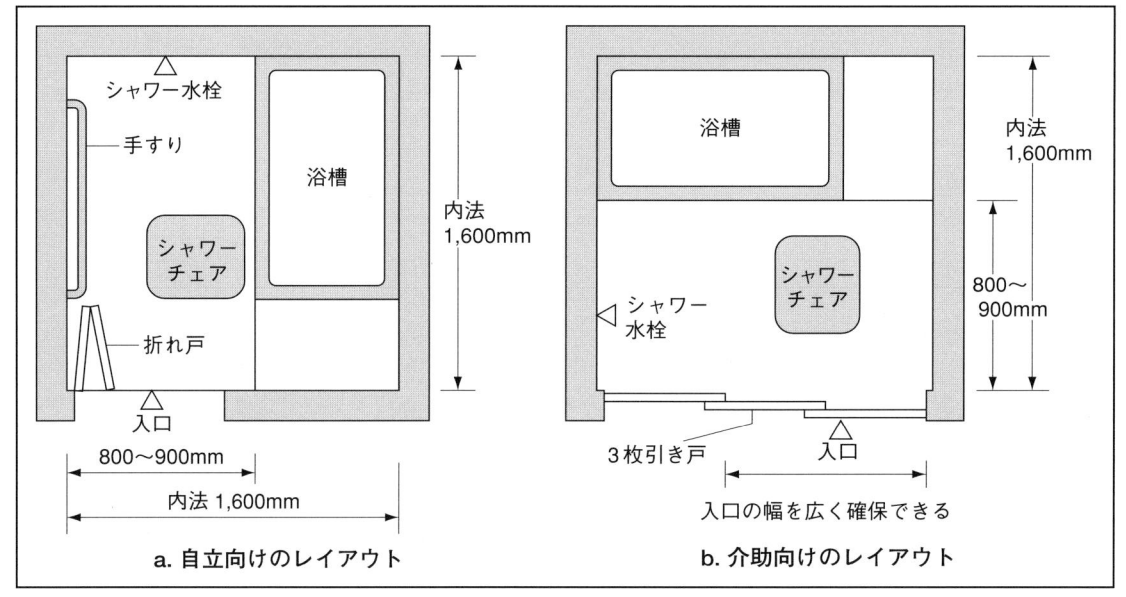

図2. 標準的スペースの浴室形状

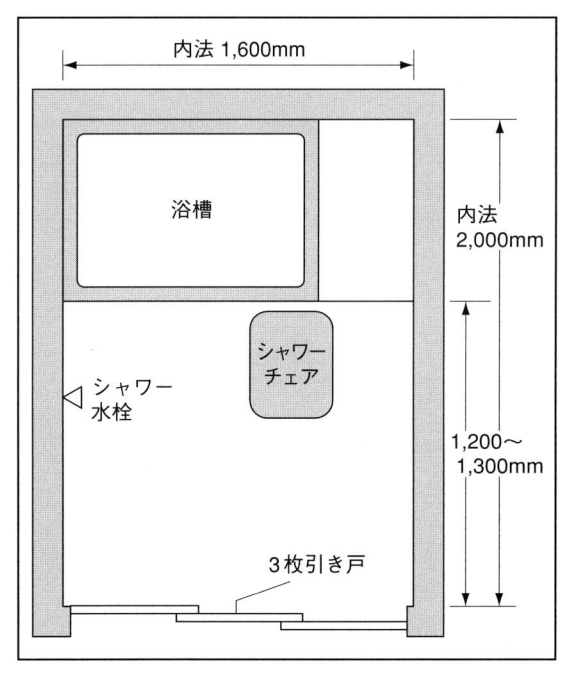

a. 自立向けのレイアウト

b. 介助向けのレイアウト

図3. ゆとりスペースの浴室形状

c．ゆとりスペースの浴室形状（内法寸法1,600 mm×2,000 mm）（図3）

このタイプの特徴は，洗い場スペースの面積である。洗い場スペースとして約1,200 mm×1,600 mmを確保でき，シャワーキャリーの回転や2人介助が可能となる。浴槽周囲の環境は標準的スペースと共通であり，浴槽出入り動作用の環境条件に変化はない。

d．その他の浴室タイプ（内法寸法1,400 mm×1,800 mm）（図4）

標準的な上記3タイプの発展型として開発された浴室形状である。洗い場スペースは，約1,000 mm×1,400 mmであり，浴槽出入り用のスペースよりも洗い場の幅を優先して広げている。介助者が動きやすい形状を追求したものである。ただし，木造在来工法に基づく基本モジュールにそぐわないため，マンション用ユニットバスとして普及している。

2．浴室用設備機器と入浴用福祉機器

a．バリアフリー仕様ユニットバス

最近の浴室の新設または全面的な改修工事では，ユニットバスの採用が8割を占めている。ユ

い。もう一つは介助向けで，出入口の幅を広く確保し，介助者が動きやすい。どちらも洗い場形状は同一である。両タイプの特徴を理解して機器配置を検討したい。

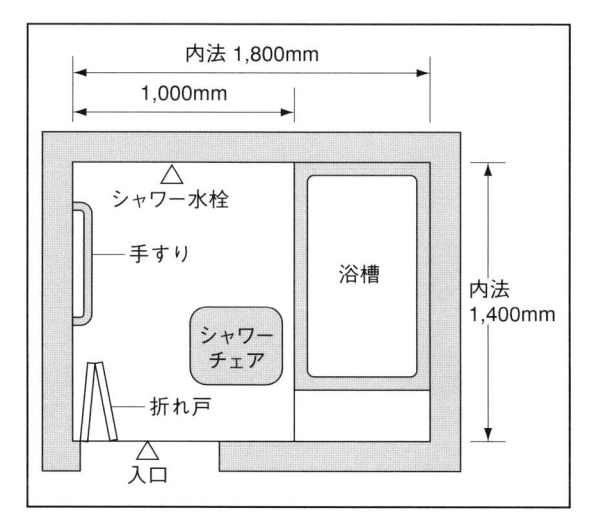

図4．洗い場スペースの使いやすさを考慮した浴室形状

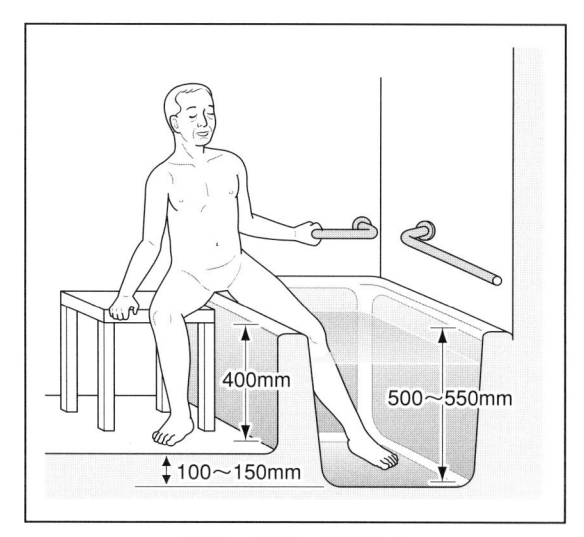

図5．浴槽の設置高さ

ニットバスの場合も基本形状は前述のとおり規格化されている。バリアフリー仕様または高齢者仕様と呼ばれるユニットバスでは，主な性能として入り口段差の解消，入り口開口幅の拡張，手すりの設置，和洋折衷式浴槽の採用，浴槽設置高さの配慮などが整備されている。どの製品も和洋折衷式浴槽は外形寸法750 mm×1,200 mm，深さ500〜550 mmが主流であり，浴槽の設置高さは，洗い場から浴槽縁までの高さを400 mmに設定（浴槽は半埋め込み式となる）とするのが標準的な基本仕様である。従って，洗い場と浴槽底面の高低差は100〜150 mmとなり（図5），この高低差を想定した福祉機器選定を行う。

b．シャワーチェア

洗体に用いるシャワーチェアは，座面が広く背もたれ付きのものが最も安定性が高い。しかし，住宅の浴室環境で確保できる洗い場スペースを想定すると，シャワーチェアの選定基準は大きく変わる。洗い場の幅は標準的スペース（1,600 mm×1,600 mm）であっても最大900 mm程度であり，仮に座幅が500 mmのシャワーチェアを置くと残りの幅は400 mmとなり，介助には狭いスペースとなる。最小スペースの場合には，シャワーチェアを背もたれ付きにすると占有スペースの拡大により介助者のスペースはほぼなくなる。介助スペースの不足が介助者に与える負担は大きい。シャワーチェアの選定では，洗い場スペースとの組み合わせが最も重要な選定条件となる。

c．浴槽出入り用の福祉機器

浴槽の出入りでは，立位で浴槽をまたぐか，座位でまたぐかによって福祉機器選択の方針が異なる。

1）立位で浴槽をまたぐ

立ちまたぎでは手すりを活用する。手すりを壁面に取り付けるか，または，浴槽縁に挟み込んで取り付けるかの選択となる。ユニットバスの普及により，後から浴室壁面に手すりを取り付けることが難しくなった。ユニットバス設置時に手すりを取り付けるか，壁面に将来的な取り付けを想定した補強を施しておく必要がある。簡易な方法としては，浴槽縁への挟み込みによる簡易設置型の簡易手すりが用いられる。浴槽底面に足底が届きにくい場合には，洗い場と浴槽底面の高低差を緩和する浴槽内台を浴槽に置いて足元の安定性向上を図る。

2）座位で浴槽をまたぐ（図6）

座位またぎでは座位位置が重要である。最も安定する座位位置は，浴槽の長辺方向に座位スペースを確保した場合であり，浴槽底面に足底が届きやすく，座位姿勢が安定しやすい。これは，標準

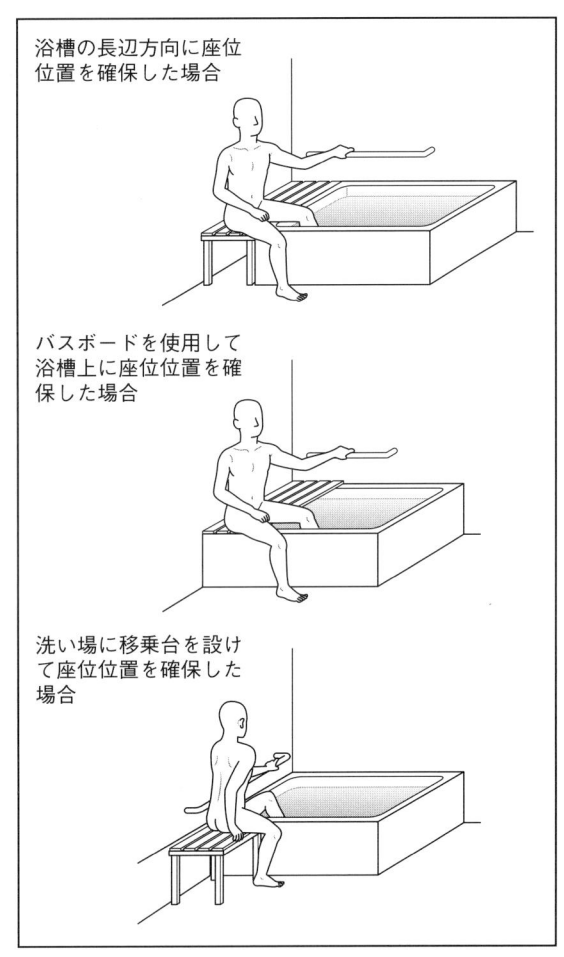

図6．座位で浴槽をまたぐ場合の座位位置

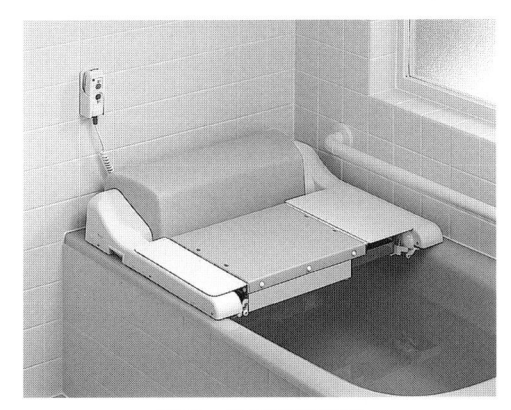

図7．浴槽内昇降機

的スペース（1,600 mm×1,600 mm）以上の広さで可能となる。最小スペースの浴室形状では，長辺方向の長さが1,200 mmであり，浴槽は壁面に囲まれているために座位位置が異なる。この場合，バスボードを使用して浴槽上に座位位置を確保するか，洗い場に移乗台を取り付けて座位位置を確保するかの選択となる。バスボードの場合には，浴槽内に立ち上がった後にバスボードを外し入浴できるように補助する。浴槽から出るときには逆の順で補助を行う訓練，または，介助者が必要である。洗い場に移乗台を設ける場合は，最も浴槽底面に足底が届きにくく，そのために座位バランスを崩しやすい。浴槽内台や座位姿勢保持用の横手すり（壁面取り付け）との組み合わせで安全性向上を図る。

d．浴槽内の立ちしゃがみ用機器

浴槽内での立ちしゃがみ動作が不安定または困難な場合には，浴槽内台の活用によって椅子座位姿勢を可能にし動作を容易にするか，または，浴槽内昇降機を用いて介助の代替とするか，の選択となる。浴槽内台の活用では，椅子座位姿勢での入浴により立ち上がりやすい反面，肩まで湯に浸かりにくくなる。冬季の保温対策が必要である。浴槽内昇降機の活用の場合には，バスボード使用と同様に，使用者には座位移動と座位保持の能力が求められる。浴槽内昇降機は浴槽底面または縁まわりに据え置いて使用する（図7）。

浴槽内での立ちしゃがみ動作と座位保持のどちらも不安定または困難な場合は，入浴動作は全介助となり，吊具を用いたリフトによる入浴の検討が妥当である。

Ⅲ．トイレ環境と排泄用福祉機器

1．トイレ環境と活用スペース

トイレ環境は浴室同様に規格化されている。各タイプでは，面積から便器のスペースを除いたスペースの広さに違いがあり，これにより動作や福祉機器活用スペース，介助スペースに制約を受ける。なお，標準的な住宅用洋式便器（腰掛け便器）は，全長750～800 mmである。

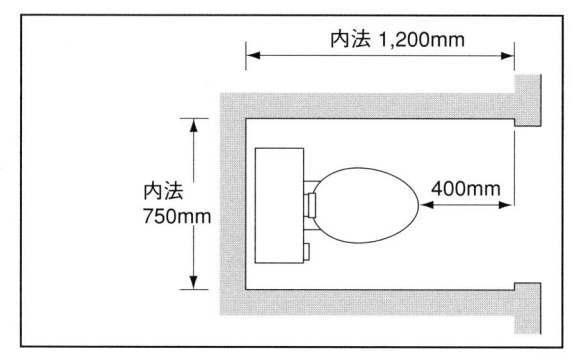

9．入浴・排泄用機器と住環境整備　123

図8．最小スペースのトイレ形状

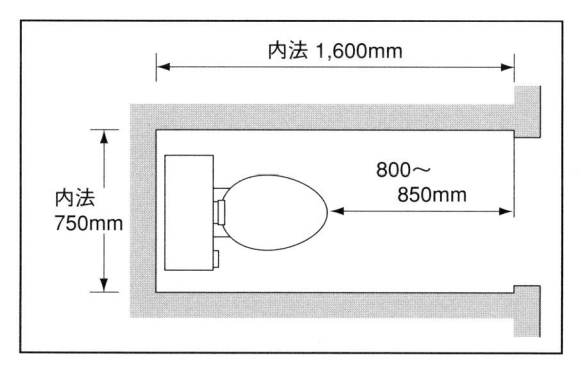

図9．標準的スペースのトイレ形状

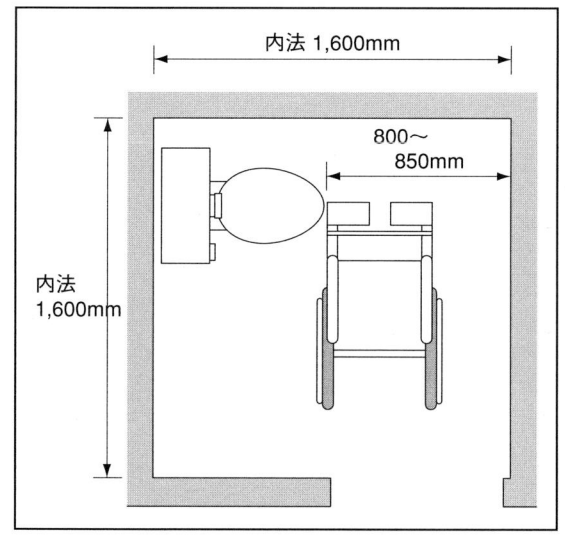

図10．車いす対応スペースのトイレ形状

a．最小スペースのトイレ形状（内法寸法750 mm×1,200 mm）（図8）

このスペースのトイレでは，便器前方に確保できる動作用のスペースは，便器長さを除いた750 mm×400 mmの広さである。便器から立ち上がる際に体幹を前傾させると頭部が前方の壁面に当たりそうになる極めて制約された環境であり，介助スペースの確保は困難である。排泄動作の自立が可能であれば，排泄動作の維持継続を図る手すりの設置が適する。便座上での座位姿勢安定用に用いる肘掛け手すりの活用も適する。

b．標準的スペースのトイレ形状（内法寸法750 mm×1,600 mm）（図9）

最小スペースの場合に比べ，便器前方のスペースを広く（750 mm×800 mm）確保できる。従って，立ち上がり動作のスペースが確保しやすくなり手すり形状や取り付け位置の自由度が増す。また，便器前方からの介助が容易になりトイレ用キャリー（シャワーキャリーと兼用の形状）の活用や，便座昇降装置の選定が容易になる。

c．車いす対応スペースのトイレ形状（内法寸法1,600 mm×1,600 mm）（図10）

浴室の標準的スペースと同等の広さである。便器前方のスペースが広く確保できるとともに，便器側方にも介助スペースや機器のスペースを確保可能である。車いすでトイレに入ることができ，障害特性別の移乗動作や車いすのアプローチ位置に対応しやすい。リフトを用いた移乗にも適するスペースである。

2．排泄用設備機器と排泄用福祉用具

a．タンクレス便器（図11）

従来の便器は，便器背面の貯水タンクに一定量の水を溜め，その水圧により便器を洗浄する方式であったが，給水管からの直接配管による便器洗浄が可能となり，タンクのない，よりコンパクトな便器が開発された。住宅改修の工事が必要だが，従来品より100 mm程度コンパクトな寸法となり，便器前方のスペースが不足する最小スペースのトイレ形状でもスペース拡張効果を得ることができる。

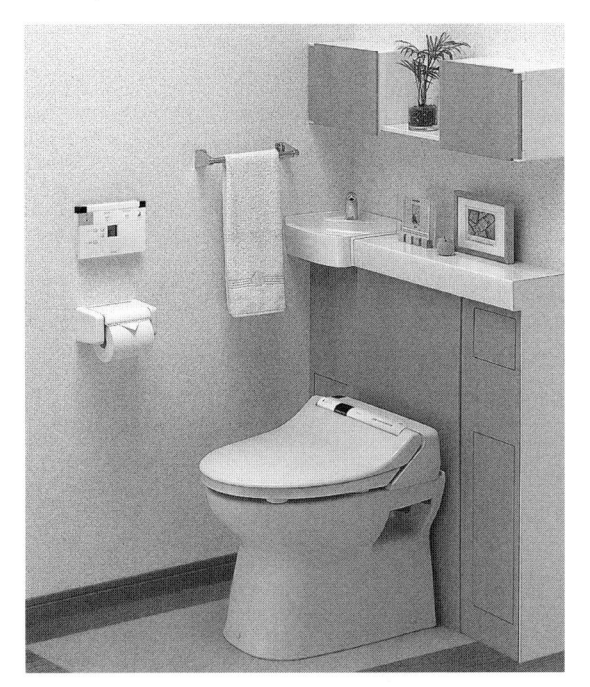

図11．タンクレス便器

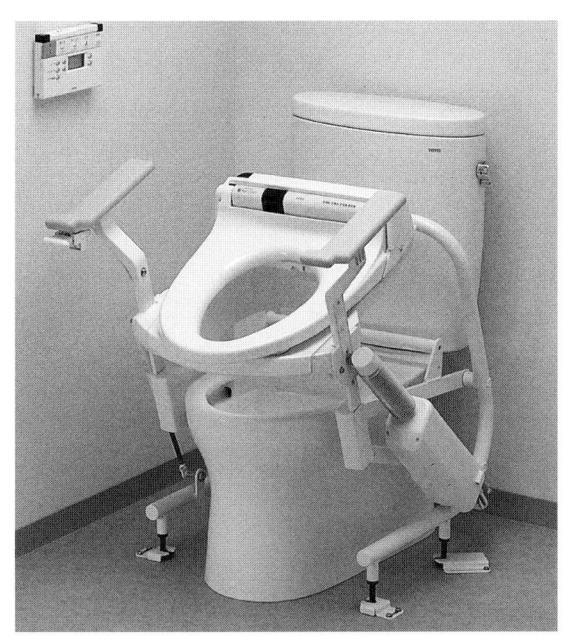

図12．便座昇降装置

b．便座昇降装置（立ち上がり補助便座）（図12）

排泄動作では，便器からの立ち上がり動作のみに一部介助を必要とする場合があるが，図8，9のように便器側面方向に介助者のスペースを確保しにくいトイレ形状が多く，また，対象者が自立の維持を希望する場合が多い．このような場合での活用を想定して便座昇降装置が開発された．便座昇降装置は，便座が上下して立ち上がりを補助する電動の昇降装置である．便座部分と肘掛けが連動して昇降する機種と便座部分のみが昇降する機種がある．また，昇降時の便座の軌道には垂直方向と斜め上方方向があり，トイレ前方スペースの広さや，使用者の疾患，障害特性，股関節への負荷，などの条件を考慮して選択する．試用の機会を設けることが望ましい機器である．

おわりに

入浴用・排泄用福祉機器は，今後，住宅環境との適合性をさらに向上させつつ発展すると思われる．特にユニットバスの普及率は無視できない．ユニットバスへの設置しやすさ，固定性に対応する機器はまだ多いとはいえず課題となっている．また，便器寸法の規格が刷新されれば，それに応じて排泄用機器も改良が求められる．入浴用・排泄用福祉機器は，常に住宅環境や住宅用設備機器とともに発展するべき特性をもつ機器である．

[２] 各論Ａ：最新の機器と今後の発展

10 環境制御装置

畠山 卓朗*
Takuro Hatakeyama

SUMMARY

１）環境制御装置（ECS）は，高位頸髄損傷による四肢麻痺などの障害がある人が，可能な限り自立した生活を実現するために生み出された生活支援機器である。
２）テレビ，電動ベッド，あるいは電話などの電気器具を，残存機能を利用して自由に操作することができる。
３）最初のECSは1960年代初期に英国で誕生し，その後の電子工学の進歩とともに欧米で実用化され，1970年代にわが国に紹介された。
４）ECSは，ユーザーの利用目的に応じて分類すると，固定設置型，可搬型，簡易型に分類することができる。
５）多くの制御項目数を有する機種から，数項目のみといった機種までさまざまな種類がある。
６）ECSの導入にあたっては，オリエンテーション時の説明が重要である。
７）ECS機種選定時には機能面および価格面の両面から検討を行う必要がある。
８）ECSの設置がサポートの終了ではなく，利用者ニーズの拡大，生活環境の変化などに応じてタイムリーに支援することが大切である。
９）ユーザーがECSを最大限に活用して自立生活を実現するためには，本人だけでなく，家族・介護者，セラピスト，リハビリテーション・エンジニア，販売店などが密接に連携して支援する体制が不可欠である。
１０）ECSがわが国に紹介されて20余年の月日が経過するが，公的資金援助の体制が十分に整備されておらず，今後の大きな課題である。

はじめに

交通事故，スポーツ事故，および労働災害などによる四肢麻痺者の発生はあとを断たない。首から下の部位を全く動かすことができないような人の場合，彼らの日常生活のほとんどすべては介助者の手に委ねることとなる。このような状況は，本人にとって精神的負担が大きい。また，その家族にとっての身体的および精神的負担は計り知れないものがある。このような状況を可能な限り改善し，自立した生活を実現するために生み出された支援機器として環境制御装置（environmental control system；ECS）がある。

ここでは，ECSの概要と現時点で入手可能な機種を紹介するとともに，適応における留意点などについて解説する。

I. ECSとは

ここでいう環境とは，身の周りの生活環境を意味する。具体的には，テレビや電動ベッド，ある

*星城大学リハビリテーション学部，教授

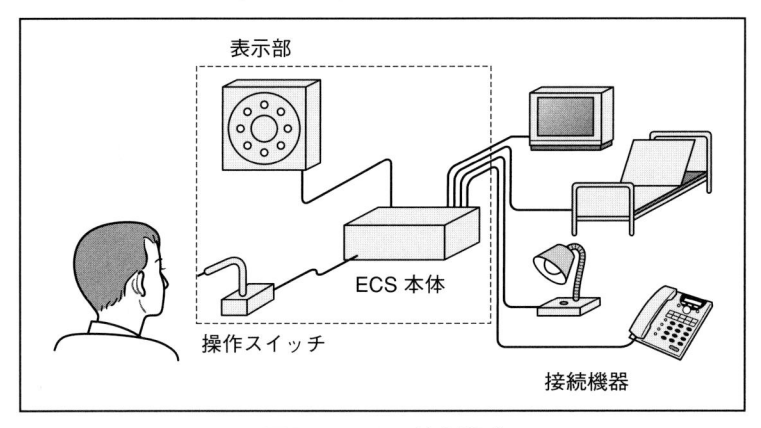

図1．ECS の基本構成

いは電話などの電気器具を指す．ECS を利用すれば，それらの器具を身体に残されたわずかな機能を利用して自由に操作することができる．

図1に ECS の基本的な構成を示す．利用者は身の周りの電気器具を操作するため，残存機能を利用してセンサー（操作スイッチ）を介して ECS 本体に働きかける．センサーは，からだの動きを電気信号に変換する働きを行う．高位頸髄損傷による四肢麻痺者の場合は，呼吸気圧スイッチを利用することが多い．接続機器は市販の電気器具をそのままで，あるいは，一部改造して接続する．

最初の ECS は1960年代の初期に英国で誕生した．その後，電子工学の進歩とともに，特に欧米において研究開発が盛んに行われ，数多くの ECS が実用化された．

II．わが国における取り組み

わが国で本格的に ECS の研究開発の取り組みが行われるきっかけとなったのは，1977年に米国商務省の主催でリハビリテーション USA（東京）が開催されたことによる．この展示会では，米国のさまざまなリハビリテーション機器（電動車いす，電動義手，ECS など）が展示された．その後，そのうちのいくつかの機器が，国内の主要な研究機関に寄贈され，臨床評価を受けた．ECS を担当したいずれの研究機関も高い評価を与えたが，そのままの形でわが国に導入するには，生活習慣，言語の違いなどから困難であるという結論に達した．それがきっかけとなり，わが国に適した ECS の研究開発を目的とし，研究機関の研究員の有志が集まり，1979年6月に環境制御装置研究開発連絡協議会（以下，協議会）が発足した．その後，協議を重ねることにより，1984年4月に協議会仕様 ECS の製品化にこぎつけた[1)~3)]．

III．どんな機種があるか

表1に，わが国で入手可能な主な ECS を示す．以下に，機能の概略を説明する．

1．タイプ

利用形態に応じて，固定設置型，可搬型，簡易型の3タイプがある．固定設置型はベッド上や作業机など，特定の場所で用いる．可搬型は生活空間内で移動して用いることができる．簡易型は操作対象としてテレビやビデオのみに限定している．図2～4にそれぞれのタイプの一例を示す．

2．入力方式

入力方式（あるいは操作方式）は，直接選択と走査法に大別される．直接選択は，例えば，タッチパネルに表示された項目を指で直接触れて操作する．これに対して，走査法（スキャニング，あるいは単にスキャンと呼ぶ）とは，任意に設定した時間間隔で操作対象が入れ替わり表示され，操

表1. 主な環境制御装置 (2006年1月現在)

タイプ	固定設置型			可搬型			簡易型	
製品名	ECS-65	みてら	E-125S	ライフタクト	リラックスⅡ	NSシーケアパイロットⅡ	TV&VCR Remote	テレビリモコン
メーカー	アイホン	三菱電機コントロールソフトウェア	大番ビル福祉サービス	旭化成テクノシステム	Tash	EvoSoft	AbleNet	エスコアール
入力方式	走査法	走査法/直接選択(タッチパネル)	走査法	直接選択(音声入力/タッチパネル)	走査法	直接選択(押しボタン)/走査法	走査法	直接選択(外部接続スイッチ)
操作スイッチ	呼気・吸気/別売	別売	別売	−	別売	別売	押しボタン/別売	別売
入力数	2または1	2または1	1	−	1	1	1	2
制御項目数(チャンネル数)	65	1,000	16	173	50	14+コール	2(電源,選局)	2(電源,選局)
出力形態 リレー接点出力*	10	−	4	−	−	オプション	−	−
出力形態 赤外線出力	65	1,000	12	128	50	6	2	2
その他の機能		音声メモ		音声メモ 電話機能(PHS)				
本体電源	AC100V	AC100V	AC100V	AC100V	電池	電池	電池	電池
価格(税抜き)(設置費・オプション等含まず)	65.5万円	76万円	16万円	35万円	9.8万円	4.95万円	1.98万円	7,800円
連絡先	アイホン販売促進部(052)682-3877	三菱電機コントロールソフトウェア(06)6454-2020	大番ビル福祉サービス(052)937-6312	旭化成テクノシステム(03)6991-2850	昭和貿易ヘルスケア事業部(03)5623-5396	日本シューター在宅ケア担当(03)3834-1198	パシフィックサプライ営業所(03)3352-0757 (072)875-8008	エスコアール(0439)55-3090

＊：リレー接点出力に他社製品(デルカテック社製リモコンリレー PA-101B など)を接続することで AC100V の ON/OFF が可能。
仕様や価格は予告なく変更されることがあるので導入を検討される際には必ず連絡先にお問い合わせください。

作を希望する項目が表示されたときにスイッチ操作することでその時点の項目が選択実行される。つまり，最低1個の操作スイッチが利用可能であれば機器操作が可能となる。

3．操作スイッチ

呼気・吸気スイッチ，押しボタンスイッチが標準装備された機種と，別売りスイッチを必要とする機種がある。

4．制御項目数（チャンネル数）

制御項目数は必ずしも接続機器の数とは一致しない点に注意が必要である。例えば，テレビの場合，電源の ON/OFF で1項目，音量の大・小で2項目，チャンネルで1項目，合計4項目（4チャンネル）必要となる。

5．出力形態

出力形態はリレー接点出力，赤外線出力の2種類があり，機種によりその両方を装備しているものと，赤外線出力のみに限定したものとがある。リレー接点出力はベッドや電話機の操作など電気的に接続する場合に必要である。一方，オーディオ機器に代表されるように赤外線を用いたリモコ

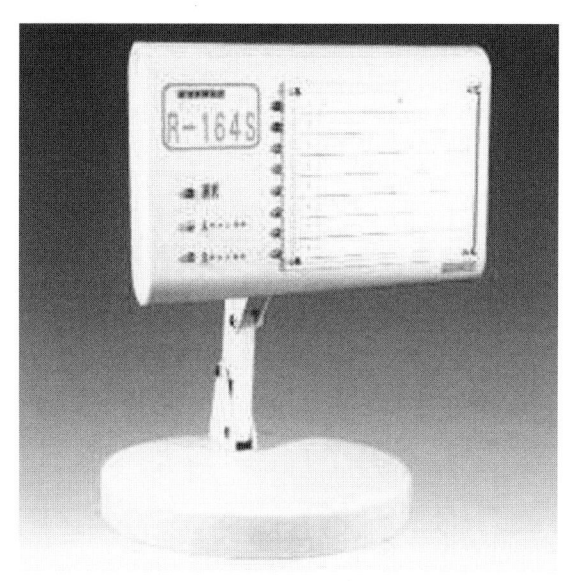

[2] 各論A：最新の機器と今後の発展

図2．固定設置型ECSの一例

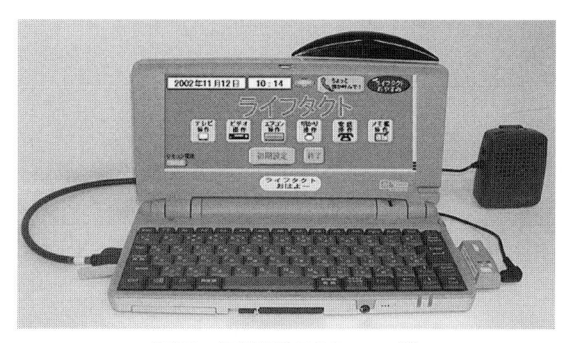

図3．可搬型ECSの一例

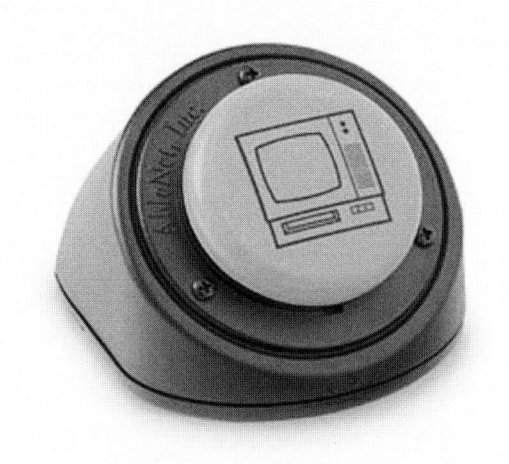

図4．簡易型ECSの一例

ンを装備している機器の操作には赤外線出力が用いられる．なお，リレー接点出力にリモコンリレーと呼ばれるオプション機器を接続することで，扇風機や電気スタンドなど，AC100V電源のオン・オフ操作が可能になる．

6．その他の機能

機種によっては音声メモ機能，電話機能，タイマー機能を内蔵したものがある．

7．本体電源

常時AC100Vに接続して使用する機種と電池駆動できる機種がある．特に電池駆動の場合，機種によって連続使用時間に差があるので注意が必要である．

8．価格

価格にはオプション機器代，設置費，調整費などは含まれないので注意が必要である．

Ⅳ．導入におけるポイント

臨床現場で実際にECSの適用を検討する場合，以下に述べるいくつかの点について留意する必要がある．

1．導入時のオリエンテーション

ECSは装置単体として捉えることは困難であり，むしろ日常生活全般との，さらには家族などの人間関係の中で位置づけるべきである．ECSの導入を検討するにあたっては，できる限り機能の高いものをとか，あれもこれも盛り込みたいといったようになりがちであるが，単に接続機器を増やすだけではなく，機器が本人と家族の生活にどんな役割を果たすかということを導入前に十分検討しておく必要があると考える．例えば，あるケースにおいてはインターホンと電気錠，さらに電話（シルバーホンふれあいS）により留守番ができるようになった．そして，それが実現することで，奥さんが勤めに出ることができるようになった．

このような状況は個々においてさまざまに異なるが，十分な時間をかけながら本人・家族，さらにスタッフを交えての検討が重要と考える。また，ECSを用いた具体的な生活イメージが把握しにくい場合には，実際にECSを使用している人の様子を映像で見せる，使用者宅を訪問する機会をつくり使用者の体験を聞くことなどが有効である。

2．機種選定と経済性

一般的にECSの価格は，制御可能なチャンネル数が多くなればなるほど高額になる傾向にある。価格が安いことに越したことはないが，やはりまず第一番には今後の生活の内容に着目したい。病院などで十分な介護が受けられる場合には比較的少ないチャンネル数で十分かもしれない。しかし，在宅の若くて活動度が高い人の場合には限られたチャンネル数の範囲内でのやりくりに苦慮することがある。また，当面は少ないチャンネルしか使用しなくても，近い将来に接続機器を増やしたいという要求が出ることがあらかじめ予想される場合には，チャンネル数に余裕がある機種を選択されたい。

次に考慮すべきは価格である。チャンネル数が増えれば増えるほど，それに伴う電気工事や機器の改造のための費用が増加する。ECSの本体価格だけではなく，接続機器の新規購入費および設置工事費をも含めて当初から導入計画を立てるべきである。また，経済的に少し無理があるのなら，接続機器の新規購入を見合わせ，現在すでに保有している機器を何とか利用できないかということも含めて検討する。

3．設置後のフォローアップ

ECSの設置完了がサービスの終了ではない。設置後，数週間は操作方法の未習熟や初期不良による不具合が発生することもあり，訪問あるいは電話などによる使用状況の確認が必要である。また，数カ月，6カ月さらに1年などの単位でのフォローアップが必要である。その主な内容は，接続機器の増設・取り外し，項目（チャンネル）の入れ替え（使い込んでいくと使用頻度の高いものは少しでも早く操作できる位置にもっていきたいとの要求が出ることがしばしばある）などである。このような使用者のニーズをタイムリーに汲み取る体制をどうつくっていくかが今後の重要な課題である。

4．その他の留意点

ECSは，他の支援機器に比べて構成要素が多く複雑なため，利用者本人および介護者にとって難解な機器であろう。支援者が機器の全体像をしっかりと把握しておき，さらに正しい利用方法を利用者に伝えることで，本人および介護者の不安を軽減することができる。

表示部は，体位を交換した場合にも常に利用者の視界に入るように設置する。電動ベッドを環境制御装置で操作する場合，ベッドの背角度を上げ過ぎてしまい，腹部の過大な圧迫を招いてしまう，尿瓶がはずれてしまう，身体の姿勢が崩れてベッドからずり落ちてしまう，などの問題を引き起こすことがある。角度変更は一気に行わず，少しずつ調整しながら行うよう指導する。

ベッド周りに十分なスペースが確保できず，ECSの制御ボックスをベッド下などに設置する例がある。この場合，埃がたまりやすく，水分がかかると火災を引き起こす可能性があるので十分注意する。

制御ボックスから普段とは違う臭いがする，煙が出ている，普段とは違う音がする，などの場合は，直ちに電源を切り，コンセントから電源ケーブルを抜き，販売店やメーカーに連絡する。

一方，ECSが正常に作動しているものの，接続機器の操作がうまく実行できない場合は，以下のように問題点を整理してみる。例えば，テレビがうまく操作できないときには，テレビ本体の故障と，ECS本体の故障の両方が考えられる。その場合は，まず，テレビ単体が正しく作動するかどうかを確認する。具体的にはテレビに附属したリモコンで操作し，目的どおりの操作ができるかどうかを確かめる。もしそれができなければ，テレビ本体の故障が考えられ，テレビの販売店に連

絡する。一方，テレビ単体としては操作できているのであれば，ECS 本体の故障か，あるいは ECS とテレビの接続経路（赤外線あるいは電線）に問題が考えられる。よくある例として，ECS 本体から出る赤外線出力部が何かで覆われてしまっていることがある。ベッドの場合には，ECS と電動ベッドを接続するケーブルのコネクタがはずれている，ケーブルが途中で何かに挟まり断線していることなどがある。

以上のように，ECS の販売店やメーカーに連絡する際，可能な範囲で介護者あるいは支援者がチェックすることで，故障時の対応がスムースに行われる。

そのほかの注意点としては，赤外線を利用した場合，リモコンの角度や周囲の状況により信号が到達しにくい場合があるので，特に電動ベッドの操作においては電線を直結する有線式を採用すべきである。ただし，ベッドの上げ下げに伴いベッドフレームなどにケーブルを挟み込み，ケーブルが切断されることがあるので注意を要する。

また，複数の接続ケーブルが床に無造作に放置されたままの場合，介護者がケーブルに足をひっかけ転倒する，ケーブルを切断してしまうことなどがあるため，ホームセンターなどで販売している電線保護カバーにより束ねるなど事故が起こりにくいようにする配慮が必要である。

おわりに

ECS がわが国で紹介され，臨床の場で実用に供するようになってすでに20年あまりの月日が経過した。その間，労災保険制度における社会復帰資金の貸付制度の利用が可能となり，横浜市においては障害者・高齢者住環境整備事業において購入・設置のための支援が行われるようにまでなった。しかし，国の制度や他の自治体ではいまだに資金援助の対象になっておらず，全額自費負担での購入を強いられている。

このことは，わが国では介護負担を軽減する支援機器には目が向けられているものの，本人の自立を促す支援機器にはいまだに十分に目が向けられていないことを象徴している。

ECS は決して万能な機器ではない。むしろ日常生活動作のほんの一握りの部分をカバーするに過ぎない。しかし，われわれの予想をはるかに超えるほど障害がある人自身の精神的自立度を高め，さらにその介助者の時間的および精神的負担を大幅に軽減できる可能性を秘めている[4)5)]。ECS が重度四肢麻痺者の自立生活を支援する一道具として定着するよう関係機関の方々の協力を切望するものである。

文 献

1) 環境制御装置研究開発連絡協議会（編）：環境制御装置手引書．1984．
2) 環境制御装置研究開発連絡協議会（編）：環境制御装置設置マニュアル．1985．
3) 環境制御装置研究開発連絡協議会（編）：操作スイッチへの手引．1985．
4) 上村数洋：明日を創る―頸髄損傷者の生活の記録．三輪書店．1990．
5) 畠山卓朗：自立支援のためのテクノロジー活用と今後の課題．Quality Nursing 9 (9)：10-15, 2003．

[2] 各論A：最新の機器と今後の発展

11 AAC（拡大・代替コミュニケーション）

伊藤 英一*
Eiichi Ito

SUMMARY

1）コミュニケーションは，人が生活を営むうえで誰もが行っていることから，逆に近年までその重要性を認識されてこなかった。

2）コミュニケーションとは，一対一で成立するだけではなく，社会的な観点から検討する必要がある。

3）コミュニケーションエイドがAACなのではなく，また，高度なITを活用すればコミュニケーションが拡大したり，代替できたりするものでもない。

4）単純で簡単な道具や工夫のほうが，利用者の理解を助けたり，生活の中に溶け込んだりすることも多い。

5）コミュニケーションエイドには，メッセージに制限はあるものの即応性が高いシステムと，時間はかかるが詳細なメッセージを伝えることの可能なシステムがあり，利用場面に応じて適用するものが異なる。

6）わずかな身体機能で意思を伝達できるシステムでは，メッセージを選択するだけでも複雑な手順が必要となるため，段階的な導入や丁寧な操作訓練が必要である。

はじめに

AAC（augmentative & alternative communication）とは，拡大・代替コミュニケーションと訳されることが多い。このcommunicationとは日本語（漢字）で表記するならば，通信，あるいは伝達，連絡，意思の疎通，ということになる。最初の通信という言葉には，単なる情報のやりとりや，IT機器などにおける機械間の情報伝送のような技術的な情報伝達という意味もある。一方，連絡あるいは意思の疎通というような，人と人との間における会話や意見の伝達，情報交換というような意味もある。AACにおいては後者の意味，つまりcommunicationとは人と人との間における情報交換という意味であり，本稿ではこれらを単に「コミュニケーション」と表現する。

コミュニケーションの研究は古くからあり，さまざまなモデルが提案されている。例えば，Shannonのコミュニケーション・モデル[1]は，符号化（encode）と解読化（decode）により情報を伝達する数学モデル（**図1**）だといえる。この符号化-解読化のシステムでは，それぞれに共通したルールをもつ必要がある。それがなければ情報を符号に換えて送ったとしても，その符号を受け取った側では解読できず，情報が伝達されたことにはならない。

同様に，人が何らかの意思を別の人に伝えようとする場合であっても，単なる「音声」や「文字」という情報を送り手から受け手に対して伝達するだけでは不十分といえる。受け手がその情報を解読する，つまり送り手と受け手双方の共通のルールである言語という知識によって，「音声」や「文字」を「言葉」として理解することができる。そ

*長野大学社会福祉学部，助教授

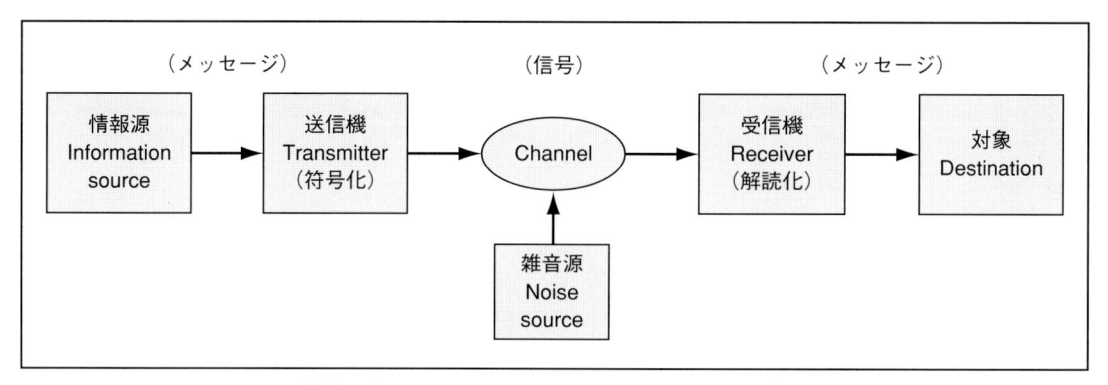

```
         （メッセージ）              （信号）              （メッセージ）
    ┌──────────┐   ┌──────────┐              ┌──────────┐   ┌──────────┐
    │ 情報源   │   │ 送信機   │              │ 受信機   │   │ 対象     │
    │Information│──▶│Transmitter│──▶ Channel ──▶│ Receiver │──▶│Destination│
    │ source   │   │（符号化） │              │（解読化）│   │          │
    └──────────┘   └──────────┘              └──────────┘   └──────────┘
                                      ▲
                                 ┌──────────┐
                                 │ 雑音源   │
                                 │  Noise   │
                                 │  source  │
                                 └──────────┘
```

図1．Shannonのコミュニケーション・モデル

こまでできてようやく意思が伝わること，つまりコミュニケーションが成立したことになる。

では，「音声」や「文字」の利用が困難な人たち，あるいは「音声」や「文字」を利用しない場面ではコミュニケーションは成立しないのか。実際にはそのようなことはなく，逆に人は「音声」や「文字」以外の情報（非言語コミュニケーションを含む）を多用しながら，日常生活を送っているのである。本稿では，コミュニケーションに障害のある人たちが主体的にコミュニケーションをとるためのAACの具体的な事例を紹介しながら，AACの導入（支援）が自己決定権や人権の尊重に結びつくための一つの方法論となることをご理解いただきたい。

I．AACとは

コミュニケーションは人が生活を営むうえで誰もが行っているものである。しかし，近年まで医学的リハビリテーションにおいてもコミュニケーションの重要性はあまり認識されておらず，二次的に発生するコミュニケーション障害よりも，運動機能や知能に関する技法，例えば，日常生活動作（activities of daily living；ADL）などが重要視されてきた。

また，コミュニケーション障害の場合，障害のある人自身の問題として対応を考えがちである。例えば，聴覚障害者では，健常者の唇の形から話している内容を読みとる「読唇」と，自分が伝えたい言葉を発声するための「口話」の訓練を積み重ねることにより，健常者とのコミュニケーションはある程度可能となる。あるいは，健常者が手話を覚えることにより，聴覚障害者とのコミュニケーションは可能となる。しかし，訓練で聴覚障害者の誰もが読唇や口話ができるようになるわけでもなく，また，手話を知らない人や，上肢が不自由な人，視覚障害者などにとって手話を用いたコミュニケーションは困難である。つまり，コミュニケーションとは一対一で成立すればよいというものではなく，生活あるいは社会的な観点から検討する必要がある。

一方，科学技術の進歩により，情報通信技術（information technology；IT）を応用したさまざまなコミュニケーション手段が開発されている。例えば，キーボードなどから入力された文字やメッセージを合成音声により出力したり，あらかじめ録音しておいた音声を出力したりする音声出力式コミュニケーションエイド（voice output communication aid；VOCA）はAACの重要な要素となっている。さらに，インターネットの普及により，携帯電話を介したメール交換が日常的なコミュニケーション手段にもなってきている。しかし，コミュニケーションエイドがAACなのではなく，また，高度なITを活用すればすべての人のコミュニケーションが拡大できたり，代替できたりするものでもない。単純で簡単な道具や工夫のほうが，利用者の理解を助けたり，生活の中に溶け込んだりすることも多い。

安藤らは，AACとは「重度の表出障害をもつ人々の機能・形態障害（impairment）や能力障

害（disability）を補償する臨床活動の領域を指す」[2]ものであり，その目的は「障害をもつ人々が現在もつすべての能力を活用して，個々のコミュニケーション能力を最大限に発揮させること」[2]としている。また，近年ではリハビリテーションの現場においても AAC アプローチが活用されはじめた。例えば，集中治療や急性期治療では，呼吸器の利用や気管内挿管されていたり，失語症や構音障害などを呈していたりする場合が多く，おのおのの患者に適したコミュニケーション手段を利用しなければ適切な医療サービスが提供できない[3]ことも散見される。

つまり，AAC とは，特定の手段に依存せず，持続的か一時的かを問わず，障害のある人たちの生活の質（quality of life；QOL）を高めることのできる技術や道具，工夫を用いて，彼ら個々に応じた主体的なコミュニケーションを可能にするための戦略と考えられる。

● II．場面に応じたコミュニケーション

コミュニケーションとは，いきなり始まるものではなく，その場面に応じた何らかの手順や，プロセスを経ながら進行していくものと一般的には考えられる。例えば，病院に入院している患者が看護師に対して体の変調を訴える場面におけるコミュニケーションのプロセスを考えてみる。

① 近くの看護師を呼び止める，あるいは呼び鈴を押して看護師に来室を依頼する
② 看護師が来室したとき，顔色や表情，身体の動き，うめき声，呼吸などの言葉ではないメッセージ〔非言語（nonverbal）コミュニケーション〕により，それが緊迫したもの，急用なのだという状況を伝える
③ 看護師からの「どうかしましたか？」という問いかけには答えられない
④ 看護師は患者から直接状況を聞くことができないことから，質問様式を変更しなければならない。ここでは，「どこか痛むのですか？」「頭ですか，胸ですか，お腹ですか？」など，患者の Yes/No サインを頼りに状況を把握する（場面 A）
⑤ 看護師は適切な質問内容さえ用意できれば，患者の Yes/No サインを頼りに状況を把握することができる

また，Yes/No サインを利用する場面であっても，このような緊迫した状況ではなく，また内容も限定されていない一般的なコミュニケーションでは様相は異なる。例えば，構音障害のある患者が，看護師の知らない人の名前「いとう」を伝えなければならない場面ではどのようなプロセスを経るのかを考えてみる。

① 患者が名前「いとう」を発声するが，看護師には聞き取れない
② 看護師が会話の文脈（context）から，患者の回答を推測して，例えば「かとう？」と聞き返す
③ 患者は No サインにより，間違いであることを指摘し，さらに「いとう」と発音するが，看護師には聞き取れない
④ 看護師は質問様式を変更し，聞き手側から一つずつ文字を示し，患者の Yes/No サインにより読み取る方法を用いる。ここでは，看護師から「あ」「い」「う」という具合に，五十音を順に 1 文字ずつ発声し，患者の Yes/No サインから該当する文字（かな）を読み取ろうとする（場面 B）
⑤ 看護師から「あ」，そして一呼吸空けて「い」を発声する。患者は「いとう」の「い」であるため，看護師が「い」を発声したときに Yes サインを表出する。そこで，看護師は患者が「い」を選択したことを認識する
⑥ 看護師は「い？」と聞き返し，確認を取った後，「い」の次に続く文字を同様に五十音を順に発声しながら，患者の言葉を 1 文字ずつ聞いていく。このようにして，次の文字「と」，さらに「う」を読み取る
⑦ 看護師は患者から伝えられた言葉「いとう？」を発声し，患者が Yes サインを表出することで確認をする

ここで，患者が看護師に人の名前を伝えるため

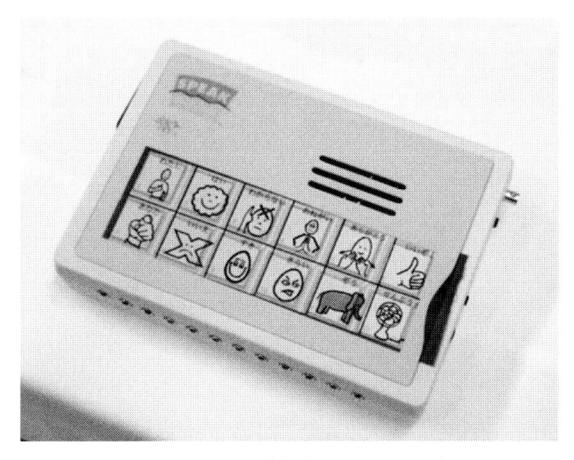

[2] 各論A：最新の機器と今後の発展

図2. メッセージ録音型VOCA（例）

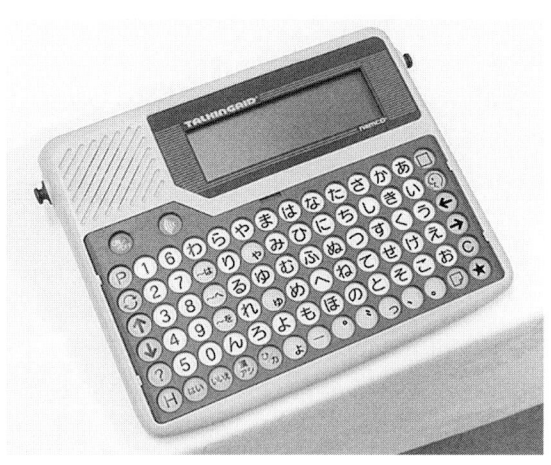

図4. 文字入力型VOCA（例）

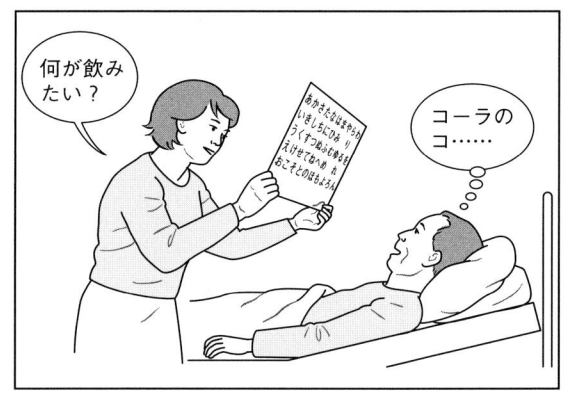

図3. 五十音文字盤によるコミュニケーション（例）

や棒などによりメッセージボードや50音文字盤を指示したり，透明文字盤を目で追うこと[4]により言葉を伝えたり（図3），キーボードやスイッチ操作により入力した文字列を合成音声により発声させる装置（文字入力型VOCA；図4）を利用したりしながら，聞き手に言葉を伝えることによりコミュニケーションが成立する。

場面Aのシステムでは即応性は高いが，登録されていないメッセージは伝えられず，場面Bのシステムでは，ある程度の時間はかかるものの，どのようなメッセージでも伝えることができるという特徴がある。それぞれの場面に適したシステムを使い分ける，あるいは目的や用途によって適したシステムを選択する必要がある。

Ⅲ. 身体機能に応じたコミュニケーション手段の選択

ここでは，四肢麻痺などの肢体不自由者が文字入力型VOCAを利用する際の一般的な適用（選択）について紹介する。まず，どのような運動を利用して操作が可能となるのかを検討しなければならない。上肢や下肢，頸部の運動などを用いて直接キーボードを操作しようとする場合と，指の屈曲・伸展や舌の運動，呼吸気圧などのような単純な運動機能でスイッチを操作しようとする場合とに大別できる。

前者の場合，筋力が弱い，あるいは巧緻性が低いためにキーを押し間違える場合がある。その際

の一つのプロセスが終了したことになる。普段，臨床現場で目にするような簡単なコミュニケーションであっても，それぞれの場面に応じたプロセスを経ているのである。

このように特徴的なそれぞれの場面において，道具や装置を利用した場合にはどうなるであろうか。まず場面Aでは，あらかじめ必要とされるメッセージを記載したメッセージボードを聞き手が指示したり，読み上げたりしながら話し手のYes/Noサインを読み取る方法や，同様に必要とされるメッセージを音声として録音しておいた装置（メッセージ録音型VOCA；図2）を話し手自身が操作し，音声で聞き手に伝えることでコミュニケーションが成立する。

次に場面Bでは，話し手自身が1文字ずつ指

には，キーガードを利用したり，大型キーボードを利用したり，キー入力の間隔を長くしたりすることで回避する．また，麻痺などによりキーを直接打鍵できない場合には，編み棒や菜箸などを口にくわえて操作（マウススティック）したり，頭部に棒を固定（ヘッドポインタ）したり，掌にペンを固定（万能カフ）したりすることでキーやスイッチを打鍵する．

後者の場合，一つのスイッチにより，例えば50音（ひらがな）の中から1文字を選択したり，20程度のメッセージの中から一つを選択したりすることが必要となる．そのような場面で利用される方法の一つが走査型選択方式（スキャン入力）である．通常，利用者に対して選択肢が一つずつ提示され，目標の文字やメッセージが示された際に正確にスイッチを操作することでそれを選択できる．つまり，タイミングよくスイッチを操作することが必要である．そのため，巧緻性が低い，あるいは筋力が低い，不随意運動があるような場合などでは，利用者に適したスイッチを選択することが難しくなる．

また，スキャン入力は目標（ターゲット）となる文字やメッセージを行と列，あるいは分割により絞り込んでいく操作であることから，指差しやキーボード打鍵などのような直接的な選択手段ではない．そのため，スキャン入力の利用に際しては，呼び鈴などのような簡単なスイッチ操作からはじめ，短時間に複数回のスイッチ操作をしたり，一定時間以上押し続けたりすることで異なる機能を選択するなど，段階的な導入[5]や丁寧な操作訓練などが必要となる．

さらに，スキャン入力では目標となる文字やメッセージが徐々に絞り込まれていく．そのため，目標に近づくに従って利用者は緊張し，その緊張によって誤操作が誘発されることも多い．そこで，誤操作をしたとしてもすぐに後戻りができる機能をもつことで利用者を緊張させない工夫[6]を施す工夫や，利用者が入力しようとしている文字列や単語を推測して候補として提示[7]したり，入力文字列を修正[8]したりすることにより入力操作を減らす工夫など，効果的な対応が必要となる．

おわりに

コミュニケーション障害というと，視覚障害や聴覚障害などの感覚障害を意味していると考えがちであるが，肢体不自由においても多くのコミュニケーション障害者が存在する．特に，重度の場合には自らの意思を表現することが困難な場合もあり，話し手が伝えようとしている情報を読み取る意識が聞き手にあるか否かによって，コミュニケーションが成立するか否かを左右するといっても過言ではない．

また，コミュニケーションとは双方向の意思の伝達である．そのため，誰もが話し手であり，聞き手でもあるため，コミュニケーションに障害のある人やその周囲の人だけが努力すればよいというものではなく，AACの理念が広く社会に浸透することで誰もが平等に自己を表現できる社会となるのではないだろうか．

文　献

1) Shannon CE: A Mathematical Theory of Communication. The Bell System Technical Journal 27：379-423, 623-656, 1948.
2) 安藤　忠（編）：子どものためのAAC入門—文字盤からコンピューターへ．協同医書出版社, 1998.
3) Yorkston KM（編）：拡大・代替コミュニケーション入門—医療現場における活用．伊藤元信監, 富永優子訳, 協同医書出版社, 1996.
4) 山本智子：眼球運動が障害されたALS患者が使用可能な透明文字盤の工夫．第16回リハビリテーション工学カンファレンス講演論文集, 2001, pp105-108.
5) 伊藤英一：コミュニケーションエイド導入のポイント．障害者問題研究 24(2)：135-141, 1996.
6) 岡本　明, 山田邦博, 高木幹雄：制御感を重視した重度肢体不自由の人のための入力装置．電子情報通信学会論文誌（D-II）J80-D-II(7)：1870-1877, 1997.
7) 増井俊之：動的パタンマッチを用いた高速文章入力手法．インタラクティブとソフトウェアV, 尾内理紀夫編, 近代科学社, 1997, pp81-86.
8) Trewin S: An Invisible Keyguard. Proceedings of the ACM Conference on Assistive Technologies 2002, 2002, pp143-149.

[2] 各論A：最新の機器と今後の発展

12 情報機器へのアクセシビリティ——コンピュータ・アクセシビリティ

奥　英久*
Hidehisa Oku

SUMMARY

1）情報機器のアクセシビリティに関する検討は，コンピュータを主たる対象として，1980年代後半から米国で始まり，その後，日本と欧州においても開始された。

2）米国では1986年に最初のアクセシビリティ指針が策定され，以後，1992と98年の2回改訂が行われた。現在はハードウェア/ソフトウェア/情報内容までを対象としている。

3）欧州では1994と98年に北欧の国々が中心となりコンピュータ・アクセシビリティのガイドラインが策定された。98年版では，範囲をハードウェアだけではなくソフトウェアとインターネットおよび文書など，情報の内容にまで範囲を拡大している。

4）インターネットのアクセシビリティはWWWコンソーシアムの下部組織WAIにおいて，表示内容（コンテンツ）のアクセシビリティについてガイドラインが策定されている。

5）日本では，よい意味で米国の影響を受け，1990年に障害者等情報処理機器アクセシビリティ指針を策定し，1995と2000年にそれぞれ改訂を行った。2000年の改訂では，標準入出力装置と特殊入出力装置に加えマニュアルや問い合わせ方法のアクセシビリティなど，関連する全般的事項についても言及している。さらに，インターネットのアクセシビリティについては総務庁や企業の努力により対応が行われている。

6）ISO/IECガイド71に基づき，ハードウェアとソフトウェアを含む総合的な情報アクセシビリティが，「高齢者・障害者等配慮設計指針－情報通信における機器，ソフトウェア及びサービス」として，2004年度にJIS化された。

●はじめに

現代では，コンピュータを扱えることが一つのリテラシ（literacy：基本的素養）となりつつある。このように社会でコンピュータの活用が当然となり，コンピュータを基本とする情報処理機器が世の中で多用されるのに伴い，一部の人々がこれらをうまく使いこなせないことが問題となりはじめた。これは，当初は障害者に限定されていたが，高齢社会の到来により対象が高齢者にまで拡大され，さらに障害の有無にかかわらずコンピュータの操作に馴染めない人々も多いことがわかると，「情報処理機器を操作できないことが情報社会にアクセスできないごとにつながる」という社会問題として顕在化してきた。この問題はデジタルデバイド（digital-divide）といわれ，パソコンやインターネットなどに代表される情報技術（information technology；IT）を使いこなせる者と使いこなせない者の間に生じる，待遇や貧富，機会の格差を意味する。これを解消するため，コンピュータのアクセシビリティ（一般的には「利用しやすさ」）向上に向けた動きが活発に行われはじめた。現在では，コンピュータそのもののアクセシビリティと，WWW（World Wide Web：

*神戸学院大学総合リハビリテーション学部社会リハビリテーション学科，教授

インターネットで情報を共有するシステムの一つ)を代表としてコンピュータで扱われる情報(コンテンツ)のアクセシビリティについて指針が策定されている。本稿では，コンピュータのアクセシビリティに関する内外の経緯と現況について解説する。

I．コンピュータのアクセシビリティに関する内外の動向

1．米国での経緯[1)2)]

米国では，1920年に制定された（職業）リハビリテーション法が73年に改正され「障害」の内容が定義されるとともに，雇用差別の撤廃・建築/交通バリアの除去など，連邦各州における障害者リハビリテーション（以下，リハビリ）を実効あるものとするための施策が展開された。

このリハビリテーション法が86年に改正され，第508条項が追加された。これは，連邦政府および関係機関に対して，障害者が使用できない電子機器の調達（購入）を禁じるという内容で，主としてハードウェア（装置そのもの）が対象であった。その後，第508条項は92と98年に改訂された。92年の改訂では，範囲が「電子技術および情報技術へのアクセシビリティ」へ拡大され，ハードウェア以外のソフトウェアやインタフェースなども重要な電子・情報技術として含められた。さらに98年の改訂では，連邦政府が関係する電子・情報技術の障害者に対するアクセシビリティの保証を義務づけ，インターネットのアクセシビリティも対象に含められた。

2．欧州での経緯[3)4)]

欧州では，福祉先進国として知られている北欧各国が中心となり，Nordic Guidelines for Computer Accessibility (Nordic Cooperation on Disability 編) 初版が1993年に策定された。その後，コンピュータを中心としたITの発展に伴い，範囲をアプリケーション・ソフトウェアおよび安全性にまで拡大した第2版が98年に策定された。これらは，米国のように法律でアクセシビリティを規定してはいないが，入出力機器からソフトウェアに至るまで，関連する広い範囲のアクセシビリティについて言及している。

3．日本での経緯[5)～9)]

わが国では，米国のリハビリテーション法第508条項の影響を受け，1988年に通商産業省（当時）の委託により，（社）日本電子工業振興協会にヒューマニティエレクトロニクス調査委員会（後に障害者等対応情報機器技術委員会と改称）が設置され，90年に障害者等情報処理機器アクセシビリティ指針（機械情報産業局長通達）を公表した[5)]。その後，調査を継続し，95年に改訂版である障害者等情報処理機器アクセシビリティ指針（通商産業省告示第231号）を公開した[6)]。そして，対象と内容を拡大して，2000年に障害者・高齢者等情報処理機器アクセシビリティ指針を改訂告知した（通商産業省告示第362号）[7)8)]。また，郵政省においても，98年に障害者等電気通信設備アクセシビリティ指針を発表した[9)]。

4．WWWのアクセシビリティ[10)～13)]

WWWのアクセシビリティは，障害者など心身の機能に制約のある人や高齢者がインターネットで提供されている情報に問題なくアクセスし利用できることを示す考え方で，「ウェブ・アクセシビリティ」ともいわれている。コンピュータの種類やブラウザ（インターネットを閲覧するためのプログラム）の相違に関係なく，すべての利用者にとってWWWが平等に利用可能であることが望ましいという考え方に基づいている。WWWのアクセシビリティは，WWW標準規格の策定機関であるW3C (World Wide Web Consortium：1994年設立)[10)]の一部門であるWAI (Web Accessibility Initiative)[11)]によって策定されている。日本では，総務省が2001年にウェブ・アクセシビリティを公開し，実証実験を行っている[12)]。このほかに，独自にウェブ・アクセシビリティ指針を策定して公開しているコンピュータ関連企業

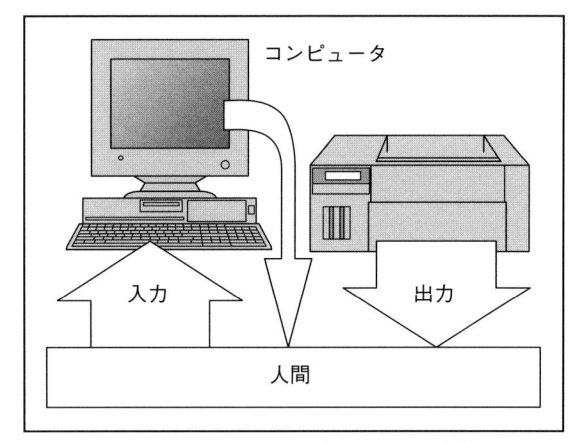

図1．人間とコンピュータの関係

もある[13]。

Ⅱ．アクセシビリティ指針の内容[7]

コンピュータと使用者（人間）で構成されるシステム（**図1**）において人間側に要求される主な機能は，情報の入力（運動機能），処理経過の把握と出力の確認（感覚機能）である。人間側の障害によりこれらの一部もしくは大部分が困難となると，障壁（バリア）が生じる。この改善が可能か否かでアクセシビリティが決定される。ここでは，2000年に制定された障害者・高齢者等情報処理機器アクセシビリティ指針を基本に解説する。

1．対象とするバリア

現状では，以下に示す4種類のバリアの解消を目的としている。

① 障害による操作上のバリア（肢体不自由による入力装置利用上のバリア，視覚障害による表示装置利用上のバリア，聴覚障害による音声情報利用上のバリア，知的障害による操作理解に関わるバリアなど）
② 加齢に伴う心身機能の低下による操作上のバリア
③ 病気や怪我などに起因する操作上のバリア
④ 暗所・騒音下などの特別な環境における操作上のバリア

2．アクセシビリティの対象機器

障害者・高齢者等情報処理機器アクセシビリティ指針[7,8]では，コンピュータ本体と，その関連機器が対象となっている。コンピュータ本体は，パーソナルコンピュータ（パソコン），ワードプロセッサ（ワープロ），ワークステーション（高い画像処理機能を有する高機能コンピュータ），メインフレーム（基幹業務を行う大型コンピュータ）などである。一方，関連機器は入力装置と出力装置に大別される。入力装置としては，キーボードやマウスなどの標準入力装置と，点字キーボードなどの特殊入力装置がある。出力装置としては，ディスプレイ（CRT・液晶など），プリンタなどの標準出力装置と，点字プリンタやペーパレスブレイルなどの特殊出力装置がある。

a．標準入出力装置のアクセシビリティ
1）キーボードを使いやすくする機能

標準入力装置であるキーボードを操作しやすくするための配慮で，下記の通りである。これらの多くは，Windows 95以上のシステムにおいてユーザー補助機能（**図2**）として標準的に含まれている。

・順次入力機能：複数キーの同時押下を順次押下に変更する。
・キー反復入力条件の設定機能：オートリピート動作の時間要素を調整する。
・キー入力確定条件の設定機能：キー押下が入力として確定するまでの時間を調整する。
・キー入力のみによる操作機能：キー入力だけでソフトウェアの操作を可能とする。
・キーボード操作のフィードバック機能：キー操作やトグルキーの状態を知らせる。

また，以下のような補助手段も用いられる。

・キーガード：複数キーの同時押下を防止するための透明な保護板である。
・キーの識別手段：キートップ上の表記文字を凸化または大文字化し認識率を上げる。

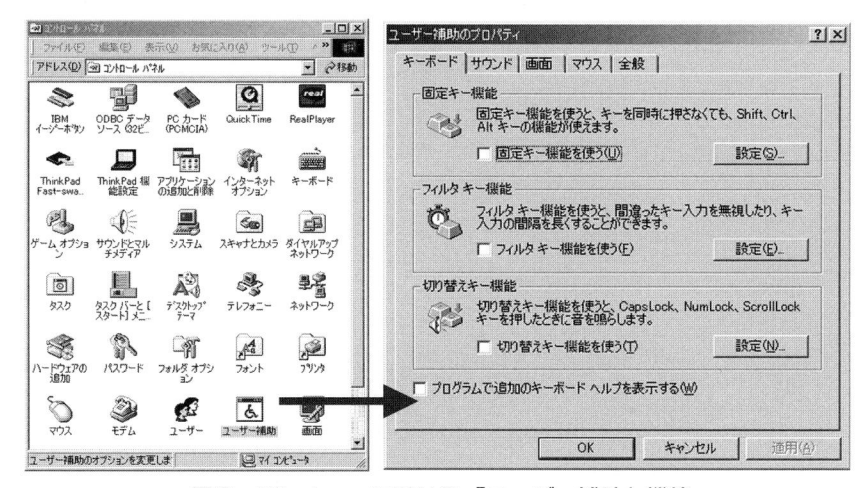

図2．Windowsにおける「ユーザー補助」機能

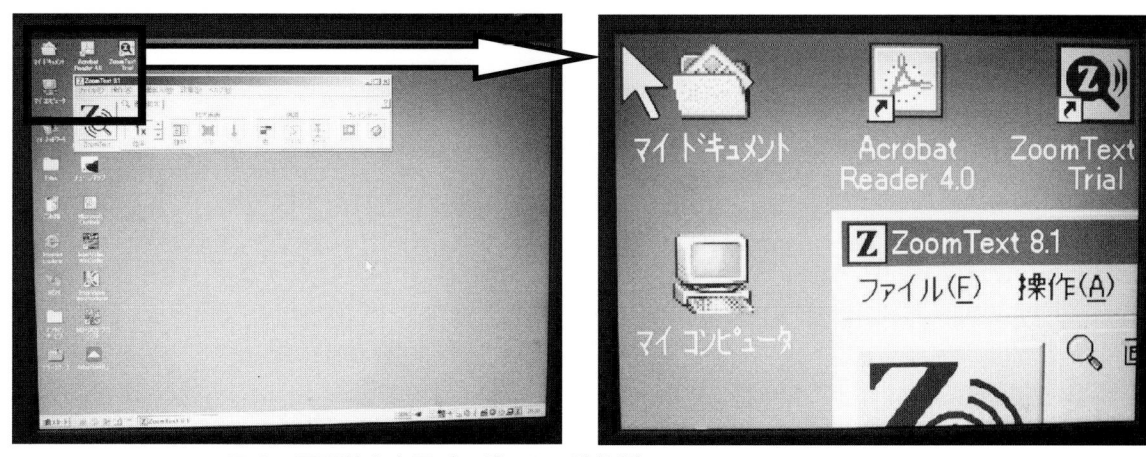

図3．画面拡大表示プログラムの動作例（日本電気㈱製「ZoomText」）

2）**ポインティングデバイス（マウスなど）を使いやすくする機能**

標準ポインティングデバイスであるマウスを操作しやすくするための配慮で，下記のとおりである。一部はキーボードと同様に，ユーザー補助機能として標準的に含まれている。

- ポインタの移動量設定機能：マウスの移動距離と画面のカーソル移動距離を調整する。
- ポインタの自動移動機能：マウスカーソルをポインタの位置へ自動的に移動させる。
- ポインタやカーソルの条件設定機能：大きさ，色，軌跡表示，点滅間隔を調整する。
- ポインティングデバイスのボタン機能の変更：クリック，ダブルクリックなどの操作切り替えとタイミングを調整する。
- キーボードによるポインティングデバイスの操作機能：マウスで行う操作をすべてキーボードで可能とする。

3）**画面表示を見やすくする機能**

画面の表示内容を確認しやすくするための機能で，下記のとおりである。

- 画面の拡大表示機能：画面の指定した部分を拡大表示する（図3）。
- 画面の配色変更機能：背景色と文字色のコントラストを変更する。

4）**システムを使いやすくする機能と環境**

周辺機器を含み，コンピュータそのものを操作しやすくするための機能である。

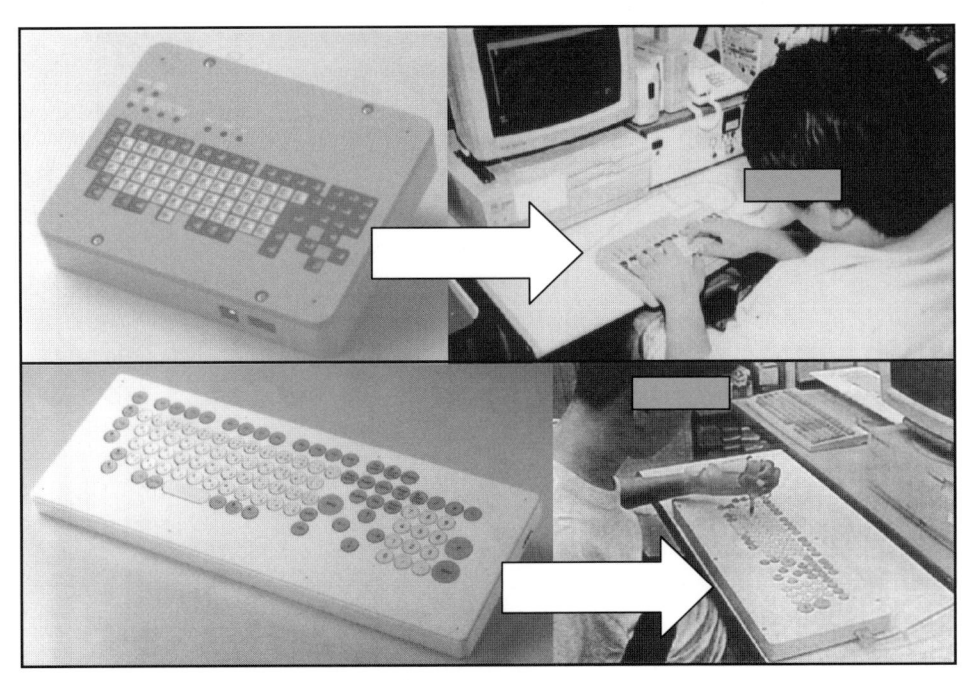

図4. 小型と大型のキーボード（一部，山陽電子工業㈱カタログより）

- 情報処理機器の操作性：電源スイッチの操作，周辺機器との接続を簡単にする。
- 周辺機器の操作性：記憶メディアの取り扱いなどを簡単にする。
- 情報処理機器のFAX対応機能：コンピュータとFAXとの情報交換を行えるようにする。
- 多様な利用環境への対応：固定・モバイルなど多様な環境で使用できるようにする。
- 出力情報の多重表現機能：コンピュータの動作を視覚・聴覚・触覚などで出力する。
- 入力操作前の状態に戻す機能：操作前の状態に戻す（Undo：アンドゥ）。
- メニューの階層構造：メニューが階層となる場合にわかりやすくする。
- アイコン，ボタンや文字などへのアクセス制限機能：誤操作防止のために不要なアイコンなどを操作できないようにする。
- 使用する各種ソフトウェアの設定条件保存機能：使用者の設定条件を記憶・再生する。
- 単語・文字予測機能：少ない入力で残りの文字列や単語を予測して入力を省力化する。
- 漢字修得レベルに合わせた漢字辞書：使用者の習得レベルに応じた漢字変換を行う。

b．特殊入出力装置によるアクセシビリティ向上

標準の入出力装置が使用できない場合に，代替機能を提供する装置である。

1）キーボードの代替

標準キーボードと同じ働きをする別のハードウェアあるいは模擬的に標準キーボードの機能を担うソフトウェアである。

- 代替キーボード：標準より小型あるいは大型のキーボード（**図4**），または走査式・モールス式のキーボードで，標準キーボードのキー入力を代替する。
- オンスクリーンキーボード：画面上にキーボードを表示し（**図5**），走査で選択する。
- 点字入力機能：標準キーボードからの入力を点字に変換するプログラム，および専用の点字キーボードなどにより，点字を入力する。
- 音声入力機能：押下したキーの文字などを音声で読み上げて確認する。

12. 情報機器へのアクセシビリティ−コンピュータ・アクセシビリティ　　141

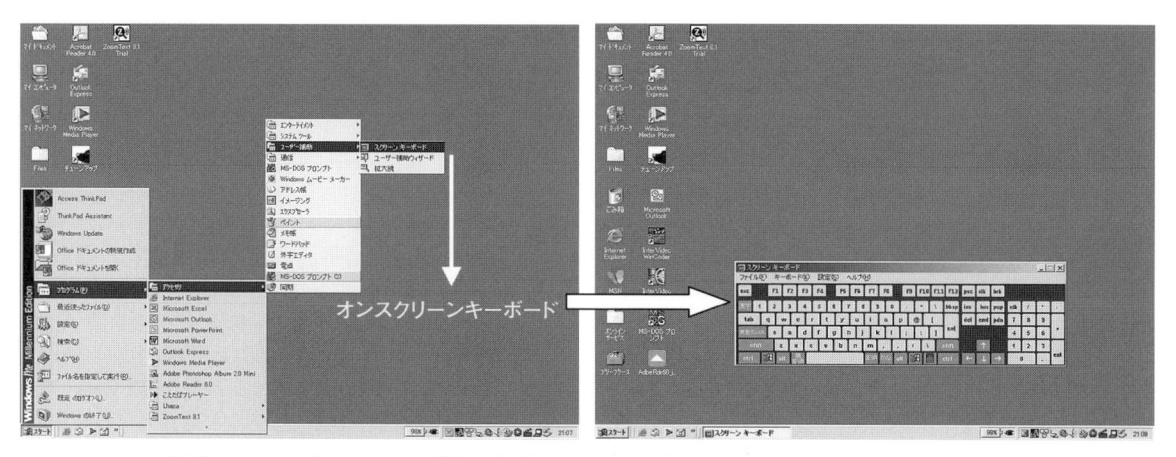

図5．オンスクリーン（画面に表示する）キーボード（左：起動手順，右：動作例）

・音声による文字入力支援機能：キーボードから入力した文字キーを変換する場合に，候補文字・確定した文字などを読み上げて確認する．

2）ポインティングデバイスの代替

マウスの働きを担う別のシステムである．

・マウスの代替入力装置：使用者が操作できる装置で，マウスと同じ働きをする．

・タッチスクリーン：スクリーンに触れる/押すなどにより，キー入力を代替する．

3）ディスプレイやプリンタの代替

画面に表示する内容を音声や点字で出力するシステムである．

・音声読み上げ機能：画面上の任意位置にある文字情報を読み上げる．

・点字/触覚ディスプレイ：画面上の表示情報を点字または触知媒体で示す．

・点字プリンタ：画面の表示内容を点字で印刷する．

4）アクセシビリティ向上のための共通事項

ハードウェアとソフトウェアを通じた全般的事項として，以下の項目が示されている．

・コンピュータと特殊入出力装置の接続を容易にするためにインタフェース（ハードウェアの仕様とソフトウェアの仕様）を公開する．

・情報機器の表示やマニュアルの内容を，わかりやすく，アクセスしやすくする．

・画像や写真への文字説明添付，音声情報への字幕表示，文章だけの説明に図表を付加など，複数の方法で情報を提示し，必要に応じてウィザード（操作支援機能）やヘルプを設ける．

・製品に関する問合せを電話/FAX・電子メールなど複数メディアで受け取れるようにする．

●● おわりに

2001年に制定されたISO（国際標準化機構）/IEC（国際電気標準会議）ガイド71（規格作成における高齢者，障害者のニーズへの配慮ガイドライン）[14]に基づき，情報アクセシビリティが，正式名称「高齢者・障害者等配慮設計指針−情報通信における機器，ソフトウェア及びサービス」として，2004年度にJIS化された[15]〜[17]．これにより，情報アクセシビリティでは，情報機器そのものの使いやすさに加え，本稿では詳述しなかったがWWWへのアクセスおよび，そこで提供される情報（コンテンツ）の利用のしやすさについても配慮しなければならないことが公的に定められた．

情報アクセシビリティを向上させるための各種支援機器およびシステムについては誌面の都合により紹介できなかったが，参考文献・URL（ホームページのアドレス）などを参照していただきたい[18][19]．

文献（URL 含む）

1) 久保耕造：米国における障害者とエレクトロニクス・アクセシビリティ．障害者の福祉 9：26－30, 1989.
2) http://it.jeita.or.jp/perinfo/committee/accessibility/usreport/
3) Nordic Cooperation on Disability：NORDIC GUIDELINES FOR COMPUTER ACCESSIBILITY. 1994, p45.
4) Nordic Cooperation on Disability：NORDIC GUIDELINES FOR COMPUTER ACCESSIBILITY. Second ed, 1998, p47.
5) 通商産業省機械情報産業局：情報処理機器アクセシビリティ指針．障害者の福祉 11：6－8, 1991.
6) 通商産業省告示第231号「障害者等情報処理機器アクセシビリティ指針」, 1995.
7) 通商産業省告示第362号「障害者・高齢者等情報処理機器アクセシビリティ指針」, 2000.
8) http://www.meti.go.jp/kohosys/topics/00000085/kokuji.pdf）
9) http://www.soumu.go.jp/joho_tsusin/b_free/b_free2.html
10) http://www.w3.org/
11) http://www.w3.org/WAI/
12) http://www.jwas.gr.jp/
13) http://jp.fujitsu.com/webaccessibility/
14) http://www.jisc.go.jp/tpk/guide71－2.html
15) http://www.jisc.go.jp/app/pager?id＝3542
16) http://www.jisc.go.jp/app/pager?id＝3579
17) http://www.jisc.go.jp/app/pager?id＝13644
18) 奥　英久：コンピュータによるコミュニケーション関連用具．（最新版）テクニカルエイド, 医学書院, 2002, pp656－666.
19) http://www.kokoroweb.org/index_device.html

[2] 各論A：最新の機器と今後の発展

13 障害者用運転装置

鈴木　実* 鎌田　実**
Minoru Suzuki　Minoru Kamata

> **SUMMARY**
>
> 1）下肢障害者でも自動車運転を可能にするため，ペダル操作を手で行えるような手動運転装置が開発され，自動車に後付け改造がなされている。機械的なリンク・ワイヤー方式で，レバーを手前に引くとアクセル，向こう側に押すとブレーキのものが多い。ハンドル操作は片手で行うため，グリップが設けられる。操作系以外にも，車いすからの移乗をしやすくするシート構造，屋根上格納リフトなどの工夫もなされている。
>
> 2）四肢麻痺の電動車いす使用者向けには，車いすを折りたたむことができないので，車いすのまま車両に乗り込める構造（低床スロープ，リフト），普通の手動補助装置を操作できないため，ジョイスティックやミニハンドルといった特殊な運転装置も一部で実用化されており，研究開発も進められている。
>
> 3）サリドマイドのような上肢障害者向けには，足だけで運転できるような補助装置も実用化されている。足を前後させることでハンドルを回転させる。
>
> 4）最近の自動車ではピラーレス構造，開口部の大きなドア，低床構造など，車いす使用者の乗降を容易にするような形態が増えている。運転操作系にバイワイヤと呼ばれる電気的結合のみで機械的結合がなくてもよいようになれば，操作系装置は飛躍的に自由度が増し，重度の障害者でも運転の可能性が広がっていくと考えられる。

●●はじめに

私たちが日常生活を有意義に送るうえで，「移動」の確保は大切な手段の一つである。この移動の機能が何らかの原因で制限されると，家庭の中でも「トイレに行けない」「お風呂に一人で入れない」などの問題が出てくる。また，屋外では「買い物に行けない」「病院に行けない」など日常生活の中での行動範囲に多くの制限を受けることになる。このように移動の機能が何らかの原因で阻害された場合，歩く範囲の移動は車いすや歩行器，杖などの福祉用具で補うことができるが，それ以上の距離の移動には自動車・鉄道・航空機・船舶などを利用することが必要になる。2000年11月に施行された交通バリアフリー法により，高齢者や障害者に限らず，移動制約者（妊産婦など）といわれる人たちにも移動の手段が確保されてきている。

本稿では，その中でも近距離から中・長距離までの幅広い移動の手段として利用される自動車の障害者用運転装置の現状と課題について述べる。車いす使用の下肢障害者にとって，自動車運転は行動範囲を広げる意味で非常に重要な意味をもっており，現在のように公共交通機関のバリアフリー化が進む前から運転補助装置の開発・普及が進められてきた。運転を可能とするため，足で操作

---

*東京都高齢者研究・福祉振興財団　福祉情報部普及推進室，技術支援担当
**東京大学大学院工学系研究科産業機械工学専攻，教授

障害の分類	片上肢障害	右下肢障害	両下肢障害	右上肢障害	両上肢障害	四肢障害
障害の部位	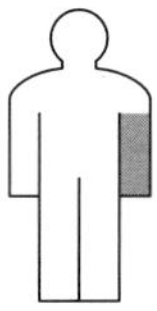	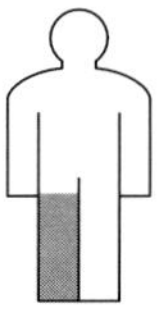	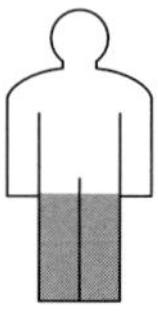	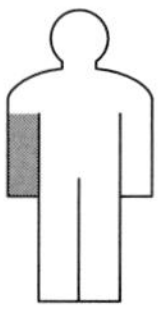	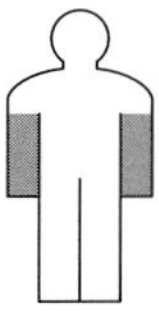	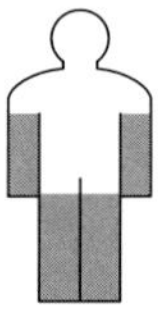
補助装置の種類	ハンドル旋回ノブ	左足アクセルペダル	手動式補助装置	左ウインカレバー	足動式補助装置（フランツシステム）	ジョイスティック操縦装置 ミニハンドル操縦装置

図1．障害の部位と補助装置

するペダル部分を手で操作できるようにするのが基本であるが，免許取得の条件としては，車いすから座席へ移乗ができること，ハンドルの操舵が可能であることが必要とされている。そこで障害者用運転装置に関し，市販品の種類・概要を示し，研究開発事例を紹介し，今後の展望を述べる。

I．障害者用運転装置

「福祉車両」という言葉をよく耳にする。この福祉車両を自動車メーカーのカタログでみると，障害者や高齢者が利用するデイケア・サービスなどの福祉施設や病院への送迎用車両として使用されているワゴンタイプの車両などに代表されている。しかし，最近では個人が所有する自家用車を必要に応じて乗り降りがしやすく改良したり，必要に応じて車いすも利用できるような車両に改良する事例がみられるようになった。このことは，自家用車は一般に福祉施設や病院などに使用されている送迎用車両や，公共交通に比べて自由な時間に好きな場所に行ける便利さ（ドア・ツウー・ドア）があることや，高齢者人口の急増に伴って車で通院や外出の介助をする機会が増えたことなどが車両の改良の必要性になったとも考えられる。しかし，障害者自身が自動車を運転する場合は，自動車は普通の車であっても，足の不自由な人が運転免許を取得する条件としては前述のように「普通車はAT車でアクセル・ブレーキは手動式に限る」とされている。このように自動車は

普通の車であっても，足に障害のある人が運転しやすいよう手動式の運転補助装置をつけている車ということである。

II．障害者用運転補助装置の種類

障害者用運転補助装置の種類としては大きく分けると，下肢障害者用の手動運転装置（足で操作するペダルを手で操れるようにするもの）と，上肢障害者用の足動運転装置（ハンドルの操舵まで足だけで操作できるようにするもの）とに分けられるが，市場の数からいうと前者が圧倒的に多い。細かくみていくと，また，切断などで片方のみに残存機能があるケースなどへの対応もあり，個々のケースを考えると種類は膨大になる。

最近は，より重度の障害者でも運転を可能とするような装置（ミニハンドル，ジョイスティックなど）が海外で開発され，日本にも一部導入されている。そこで障害の部位と補助装置の種類について概要を整理すると図1のようになる。

1．手動式運転補助装置

手動補助装置は，通常足で操作するペダルを手で操作できるようにする装置である。オートマチックトランスミッション（AT）車では，クラッチペダルがないために，アクセルとブレーキの2ペダルを，片手の前後の動きで代用させる。レバーを手前に引くとアクセルの踏み込みとなり，レ

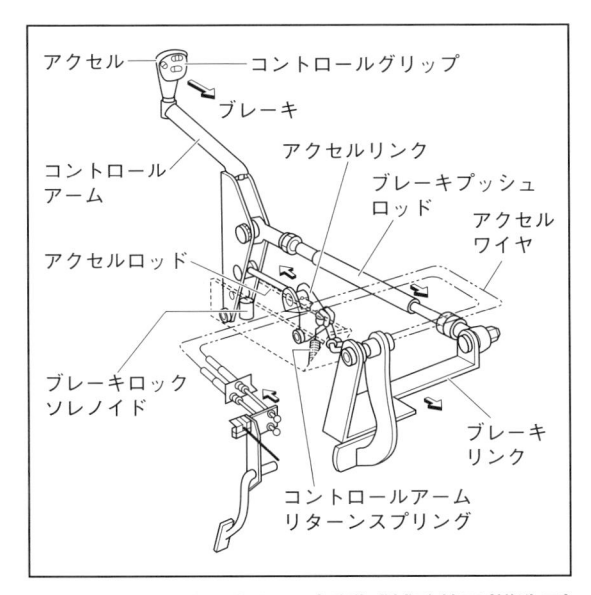

図2．フロアマウントタイプ手動式補助装置（構造図）

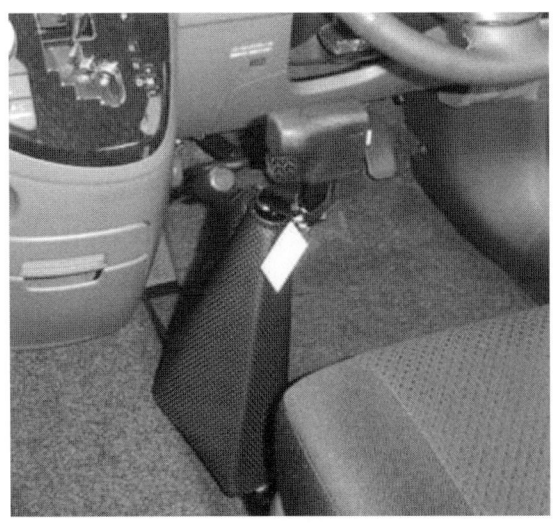

図3．フロアマウントタイプ手動式補助装置の例

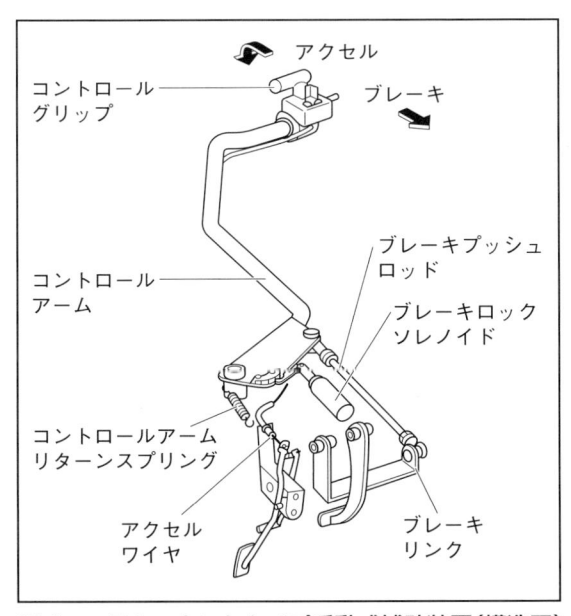

図4．コラムマウントタイプ手動式補助装置（構造図）

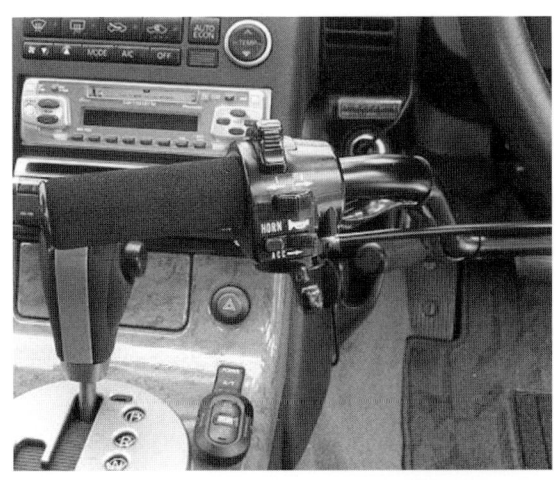

図5．コラムマウントタイプ手動式補助装置の例

バーを前に押すか下に押し下げるとブレーキの踏み込みとなる。リンクなどの機械的結合で，レバーとペダルはつながっており，レバーはフロアから出ているタイプとハンドルコラムから出ているタイプがある（図2〜5）。

片手（左手が多い）で手動補助装置のレバーを操作することから，もう一方でハンドルの操舵を行う必要がある。そのため，ハンドルにグリップをつけて，フォークリフトのように片手で自在に回せるようにしてある。ハンドル操舵力は，パワーステアリングをより強化し，力が出せない人でも容易に回せるようにしてあるものもある。また，これらで両手がふさがれることから，ウインカーやホーンの操作を手を離さずにできるようにするものもある[2]。

下肢麻痺の車いす使用者の運転には，このような補助装置が用意されるが，このほか，乗り移りを容易にするための工夫もなされている。車いすから車の座席へ乗り移る移乗動作は，上肢が健常でも大変なものである。この動作の負担を軽減す

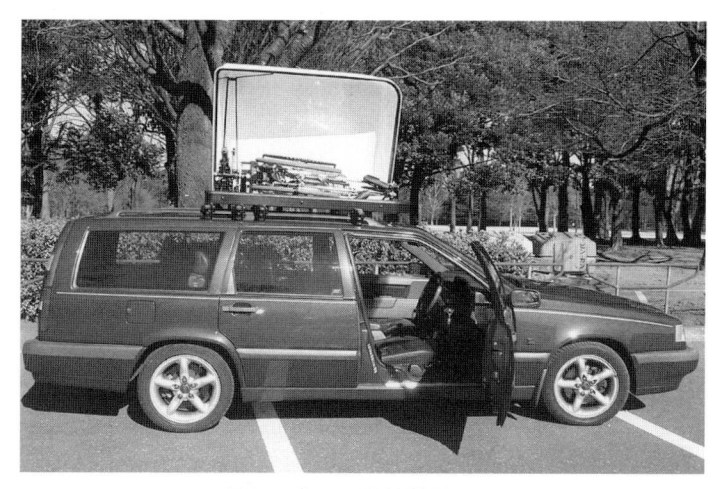

図6．車いす格納装置の例

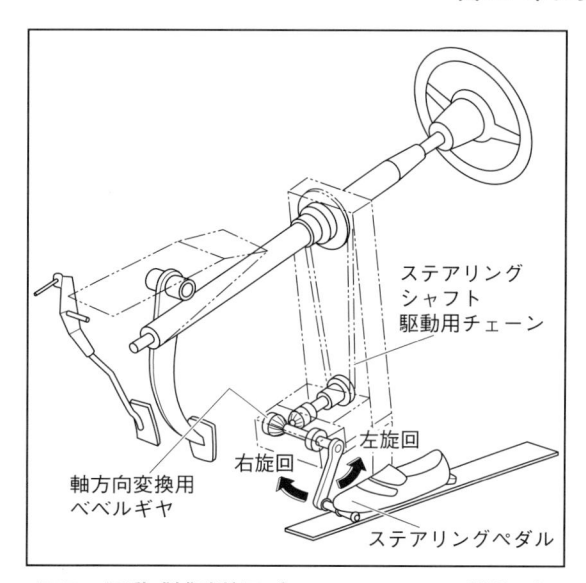

図7．足動式補助装置（フランツシステム構造図）

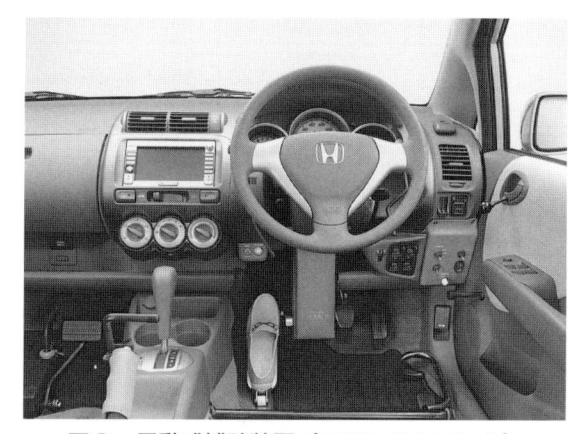

図8．足動式補助装置（フランツシステム）

るため，座席端が横に出てきてトランスファボードのようになるものがある．また，車いすを格納する動作も大変である．これを容易にするため，ドアの間口を大きくしたり，後部のドアをスライド化してリフトを付けたもの，屋根上に吊り下げたリフトと格納装置を設けたもの[3]，ロボットハンドで巧みにトランクに格納するものなどがある（図6）．

2．その他の装置

a．フランツシステム

サリドマイドのような両上肢障害がある場合には，手で操作する部分ができないために，それを足で代用する必要がある．自転車のペダルを漕ぐような動きで，ハンドルの左右操舵を実現する装置として，フランツシステムがある．ドイツの発明者の名前をつけたこのシステムは，巧みな操作法になっているが，対象者の数も少ないために台数も少なく，現在では1社のみの対応になっている（図7，8）[4]．

b．ジョイスティック装置

高位頸髄損傷のような重度障害者で電動車いす使用者は，四肢麻痺によりハンドルで操作できず，かつ座席への移乗と車いす格納ができないことから二重に運転の可能性が否定されていた．しかし，ハンドルに代わる操作系が用意され，電動

13. 障害者用運転装置 | 147

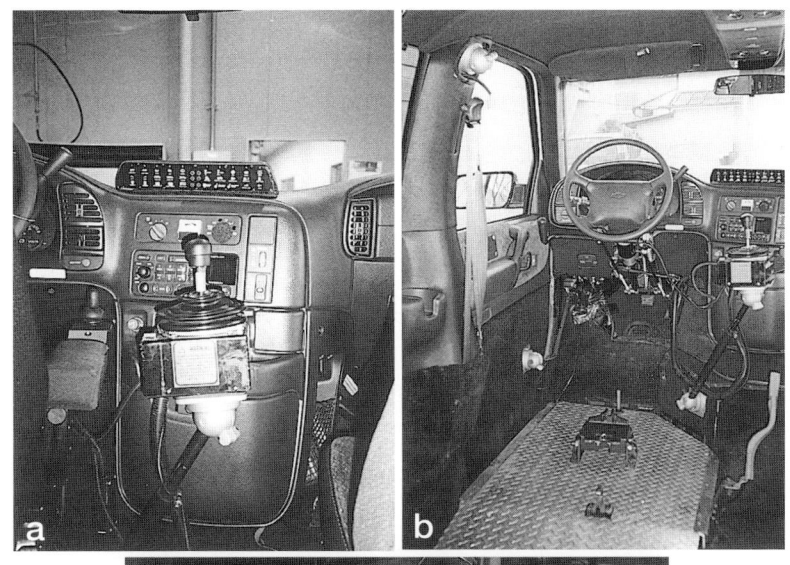

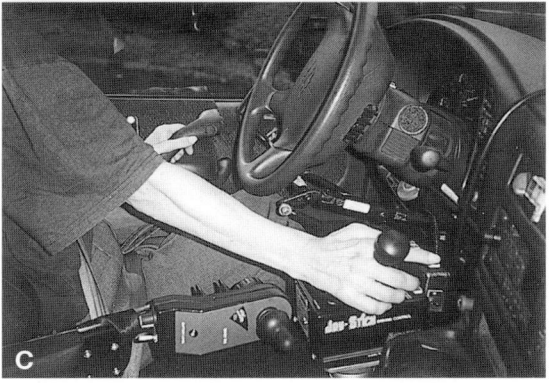

図9. ジョイスティック運転装置
aの中央にあるのがジョイスティックコントロール装置。

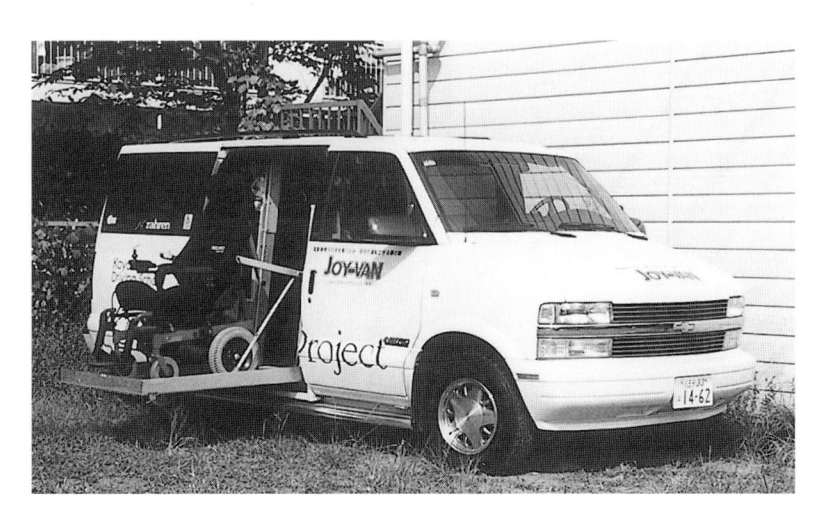

図10. ジョイバン

車いすのまま乗り込めてそれが運転席になれば，運転を行える可能性が出てきた[5]。日本では，次項で示す研究開発事例のみであるが，海外ではジョイスティック操縦の実用化がなされ，また，車両も大型のバンでリフトまたは低床スロープにより車いすのまま乗り込めるようなタイプが用意されている。このような車両を導入しようと，市民団体が財団などの補助により行動を行い，輸入・デモンストレーションを実施した。ジョイバン[6]と呼ばれるこのような車両を通じて行政を動かし，重度障害者の免許取得・運転の可能性を広げたことは大きな意義がある（図9, 10）。

ジョイスティック操縦は，1本のジョイスティックで，左右に倒すとハンドルの左右操舵，手前に倒すとアクセル，向こう側に倒すとブレーキ操作になるものであるが，二つの自由度を1本で行うため操作は大変に難しい。これを簡単化するために，ジョイスティックは前後動のみとし，ハンドルは手元で容易に回せるミニハンドルとするようなタイプもある。いずれにせよ，電子制御により，操作入力をコンピュータで検知して信号指令値を出すようになっており，前述の機械式結合の手動補助装置に比べて複雑化している。

3．運転座席と座位姿勢

a．座位姿勢について

文献によると，健康には立位姿勢のときにみられる自然な脊柱形状（S字の生理的彎曲）を保つことがよいとされている。これは脊柱の上に頭部をバランスよく保つ構造になっており，この状態が呼吸もしやすく，動きやすい（他の姿勢に変化しやすい）姿勢となり，上半身の筋活動を最小値に保つことに起因するといわれている。しかし，椅子のような平らな台の上に腰をおろすと下半身は休めることはできるが，大腿骨が水平になり，骨盤が後方に傾斜する状態になる結果，腰椎は屈曲し，脊柱は円背状（猫背）になろうとする。この状態が続くと，腰背部の痛みの原因になる。私たちが椅子に座ると楽に感じるのは，下半身の負担が軽減すると同時に，バックサポート（一般には背もたれと呼ばれている）が後傾しがちな骨盤

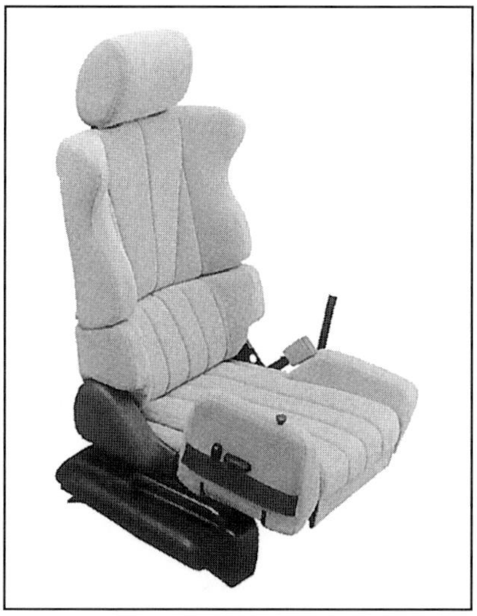

図11．ホールドシート

を一定の位置に保持し，私たちの身体をしっかり支えていてくれるためである。身体を支えることとは，骨盤や大腿部，脊柱，首や頭を支えることであるから，体に適合した椅子が選択されないと，身体にさまざまな悪影響を及ぼすことになる。このことは，長時間一定の姿勢保持が必要な自動車の運転座席の場合はバックサポートだけでなく，座席シートの硬さや形状に工夫を凝らし，運転する人の身体に合っていることが大切になる。

b．座席について

図1で障害の部位と運転補助装置の種類について概要を述べたが，障害者が自動車を自分で運転する場合は，自動車の座席シートをそのまま使用する場合と，運転補助装置にジョイスティック操縦装置やミニハンドル操縦装置を使用し，電動車いすに乗車したまま車いすを固定し運転する場合とがある。いずれの場合も座席シートと座位姿勢が大きく影響する。一般的に車両には標準のシートが使用されているため，快適な乗り心地が確保されるが，自動車の種類はミニバン，セダン，ワゴン，RV，軽自動車などと多種多様である。それと同じように障害も脊髄損傷の例をみても，障害の現れ方は個々に異なる。特に脊髄損傷者は，褥瘡になりやすいので座席シートの材質や形状が

運転する人の身体に合っているかが大切になる。また，自動車を運転するということは座席のシート上で運転する人の身体条件に合ったドライビングポジションが確保されることが基本である。このドライビングポジションが運転者自身で調整できる座席の工夫も大切な条件になる。現在自分に合った運転座席を再現できるような運転座席が開発されている（図11）。

Ⅲ．研究開発事例

1．東京都補装具研究所の取り組み

東京都補装具研究所では，昭和50年代に四肢麻痺の重度障害者でも自動車運転を可能とするような補助装置などの開発を行った。ベースとなる車種は市販車を改造し試作車の製作を行い，各種評価を実施した。要点としては，ハンドル操作ができない人向けに，操縦桿（レバー）で操舵と加減速の操作を行うことと，電動車いすのまま運転席になるような機器開発である。前者に関しては，リンク・ワイヤーによる機械的結合や油空圧シリンダを用いた操縦桿を製作し，市販車に組み込んで評価を行った。操縦桿操作だけで重度の障害者でも運転可能とすることは確認されたが，当時の技術的限界もあり，操作感を運転者にうまく返すことが困難で，特に高速に対する速度感応は操縦桿での操舵では困難であり，容易に運転できるというレベルには達しなかった。後者に関しては，当時のミニバンをハイルーフ化し，後部からリフトにより乗り込み，運転席として固定し，着座位置を下げて運転操作を可能とするような電動車いすの固定システムを開発した。機構としては十分機能することが確認されたが，車両改造や車いすそのもののコストが高いため，実用化には至らなかった。その後の試作車では，軽自動車のウォークスルーバンを用いて後部リフト乗り込みを実現したが，車いす側の課題の解決には至らなかった。

以上のように，取り組みとしては極めて先駆的であり，関係者の期待も高かったものの，技術的制約も大きく，一定の成果が得られたが，実用化にはつながらなかった。

2．東京大学での取り組み

東京大学鎌田研究室では，東京都補装具研究所での経験者やリハビリテーションエンジニアなどの協力を得て，1993年よりジョイスティック操縦車両に関する研究を実施した。コンピュータを用いた電子制御により，以前の技術では実現できなかったことが容易に可能になったため，ジョイスティックで自動車の車両運動を制御すること，その際に運転者へ車両挙動の情報を適切に返してやることで運転を安定化させられることなどを，運転シミュレータや実車改造の装置により検証した。東京大学での新提案としては，大型バンによるジョイスティック操縦はすでに実用化されているが，値段が高いので，自動車の使用用途を近隣移動に特化させ，最高速度を60 km/h程度に限定することで，より運転しやすいジョイスティック操縦が実現できること，また，それを組み込む車両としては，原動機付き自転車クラスの一人乗りの超小型電気自動車とすることで，車いすのまま運転とリーズナブルな価格での実現を両立するというものである。ジョイスティック操縦に関しては，機構・制御面での指針は得られたものの，機能を満たした耐久性・信頼性を有するジョイスティックが市販品でないことから，実用化に至っていない。車両面でも，プロトタイプの評価から，機構・構造面での手ごたえは得られたものの，アフターサービスまで含めた製造・販売体制の見通しが得られておらず，実用化目前で足踏みしているのが現状である。

Ⅳ．障害者用運転補助装置などの今後

1．バイワイヤ化

これまでは，既存の車に機械的な補助装置を後付け改造するのが一般的であったが，今後の自動車は操作系の電子制御化が一層進み，バイワイヤと呼ばれる技術で，機械的結合をなくして電気的な「線」で信号のやりとりをすることが一般化し

てくることが期待される。そうなると，もはや自動車の操縦系は旧来のハンドルとペダルに捉われることなく，自由度が格段に大きくなる。ジョイスティックのような入力装置が一般的になれば，障害者用補助装置を後付けでという概念がなくなり，誰にでも運転が容易な装置として認知されるようになるかもしれない。また，デバイスの形状だけでなく，電子制御のパラメータ変更も容易になされるようになれば，障害者の個々の特性に合わせた作り込みも簡単になり，より良いものが安いコストで早く入手できるようになるであろう。

2．車両構造の変革

前述のように，車いす使用者にとっての自動車運転は補助装置を付けた運転行為だけでなく，乗り降りと車いす格納をどうするかも重要な話である。最近は車両設計技術の進歩で，衝突安全性を確保しながら開口部の大きな車両や後部を低床化したものが登場してきた。ユニバーサル・デザインの位置づけで，誰もが使いやすいことを謳っているものもある。間口が広く，床が低いと，車いすからの移乗がしやすく，十分な広さがあれば車いすのまま乗り込むということも可能になる。座席が車いすになったり，車いすがそのまま座席になったりする例もあり，ユーザーの利便性向上もみられる。安全性に十分な配慮を行ったうえで，いろいろな構造，機能，機構の提案が今後も期待される。

おわりに

障害者用運転補助装置などの概要と課題について述べてきたが，これからは高齢者ドライバーの増加や福祉車両が多く利用されることは十分に考えられる。同時に障害者の社会参加を促進する手段として，各自動車メーカーによる障害者用運転補助装置の開発がさらに進められ，障害者の自立支援の一助として補助装置の役割が高まることを期待したい。

参考文献

1) 廣瀬一郎：福祉車両の選び方のポイント．地域ケアリング，北陵館，2001，pp28-29.
2) 北川忠男，和田伊佐夫：自繰用福祉車両の現状と今後の展望．自動車技術 53(7)：36-40，1999.

資料：写真・カタログ

3) リフトと車いす格納装置：有限会社フジオート（輸入・販売元），米国チップトップ社製，http://www.fujicon.co.jp
4) 足動運転補助装置（Honda：フランツシステム）：本田技研工業株式会社，http://honda.co.jp/welfare/function/franz/
5) ジョイスティック運転装置：ジョイスティックドライビングコントロール．アナフィールド社製．
6) 身障者用低床使用ミニバン：ジョイバン・JOYプロジェクト（代表：渡辺啓二），アナフィールド社製．

[2] 各論A：最新の機器と今後の発展

14 競技用スポーツ機器

沖川 悦三*
Etsumi Okigawa

SUMMARY

1) 競技用スポーツ機器についてパラリンピック種目を中心に紹介した．
2) 競走用車いすは，速く走ることだけを目的に設計・製作されている．
3) バスケットボール用車いすは，操作性，回転性に加え，強度も要求される．
4) テニス用車いすは，強度よりも操作性・回転性が優先され，特に旋回性を重視する．
5) ウィルチェアーラグビー用車いすは，車いす同士がぶつかり合うことを前提につくられている．
6) これらボールゲーム用の車いすは，転倒防止用の小車輪を後方に装着することが一般的である．
7) シットスキーにはアルペンスキー用とノルディックスキー用がある．
8) アルペンスキー用はサスペンション機構の性能が重要な要素である．
9) アルペンスキーの場合，リフト搭乗機構が必須である．
10) 今後，競技スポーツの発展とともに競技用機器・用具も発展し続けるであろう．

はじめに

障害者スポーツは身体に障害のある人々のリハビリテーションの一環として始められ，障害者の社会参加の手段として重要な役割を果たしてきた．そして現在では，その頂点に立つ競技者と関係者たちにより競技スポーツとして高められ，社会的な認知を得るまでになった[1)2)]．障害者スポーツの詳細については専門書に譲るが，種目やルールは基本的に一般競技と差はない．障害に応じてクラス分けされ，下肢障害者の場合，専用の機器・用具（車いすや義足など）を使用するなど，若干の工夫が加えられている．

本稿ではパラリンピック種目を中心に競技用スポーツ機器について紹介し，今後の展望について述べることにする．

I．パラリンピック種目と競技用スポーツ機器

障害者スポーツの種目は基本的に一般競技と差はないが，障害者スポーツのみの種目もある．表1に現在のパラリンピックで実施される種目と主な競技専用用具を示す（車いすカーリングはトリノ大会から開催）．

上肢障害者用の補助具を除くと，そのほとんどが下肢障害者用の車いすや義足である．それぞれ，競技規則の範囲内で種目特性に合わせた性能をもつ機器・用具として研究・開発されている．
以下に代表的なものを紹介する．

*神奈川県総合リハビリテーションセンターリハビリテーション工学研究室，主任研究員

表1. パラリンピック実施競技と専用用具

	競技名称	主な競技専用用具
夏季	陸上競技	競走用車いすやスプリント専用義足
	水泳	
	車いすテニス	専用車いす
	アーチェリー	弓の工夫と弦を引く補助具
	卓球	
	車いすフェンシング	
	ボッチャ	投球用ランプ
	柔道	
	セーリング	
	脳性麻痺者7人制サッカー	
	視覚障害者5人制サッカー	
	パワーリフティング	
	射撃	銃を支持する専用スタンド
	自転車	二人乗り用や三輪自転車
	馬術	
	ウィルチェアーラグビー	専用車いす
	シッティングバレーボール	
	ゴールボール	
	車いすバスケットボール	専用車いす
冬季	アルペンスキー	シットスキーやアウトリガー，専用義足
	ノルディックスキー	シットスキー
	アイススレッジホッケー	専用スレッジ
	車いすカーリング（トリノより）	

1．競走用車いす（図1）

速く走ることのみを目的にした車いす。基本形態は前輪1輪，後輪2輪で，後輪にはキャンバ角が設定されている。

速く走るために転がり抵抗などの走行抵抗を最小限にするよう設計される。競走用車いすのポイントを以下に示す。

① 大きな車輪径と高圧タイヤの利用
② 高いフレーム剛性を設定し，駆動時の身体の動きによるフレームのたわみを少なくする

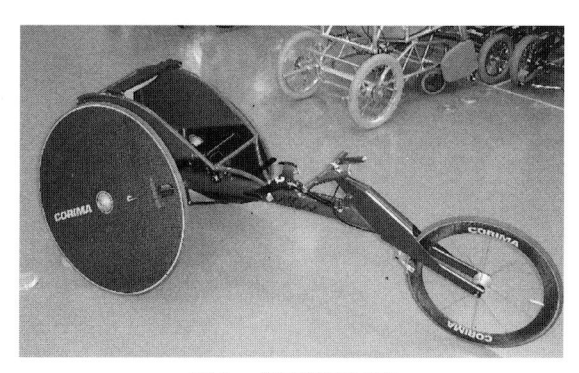

図1．競走用車いす
転がり抵抗や空気抵抗の低減を考慮した設計になっている。

14．競技用スポーツ機器 | 153

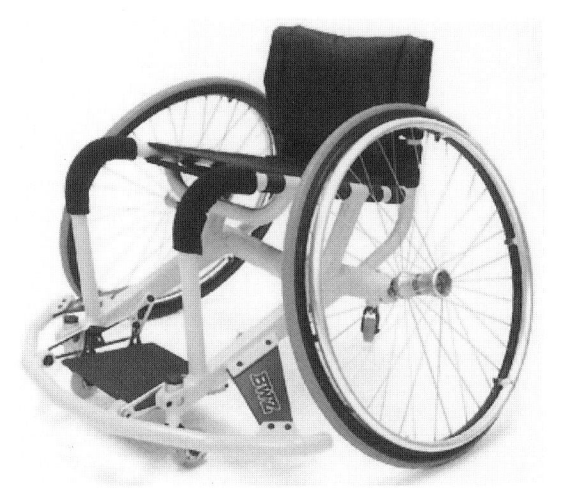

図2．車いすバスケットボール用車いす
フレーム強度も考慮した設計になっている。

③ 軽量化しつつ前後の重量バランスを考慮する
④ 空力性能を考慮したフレーム形状やパイプ形状
⑤ 直進安定性のための前輪のアライメント（キャスタ角やトレール値）の設定
⑥ トラック競技中のステアリング操作のための前輪操作レバーの設置

これらのポイントがそれぞれどの程度であればよいかの答えを筆者はもっていないが，最終的には使用者の特性やフィーリングとの兼ね合いで決定されていくのであろう。

また，最も重要なポイントかもしれないが，体格や駆動動作の特性と駆動輪のキャンバ角度とハンドリム位置，シート形状などが適合していなければ，どんなに性能のよい車いすでも速く走ることはできない。

2．車いすバスケットボールと車いすテニス専用車いす（図2，3）

車いすバスケットボール用は操作性，回転性に加え，競技中にぶつかり合うことが多いので衝撃に強いフレームが要求される。従って，強度の高いフレーム材料を使用し，バンパーを含むフレームの取り回しを考慮する。

車いすテニス用は競技中に他のプレーヤーと接

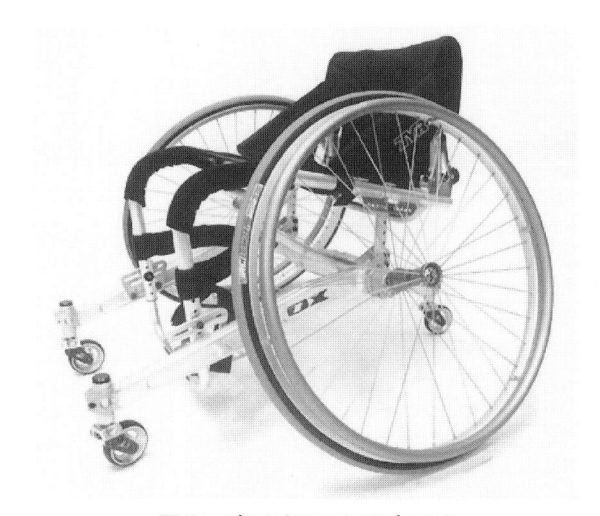

図3．車いすテニス用車いす
対戦相手の車いすとぶつかり合うことは想定されていない。

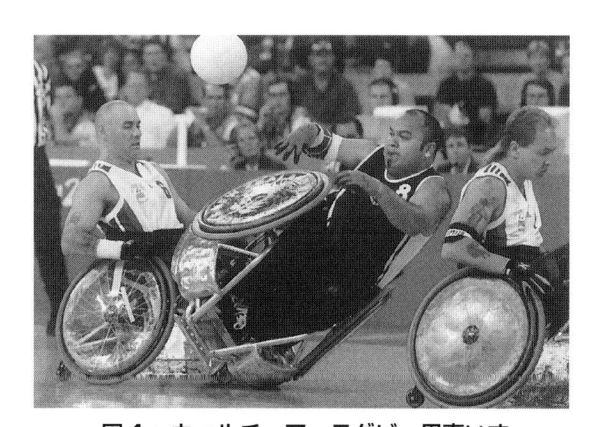

図4．ウィルチェアーラグビー用車いす
激しいぶつかり合いが前提であり，そのためのガードが取り付けられている。

触することはなく，操作性や回転性の向上に重点が置かれる。

車輪の数は3輪のものもあるが，最近は4輪に戻る傾向もあり，駆動輪にキャンバ角を施し軸位置はかなり前方に設定する。近年，転倒防止用車輪を後方に取り付けることが多くなって駆動輪の前出し量は大きくなってきた。

どちらの車いすも，車いすシーティングに関して考慮してあるのはいうまでもない。

3．ウィルチェアーラグビー専用車いす（図4）

ウィルチェアーラグビーは車いすを相手にぶつ

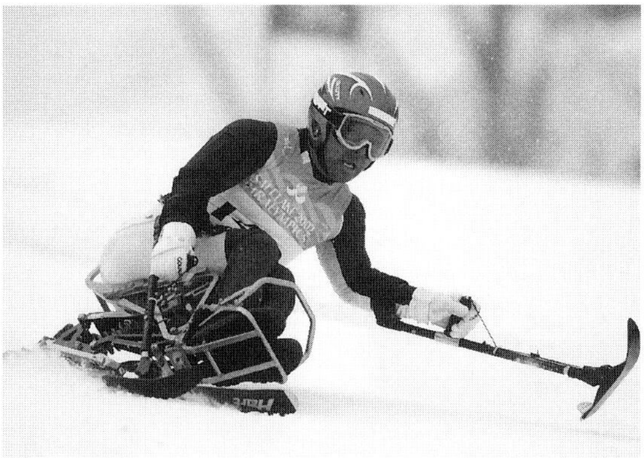

図5. アルペンスキー用シットスキー
サスペンション機構の性能が重要。日本ではチェアスキーと呼ばれている（写真：清水一二氏提供）。

けてプレーすることが許されている。従って，衝突することを前提に車いすが設計されている。駆動輪に大きくキャンバ角を付け，転倒防止用キャスタを二つ備えた6輪構造である。6個の車輪の間やフットサポート前方は相手の車いすが入り込まないように頑丈なアルミプレートでガードするようなフレームになっている。駆動輪もスポーク面をフルカバーしてある。

競技はその激しさゆえに，試合中にパンクやタイヤがリムから脱落するといったアクシデントが頻回に起きるため，それらへの対応も考慮する必要がある。

4．アルペンスキー用シットスキー（図5）

シットスキーは文字通り，座位姿勢で行うスキー用具であり，アルペンスキー用とノルディックスキー用がある。実際の滑走時はアルペンではアウトリガーを，ノルディックではポールを持つ。図5はアルペンスキー用である。基本的には殿部を包み込む形のバケットシートの下にサスペンション機構を介してスキーを取り付ける構造である。

サスペンション機構の性能とシートのフィッティングがポイントとなる。そのほか，リフトに搭乗できる機構を備えることが，スキー用具として最低限要求される項目である。スキーの着脱は市販のスキーバインディングを利用するのがよい。

Ⅱ．競技用スポーツ機器の今後

パラリンピックで行われるような競技については，それぞれ世界の頂点を極めるために選手は身体や技術，精神力を鍛え上げていく。そして，スポーツ機器も選手の技術に遅れを取らぬよう研究され，進化していくことであろう。

障害者スポーツの世界はパラリンピック種目以外にもたくさんの種目がある。これらは，障害のある方々が限界に挑戦するだけでなく，日々の楽しみや体力維持のために行われるものも含まれる。さらに，電動車いすでの種目も行われはじめている。新しい挑戦が始まるたびに必要なスポーツ機器も考案されていくことであろう。

おわりに

競技用スポーツ機器はスポーツをする選手が使用する道具であって，それぞれの種目にとって必要以上にサポートするものであってはならない。その機器・用具を選手が使いこなすことによってそのスポーツが成り立ち，可能な限り二次障害を防ぐ工夫が加えられていることが望ましい。

パラリンピック種目もそうでない種目も，選手本人，コーチほか，医療関係者とエンジニアが力を結集して機器の開発とスポーツの普及に努めていければと願っている。

文　献

1) 初山泰弘：障害者スポーツの概要. 義肢会誌 19(1)：5－9, 2002.
2) 大房朋文：「リハ体育・レクリエーション・スポーツなど」にあたって. リハビリテーション・エンジニアリング 18(1)：1, 2002.

[3] 各論B：目で見る福祉機器

目で見る福祉機器

姿勢保持装置　　　　　　　　　　　　　　　　　繁成　剛

1．オルソチェア（図1）

製作・販売：(株)有薗製作所

1979年に座位保持の困難な脳性麻痺児を対象として設計された代表的な座位保持装置である。合板（ランバーコア）のフレームは3種類のサイズが用意されている。シート奥行きと角度，フットレスト高，テーブル高，バックレスト高と角度がそれぞれ調整できるので使用児の成長や用途に対応できる。2段式になったモデルもあり，上段を外せばシート高の低い座椅子としても使用できる。

2．iトライチェア（図2）

製作・販売：(株)アサヒテックコーポレーション

フレームはすべて三層強化段ボールで構成されているため，軽量で低価格であることが特徴である。主に1～6歳までの座位の不安定な運動発達遅滞児を対象にデザインされた簡易型の椅子で，3種類のサイズがある。シートとバックレストの角度は付属のスペーサーを差し込むことで2段階に調整できる。股関節内転防止パッド，ヘッドレスト，全面カバー付きのカットアウトテーブル，胸部ロール状パッドが標準で装備されている。必要のないときや運搬時には各パーツを分解して箱に収納できる。

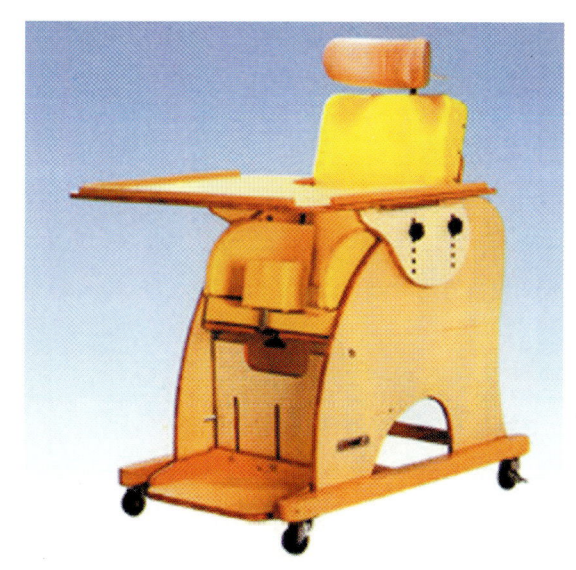

図1．オルソチェア

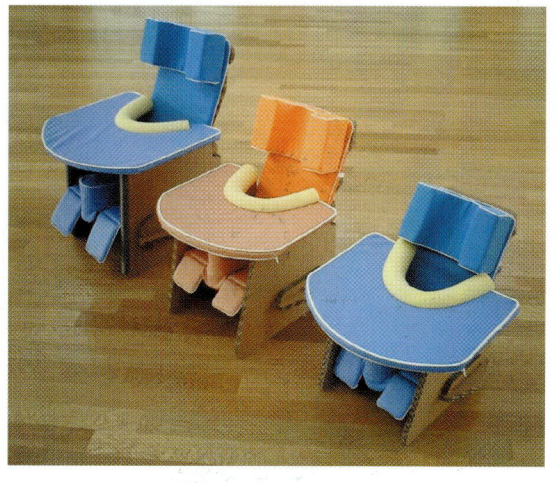

図2．iトライチェア

3. ガゼル（図3）

販売：昭和貿易（株）

現在市販されているプロンボードの中で，調節部位とオプションが豊富なモデルの一つである。体幹と下肢を保持するフレームは本体とガスダンパーで接続され，垂直から水平まで容易に角度調節できる。股関節の外転は片側30°まで調節できることも特徴である。姿勢保持部品としてトランクサポート，サイドサポート，バックサポート，膝サポートおよびフットサポートの高さ，幅，角度が微調整できる。作業用のトレイが標準でつく。大型のキャスターがあるため移動も容易である。

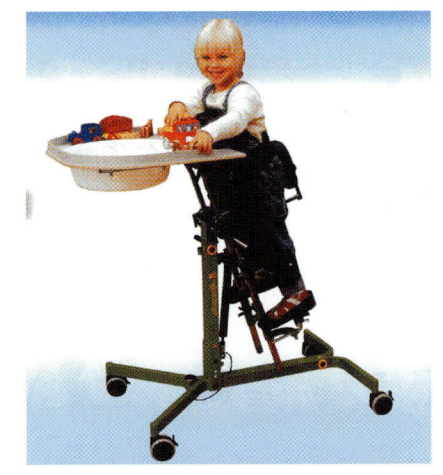

図3．ガゼル

手動車いす　　　　　　　　　　　　　　　　西村重男

1. NA－400シリーズ（標準型車いす）（図4～6）

メーカー：日進医療器（株）

① 車いすで多い滑り座りの防止や，さまざまな身体変形へ対応するため標準車いすで張り調整に加えバックサポートパイプの形状が改善された。

② 標準状態でバックサポート上端の圧迫が減り，仙骨ランバーサポートの支持が改善される。また，車いす駆動時のバックサポートパイプの上腕干渉が改善される。

③ 価格が据え置かれた。

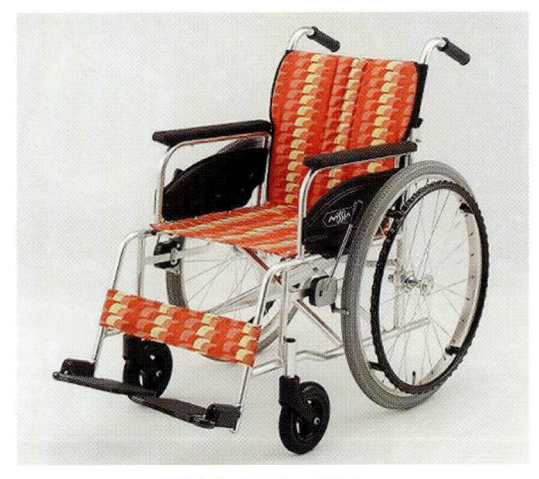

図4．NA－426A

赤ベルト（仙骨ランバーサポート支持）

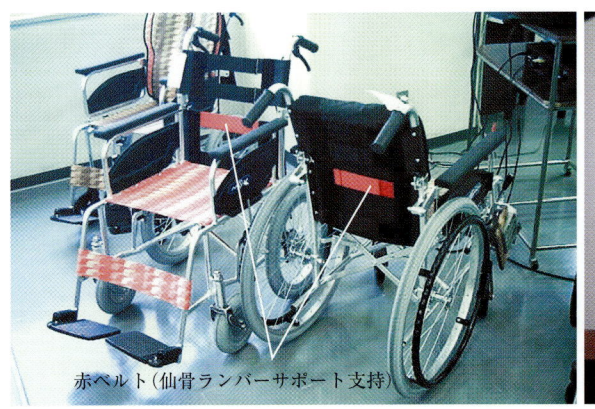

図5．張り調整式バックサポートの詳細

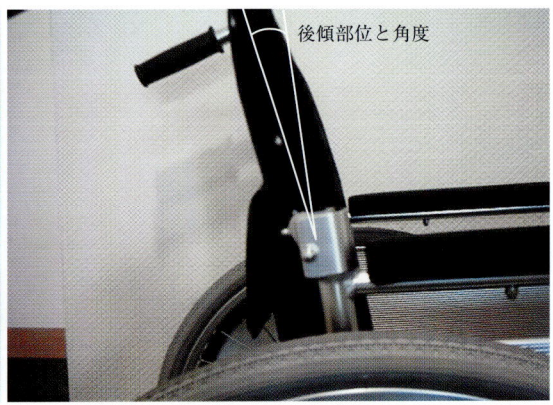

後傾部位と角度

図6．背折れジョイント部から後傾バックサポート

2. 6輪車R（室内型車いす）(図7, 8)

メーカー：日進医療器(株)

① 狭い室内空間での使用に適している（生活モデルからの開発）。

② 回転中心が身体重心に近く，旋回時の挙動が人の動きに近いこと，駆動輪が一般的な車いすに比較し，前方にあることなどから，高齢者などの車いす操作に慣れない人でも，違和感なく操作できる。

③ 駆動輪が一般的な車いすに比較し前方にあるので，手指の触覚異常のある場合でも駆動を視認でき，自律移動範囲を拡大できる。

④ 誤操作や反応の遅れをリカバリーしやすい。

⑤ 車いすで多い滑り座りの防止や，さまざまな身体変形へ対応するため，張り調整に加えバックサポートパイプの形状が改善された。

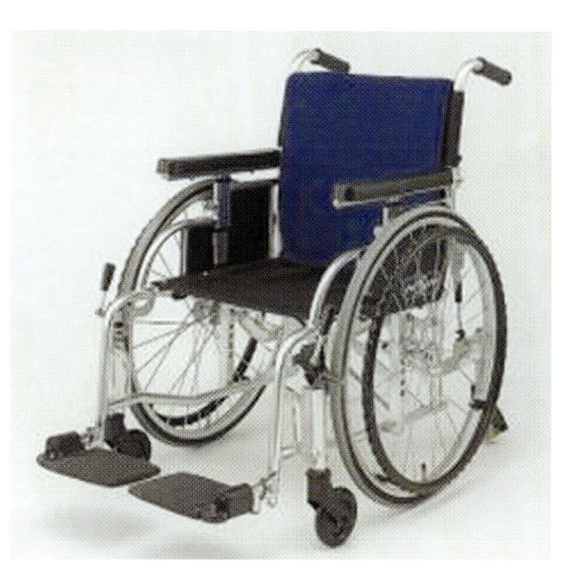

図7．6輪車R

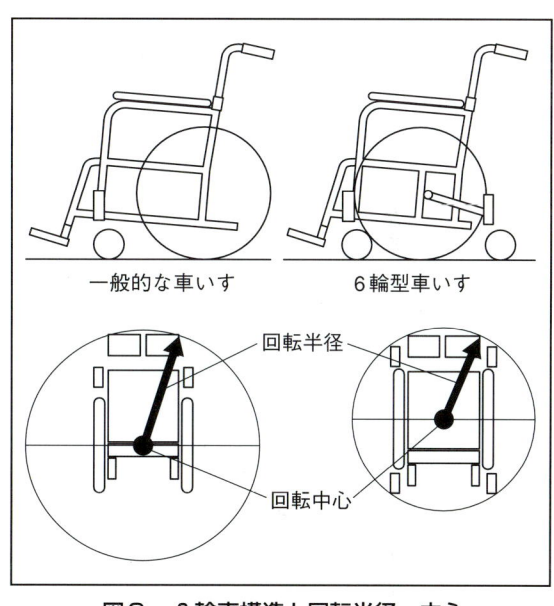

図8．6輪車構造と回転半径・中心

3．MS-F，EX-M（レンタル対応アジャスタブル車いす）(図9～12)

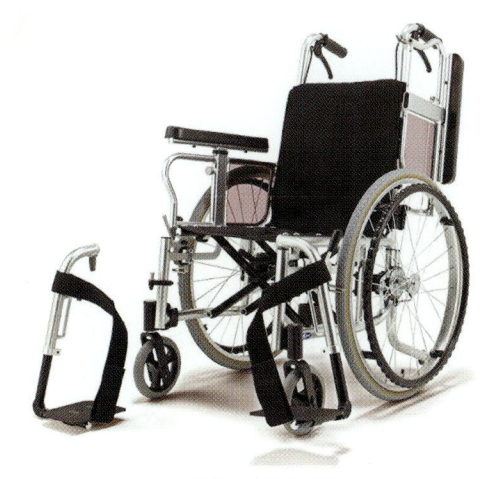

図9．MS-F

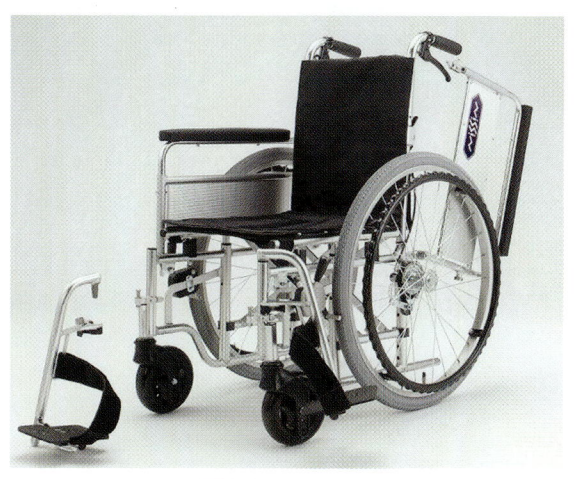

図10．EX-M

メーカー：日進医療器(株)
① MS-F，EX-M：レンタルに対応した多彩な調整機能。
② EX-M：信頼性ある座幅調整機能。

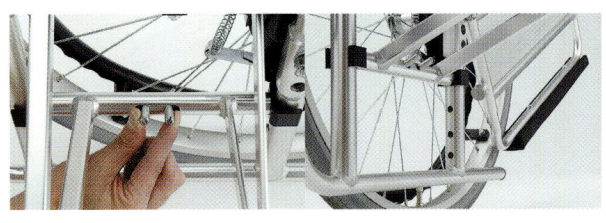

図11．EX-M：座幅調整の方法

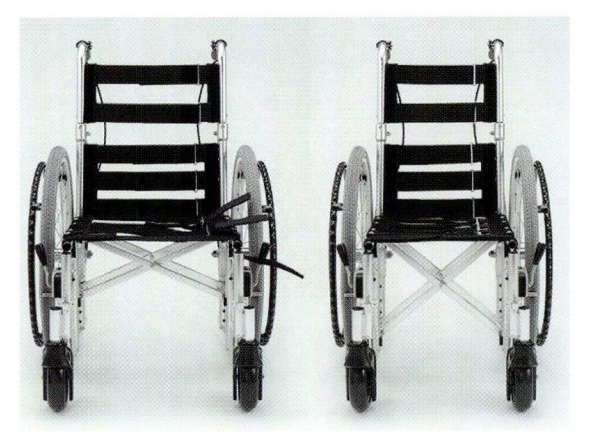

図12．EX-M：座幅調整範囲

介護用車いす ───────────────── 飯島　浩

1．LC CHAIR（エルシー・チェア）

メーカー：(株)クオリ

主に高齢障害者を対象に在宅や施設で利用できるLC CHAIRを図13に示す。概寸は最大幅59 cm，最大高さ105〜122 cm（ヘッドサポート高さ調節可能），最大長76〜133 cm（フットサポート収納時と利用時），シート幅40 cm，シート長36.5〜42.5 cm（前・中・後の3段階），主輪14インチ，キャスタ4インチである。LC CHAIRの最大の特徴は，二つに分割されたバックサポート（背もたれ）が身体を包み込むように支え，円背や側彎変形のある高齢障害者でも安定して座れることである。このバックサポートは図14に示すように，それぞれゴム素材でできた支持部を中心に動くので，バックサポートに寄りかかると，身体が動いてもバックサポートがその動きを追従するかたちで支えるので快適な姿勢保持を行うことができ，

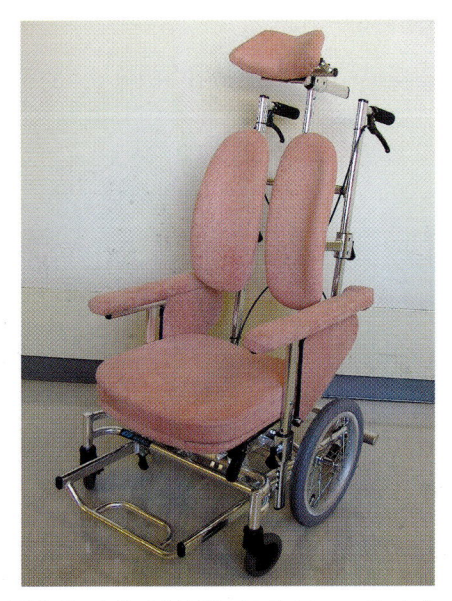

図13．LC CHAIR（エルシー・チェア）

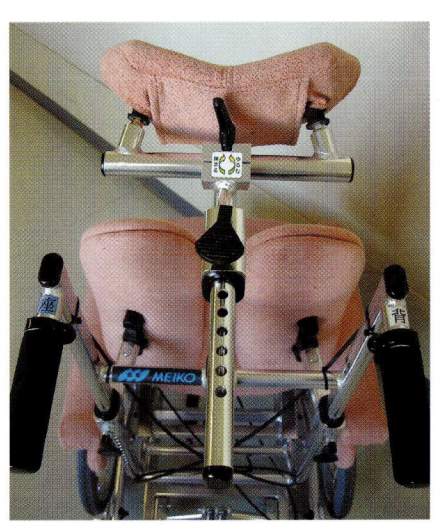

図14．2分割されたバックサポートとヘッドサポート機構

左右独立して高さを調整できるので，側彎など非対称の変形状態にも適合しやすい構造になっている。

また，フットサポート（足台）が収納式になっていることと，シート前・後座高を38～45 cm（クッション厚約5 cm）に調整できるため，床に足をつけて座ることができるので安心感を与えることができ，立ち座り動作や介助が行いやすい。

アームサポートは落し込み式（上下できる構造）になっており，高さを座面にほぼ平らな状態から30 cmまで調整できるので，側方からの介助が行いやすいことと乗車者の楽な高さに合わせやすい（図15）。

ヘッドサポートの位置も上下左右と角度の調整が可能であり，ヘッドサポートもゴム素材の支持部を中心に，ある程度動く構造になっているので頭部の支持を行いやすい（図14）。さらに姿勢変換機能としてティルト機構（可変角度15°）とリクライニング機構（可変角度15°）が装備（図16）されているので，休息姿勢や安定する姿勢保持を行うことができる。また，車輪は6輪構造になっており，小回りがきくので介助操作がしやすいことも有利な点である。

シートの素材は滑りにくい通気性のある布仕様と，抗菌や汚れに強いレザー仕様が用意されている。介護保険対応機種。

2．MAJESTY（マジェスティー）

メーカー：日進医療器(株)

姿勢変換機能と姿勢保持機能の充実したMAJESTYを紹介する。このMAJESTYは，姿勢変換機能によりさまざまな姿勢設定が可能であることや，装備されている姿勢保持機能，各部の寸法調整機能からすると，既製品ではあってもかなり重度の障害者にも適合しやすい車いすであると考えられる。

図17に全景を示す。基本的な寸法は，シート幅（座幅）40 cm，シート奥行42 cm，バックサポート（背もたれ）の高さ50 cm，前座高・後座高はシートを水平にした状態で40 cm，全幅66 cmであ

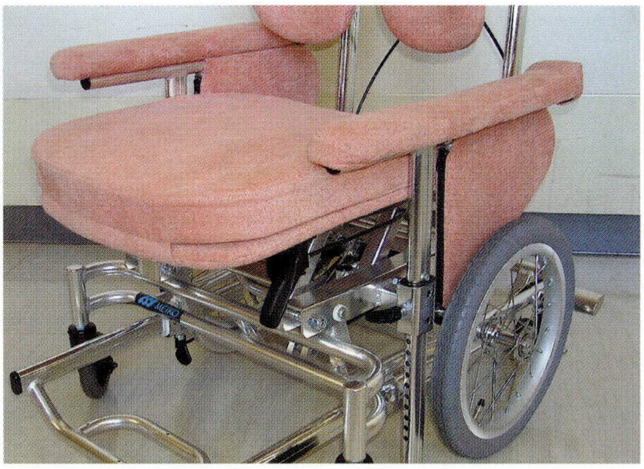

図15．アームサポートの構造

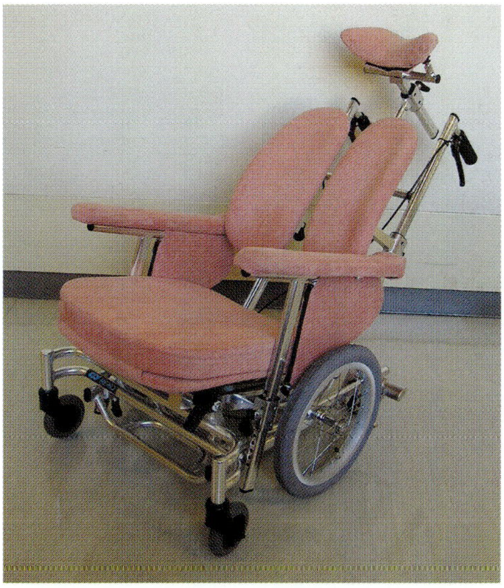

図16．ティルト・リクライニング機構

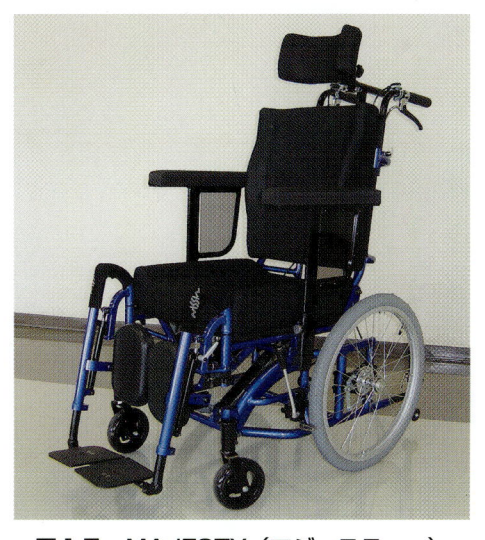

図17．MAJESTY（マジェスティー）

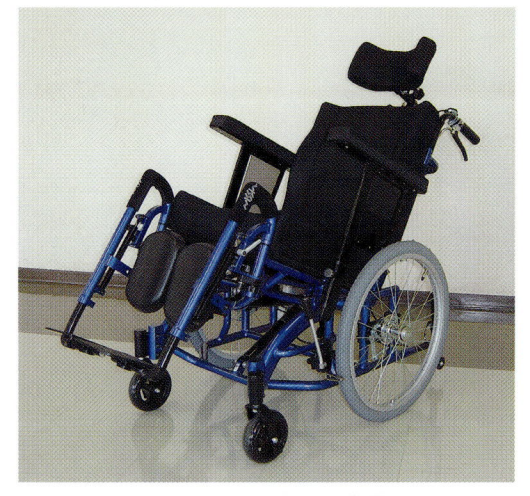

図18．ティルトの状態

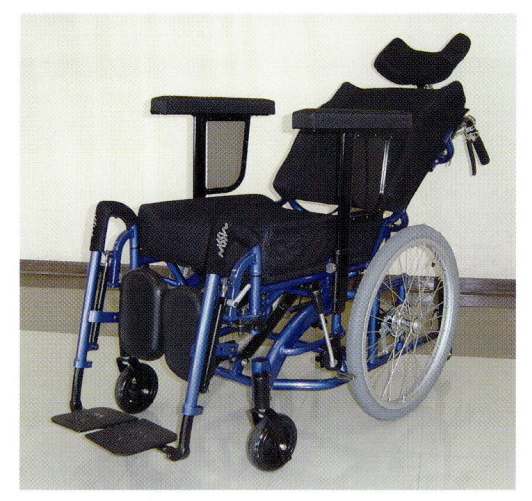

図19．バックサポートのリクライニング

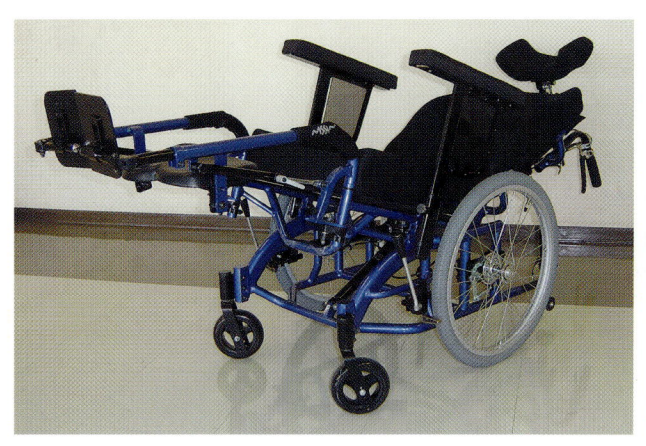

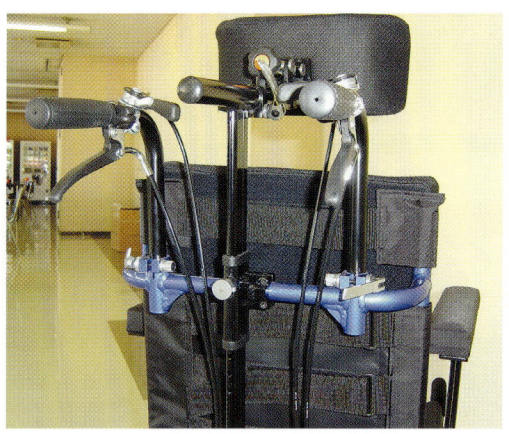

図20．ティルト・リクライニング・エレベーティングの状態

図21．ヘッドサポートユニットと介助グリップ

り，アームサポートは着脱式になっており，高さは22〜28 cm，フットサポート（足台）の上面からシート前端までの距離は36〜44 cmに調整できる。

MAJESTYの特徴は，姿勢変換機能としてティルト機構をシート座面が水平のときを基準として−3°（前傾姿勢が可能）から20°，バックサポートのリクライニング機構は，座面に対しての角度が90°から137°まで調整可能である。レッグサポート（下腿の支持装置）は，リクライニングの状況に合わせて挙上することが可能であり，側方へ開くことができて着脱することもできる（図18〜20）。

姿勢保持の機能としては，ゆるい曲面で形成されたソフトウレタン素材のシートクッションと，バックサポートクッションが標準で装備され，バックサポートは，さらに張り調節式が付加されている。また，外国製のバックサポートユニットなども取り付けられる構造である。ヘッドサポートの位置は，高さをシートの上面から58〜74 cm，前後に10 cm調整可能で角度も可変できる（図21）。

グリップの高さも15 cmの調整範囲（図21）があり，介助の状況に合わせて調整が可能である。キャスタは5インチのクッションキャスタが基本であるが，駆動輪・主輪の設定により6インチも取り付け可能である。駆動輪・主輪は，自走型と介助型にするかで22インチ，20インチ，18インチを選択でき，その目的に合わせて軸位置を前出し3 cmから後ろ出し6 cmに設定可能である。

入浴・排泄用機器 ― 橋本美芽

1. バスリフト（浴槽内昇降機）
（図22）

メーカー：東陶機器（株）

浴槽の縁に乗せて使用する浴槽内昇降機である。リモコンスイッチで座面部分が昇降する。浴槽底面に据え置く浴槽内昇降機に比べ、浴槽内に深く身体を沈めることができる。電動式であるが電源には充電式電池を使用するので安全である。

使用方法は、バスボードと同様に浴槽上の座面に腰掛け、座位で浴槽をまたぐ。座面上で椅子座位姿勢をとってからリモコンスイッチの操作により座面を昇降させる。座位保持能力を有し、座位でのまたぎ動作が可能な者に適する。

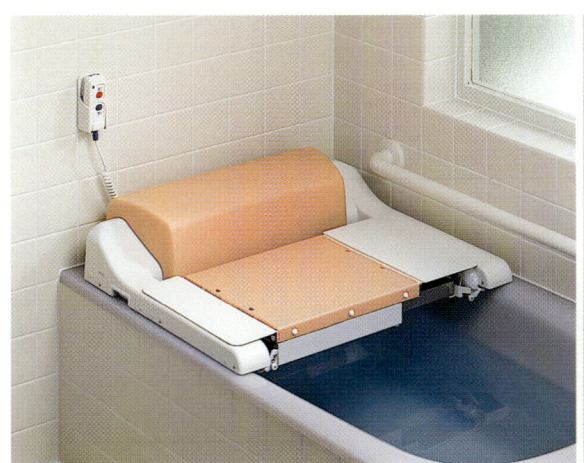

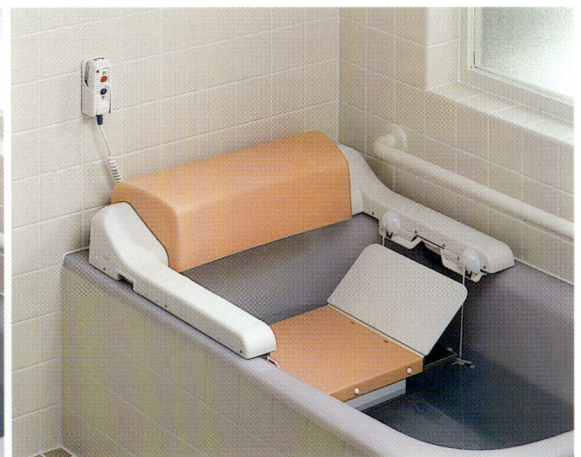

図22．バスリフト

2. レストパル（タンクレス便器）
（図23）

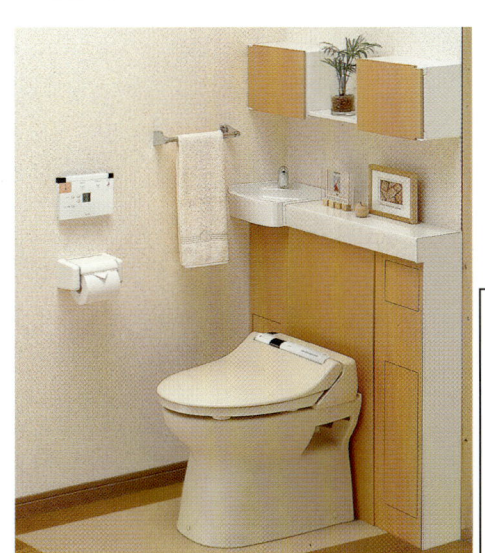

メーカー：東陶機器（株）

便器背面のタンクがない、便器と配管のユニットである。従来型の便器ではタンクに一定量の水を溜めて便器洗浄用に使用したが、給水管から直接給水して便器洗浄が可能となった。タンクがなくなることによって、便器の長さが100 mm 程度短くなり、狭いトイレ内での動作スペース確保に有効である。また、便器からの立ち上がり動作時に体幹を前傾させると頭部が壁面に当たる問題の

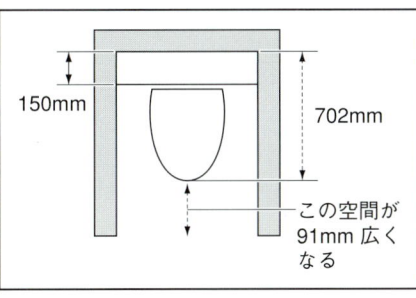

図23．レストパル

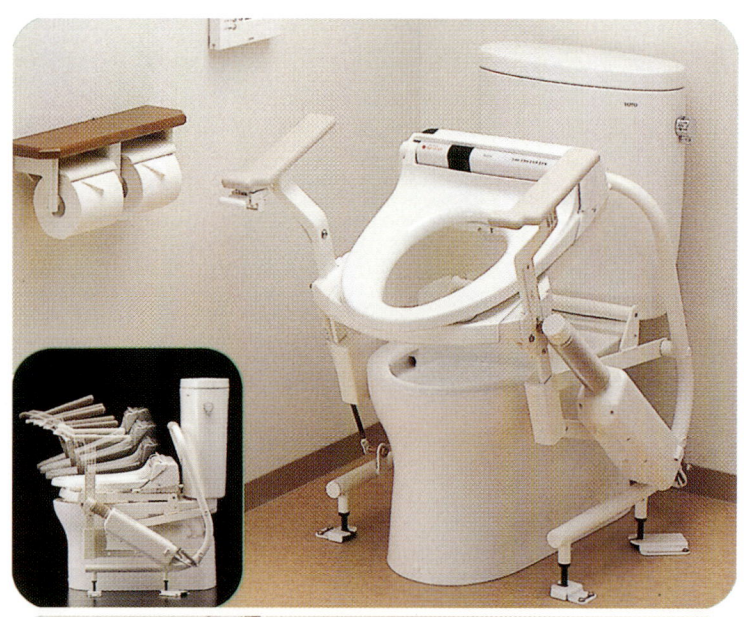

斜め昇降タイプ（主に膝に力が入れられる方）

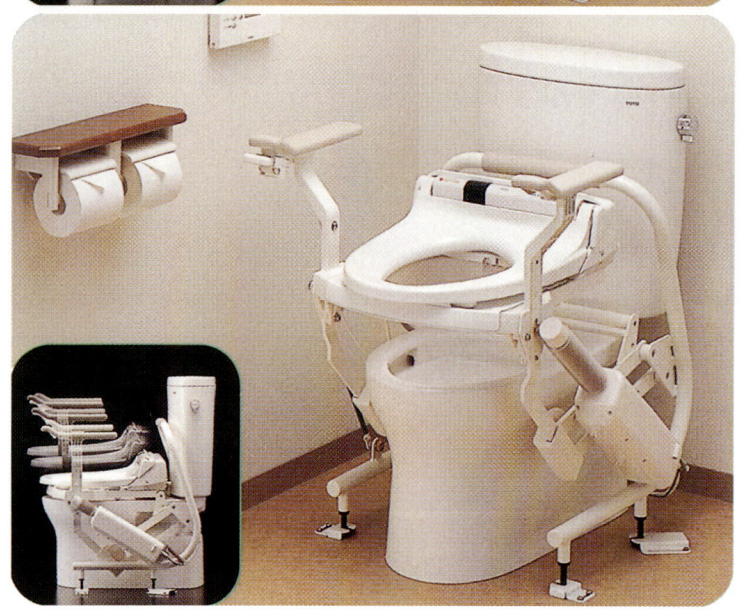

垂直昇降タイプ（主に膝の負担を軽くしたい方）

図24．簡易昇降便座

解決にも有効である。

3．簡易昇降便座（便座昇降装置：立ち上がり補助便座）（図24）

メーカー：東陶機器(株)

便器の便座部分が上下して殿部を持ち上げ，立ち上がり動作を補助する昇降装置である。使用時には昇降機に便座を載せて座面とする。温水洗浄便座の取り付けが可能である。肘掛け部分のレバーを操作して座面を昇降させる。

立ち上がり動作が不安定である見守りレベル，立ち上がり動作に一時的に介助を必要とする一部介助レベルの使用者の自立を促すことができる。昇降時の軌道には垂直方向と斜め上方向に動く2タイプがあり，使用者の障害特性，股関節や膝関節の状態などによって選択する。試用による使用感の確認が必要である。

環境制御装置　　　　　　　　　　　　　　　　　　　　　　畠山 卓朗

1．E−125S（図25）

メーカー：大番ビル福祉サービス（株）

1個の操作スイッチで16の制御項目の操作が可能。リレー接点出力(4)と赤外線出力(12)を有する。

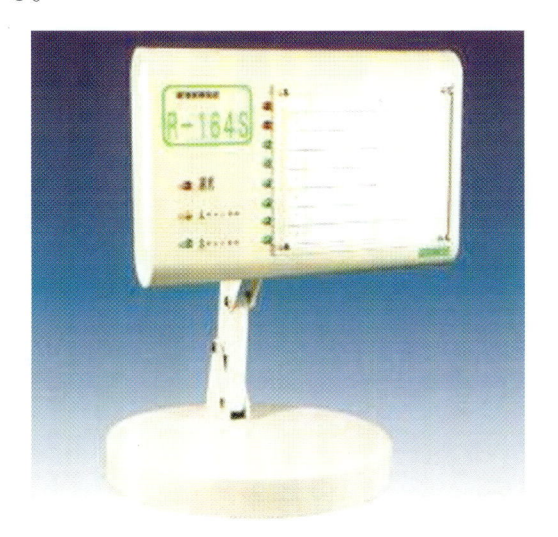

図25．E−125S

2．TV & VCR Remote（図26）

メーカー：AbleNet（米国）

本体に標準装備された大きめの押しボタンスイッチ，あるいは外部接続スイッチの操作により，テレビやビデオの電源オン・オフ，選局が可能。

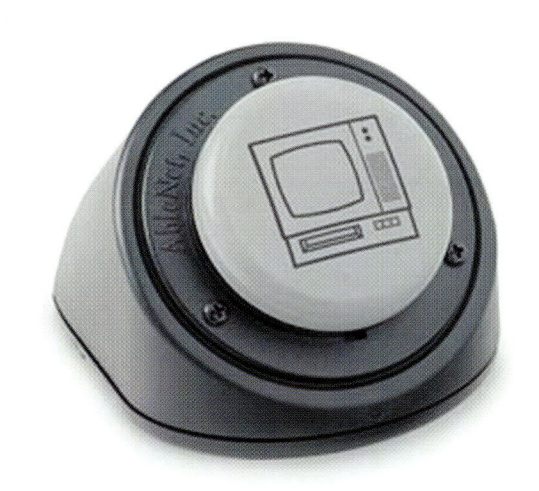

図26．TV & VCR Remote

3．ライフタクト（図27）

メーカー：旭化成テクノシステム（株）

音声入力により赤外線で家庭電化製品の操作が可能。音声メモや電話をかけたり受けたりができる。

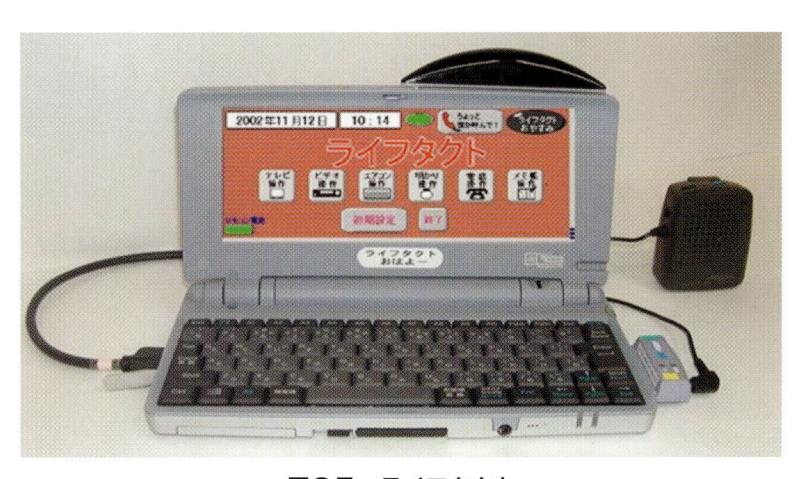

図27．ライフタクト

障害者用運転装置　　　　　　　　　　　　鈴木　実・鎌田　実

1. Jドライブシステム（運転補助装置）(図28)

メーカー：(有)フジオート

この装置は，イギリスのステアリング社が開発したもので，日本では現在のところ，(有)フジオートが制作・設置できる。特徴は，従来の手動運転装置，足動運転装置では運転が困難な方のための運転装置である。また，車いすから車いすへの乗り移りが困難な方のために，通常の生活で使用されている電動車いすを運転席にして運転ができる。

図28は運転装置の一部。操作部を傾斜させることで車輪が左右に動き，棒状のスティックを引くとアクセル，押すとブレーキになる。車の基本的機能「走る・曲がる・止まる」の三つが片手で操作できる。肘で操作することができるので，握力のない方，手のない方でも運転ができる[1]。

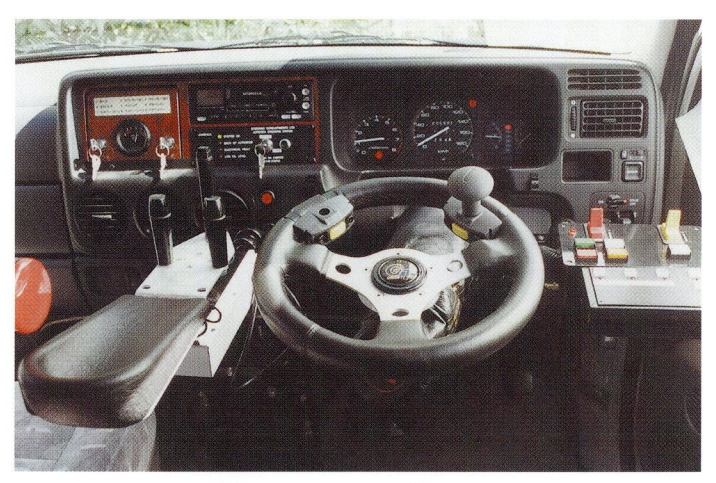

図28．Jドライブシステム

2. ジョイスティック操縦装置(図29)

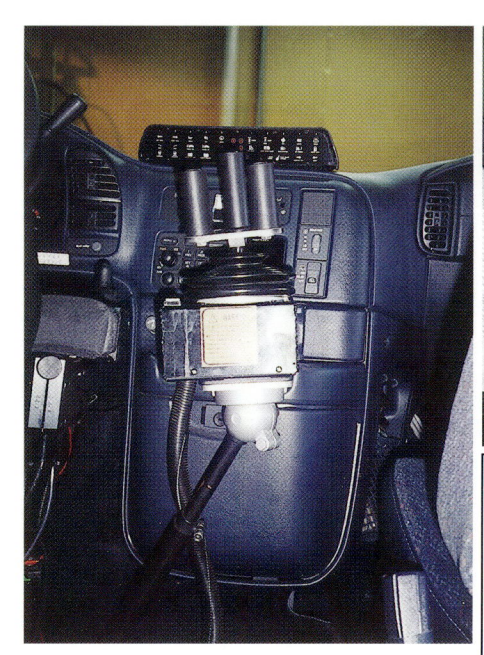

図29．ジョイスティック操縦装置

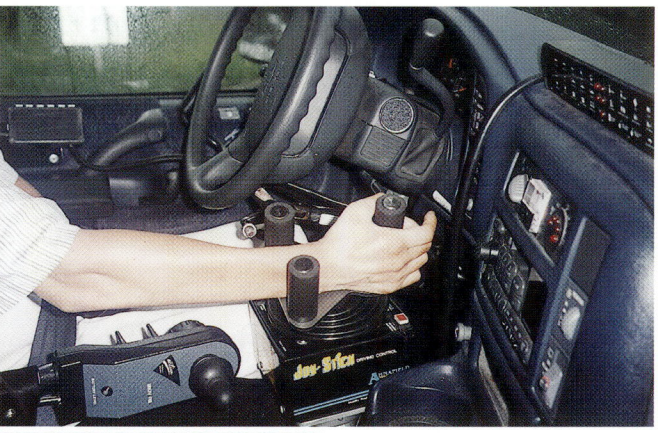

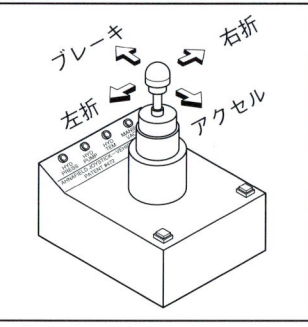

メーカー：アナフィールド社
輸入元：JOYプロジェクト

① この装置はアナフィールド社で開発されたジョイスティックドライビングコントロール操縦装置である。本文の中で紹介したように，日本ではJOYプロジェクト（渡辺啓二代表）が日本財団の補助により購入したものであり，重度障害者の免許取得・運転の可能性を広げた実績がある。

② この操縦装置は，二軸のジョイスティックにより車をコントロールする。左右に倒してステアリング，前に倒してブレーキ，手前に倒してアクセル操作をする。ブレーキ/アクセル操作は緊急の急停止状況でも不用意に作動しないように，安全設計がされている。ジョイスティックが中心に自然に戻ろうとする力を利用しているので運転はとても「自然な感じ」になる[2]。

3．フランツシステム（足動式運転補助装置）
（図30）

メーカー：本田技研工業（株）

この装置は，両上肢障害者のための，両足で運転ができる装置。1965年ドイツで開発されて以来，ヨーロッパで高い評価を得てきた。1981年に開発者のフランツ氏から直接，技術指導を受けたHondaは，独自の技術を加え，さらに使いやすいシステムに発展させた。このシステムは，手動式補助装置とは逆に，両下肢の機能が運転操作可能な範囲で，両上肢に障害があり，通常のステアリング操作ができない人に対応したもので，ステアリング操作を左足で，アクセル・ブレーキペダル操作やATシフト操作，その他のスイッチ類操作を右足で行えるようにしたもの。ステアリング操作を足に置き換える方法として，図30に示すように，片足を使って自転車のペダルを漕ぐのと同様の動きを，ギヤなどを用いてステアリング軸の回転に変換している。また，ATのシフト操作はリンクにより爪先で行えるようにしている[3]。

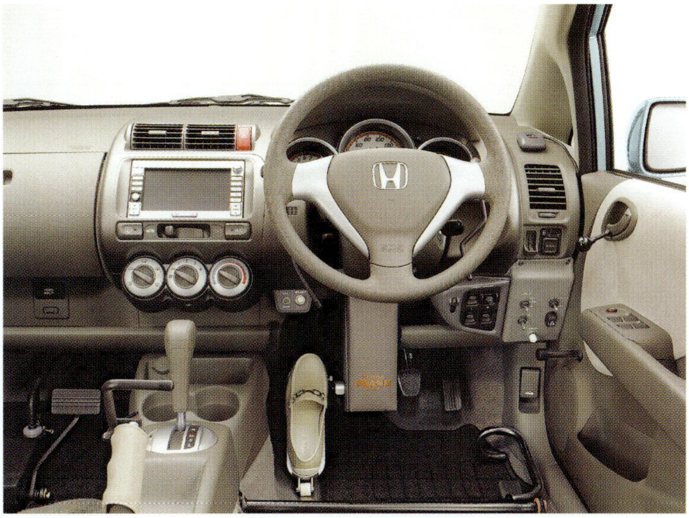

図30．フランツシステム

●● 資料：写真・カタログ ●●

1) ドライブシステム：有限会社フジオート．英国ステアリング社製，http://www.fujicon.co.jp
2) ジョイスティック運転装置：ジョイスティックドライビングコントロール．アナフィールド社製
3) 足動運転補助装置（Honda：フランツシステム）：本田技研工業株式会社，http://honda.co.jp/welfare/function/franz/

[4] 福祉用具に関する制度

福祉用具に関する制度

齊場三十四*
Mitoshi Saiba

SUMMARY

1) 2000年の介護保険導入は,わが国の福祉用具に関する制度の構成を大きく変革させた。

2) 措置制度(国・県主導型)から,市町村が支援の軸となり,利用者と支援事業者との契約優先の利用制度に改変されてきている。

3) 低所得者支援を軸としてきた従来の福祉制度を,応能負担から応益負担に変更し,利用料の一部を利用者の自己負担に求めて,支援の幅を広げた制度に転換した。

4) 戦後の努力の中で培ってきた福祉制度の基本を改革。わが国の福祉制度は関わる省庁が大変複雑であり,縦割りで運用されてきた経緯がある。介護保険は,この仕組みを残したまま『全ての福祉法に優先する』としたので,社会福祉関連制度の機能および位置づけに変化が生じている。

5) 社会福祉実施に関して,国としての責任が曖昧にされ,自己完結的自己責任型で対応する傾向が高まっている心配はないか。

6) 障害者支援も『介護』をキーワードにした介護保険に組み込みを論議。従って,自立支援・介護支援機能をきちんと認識,整理して対応が必要。

7) 介護概念が一人歩きし,福祉用具は,介護支援が中心視点となり,自立意欲とか自立努力の芽を摘むような用具類や支援の仕組みが構成されてきている点に注意が必要。

●はじめに

　戦後構成された福祉法・援護法による公的給付の「補装具」といわれる部分の給付と,各種の社会福祉・社会保険で給付される補助用具類部分と治療材料といわれる部分をもつ医療保険を軸に給付システムが構成されてきた。構造改革の流れの中で,2000年には「介護保険法」が施行され,福祉用具[注1]の給付流通は大きく変化した。「利用者の立場」から,どんなことが問題になるかを軸に整理しながら考察してみたい。

*佐賀大学医学部地域医療科学教育研究センター福祉健康科学部門,教授

● Ⅰ.措置制度から利用制度へ

　措置制度は,① 利用者のサービス選択権が制度として保障されていない,② 利用者とサービス提供者との権利関係が不明確,③ 利用者には行政処分での決定で,利用者がサービスを受ける権利として構築されていない,④ 行政から事業者への委託という関係にあることから,サービスが画一的で,事業者が主体性をもって取り組みができにくい,との4点を理由として,国・県を中心とする実行軸を利用者選択と事業者との契約に

注1) 福祉機器との言葉もあるが,ここでは少し幅広く捉え,補装具なども含めて福祉用具として表現した。

軸を置くシステムに切り替えられている。

　2003年から，支援費制度に障害者福祉も「自分らしく，自分に合ったサービスを自ら選択，契約する方式」に変わった。支援費の支給を希望する場合，利用者自身が申請を自治体に行い，①地方自治体は利用状況など勘案して，必要な支給内容と量を決定，受給者証を交付，②指定事業者（施設も含む）を選択，利用契約を締結，③福祉サービスの提供を受け，決められた負担額を業者に支払う，④指定事業者は提供したサービスについて自己負担額以外を地方自治体に請求清算する，システムとなった。

II．応能負担から応益負担へ

　措置制度時代は，低所得者への支援が中心。所得水準によって費用負担をするシステムで，所得により自己負担額が変動する応能負担[注2]性で，一定の所得を超えると全額自費となる。補装具給付などでは所得制限ばかりか耐用年数とか生活上必要であっても車いすと電動車いすは併給しないとか法文解釈の幅は狭く，現場の意向を理解していないとの批判もあった。この方法では極端にサービス受給者層が少なくなるので，増加する高齢者ニーズには対応できない。所得には関係なく，自己選択・自己決定したサービス利用量によって，一定の自己負担額が算出される応益負担[注3]を軸とするシステムに転換したのが介護保険と理解してよいだろう。

III．給付からレンタルに

　戦後，補装具（義肢・装具類）を中心に，身体障害者や児童・老人福祉法では「措置制度」によって，行政が「行政処分」といった形で対応してきたことを前述した。戦傷病者援護法では，軍人軍属などであった者が傷病状況であれば，戦傷病者手帳を交付，傷病治療や残存障害に対する補装具の給付を国の責任において，他法より優先給付される。身体障害者福祉法・児童福祉法における補装具類は「措置制度」方式で給付。基本的には低所得者優先給付として運用されてきた。1969年に，日常生活支援のため在宅の重度の障害（児）者に特殊寝台，浴槽，便器などの給付（一部貸与）を行う制度がスタートした。これが重度障害者への「日常生活用具給付事業」である。障害者の半数が高齢化しており，介護保険制度に対象者が移ることで，機能低下，形骸化が進んでいる。1993年10月には，政府管掌健康保険で被保険者および被扶養者が在宅で介護を要する場合に，健康状態に応じ，自立促進を目的に在宅介護機器のレンタル料の7割に相当する額を助成する「介護支援事業」がスタートした。

　この制度は，医療保険で，被保険者の扶養家族の早期退院を後押しする目的であった。健康保険の危機的財政を少しでも改善する目的で創設されたが，利用対象者想定に間違いがあり，利用率は低迷，テレビコマーシャルまで入れて利用を呼びかけたことも記憶に新しい。今回調査したところ介護保険施行後は一層形骸化，2年ほど前に何の知らせもないまま廃止されていた。

IV．レンタル制度の問題点

　老人福祉法による貸与ベッドは手動2クランクで，高機能とはいえないものが中心であった。市町村が競争入札，安価で画一的なベッドが届けられるのが一般的であった。搬入，取り付け，引き取り作業は役所仕事にはなじまず，社会福祉協議会への業務委託や給付予算を確保して，貸与ではない給付中心に変わっていった。ベッドを求める声が高まるとともに折角給付されたベッドが有効に使われず，利用者の入所や死亡といった現実にも出会うことで，各地で「リサイクル」が取り組まれた。このような背景から「給付」より「レンタル」がよいとの意見が強まり，**表1**のようなレンタカー方式での貸与が民間会社の手で動きだした。月当たりのレンタル料は，グレードの高い商

注2）応能負担：負担する能力があるものがその負担をする方式

注3）応益負担：行政サービスのコストをそのサービスから受ける利益に応じて負担する方式

表1. レンタカー方式の費用設定（例：ベッドモデル）
介護保険用レンタルベッドが①〜③中心になった原因

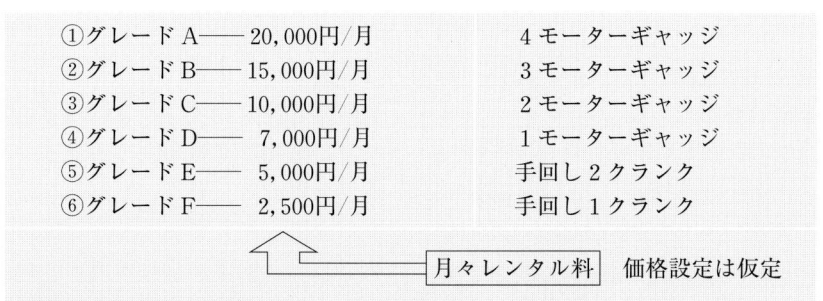

①グレードA	20,000円/月	4モーターギャッジ
②グレードB	15,000円/月	3モーターギャッジ
③グレードC	10,000円/月	2モーターギャッジ
④グレードD	7,000円/月	1モーターギャッジ
⑤グレードE	5,000円/月	手回し2クランク
⑥グレードF	2,500円/月	手回し1クランク

月々レンタル料　価格設定は仮定

◆保険適応上動く金額が大きいほうが儲かるし，便利だしよいと考えた
◆結果，商売としてのベッドを販売する仕組みが壊れた

表2. 介護保険レンタルの解決すべき課題

1. 費用面での課題

②のベッドを3年間借りると
1）本人の負担　1,500円×36カ月　54,000円
2）保険負担　13,500円×36カ月　486,000円

②のベッドを6年間借りると
1）本人の負担　1,500円×72カ月　108,000円
2）保険負担　13,500円×72カ月　972,000円

※ここでの設定期間以上長生きされる場合が多いといえる．6〜7年間利用する場合，自ら購入支援のほうが保険財政的に負担は少なくなることがわかる．20万円補助を出したとしても，購入促進を図る方式のほうが結果的には保険負担も少なくなり，売れるベッドが生まれ，競争の原理が働くことで商いにも活気やよい結果が生まれるものと思われる

2. 福祉用具アドバイザーの養成

不必要ベッドの給付に関しては介護支援専門員の福祉用具プランナー（特別な上級クラス研修または学校教育化）などで防ぐ必要があろう

品はレンタル料が高いといった仕組みであった．同一方式をベースに介護保険に導入，**表1**の①を貸出すことが企業メリットと意識され，利用者にとっては，グレードA（4モーターなど）クラスを借りた場合，レンタル料全額20,000円を自費で払っていたものが保険化で2,000円で借りられることになり，事業者側にとっては，セールスポイントとなった．この方法は，高い費用レートを固定化させた（⑤のベッドを貸出すよりも①のベッドを貸せば収入メリットが大きい）といえる．オーバーサービス的な高級，高機能なベッドが必然的にレンタル用になった一因であろう．もう一点は，**表2**のように，長期にレンタルが及ぶと本人負担が増加する点や利用者数が増加すればするほど，保険費用負担は大きいものになる．さらに，現行のレンタル制度は，結果的に自費購入の機会をなくさせ，商取引としての自由販売競争ができない仕組みを提供してしまったのである．この事実を関係者は認識すべきであろう．

V. 各制度間連携と制度間優先原則

福祉用具の入手概略は**表3**のようになる．「すべての福祉法に介護保険法は優先する」とした方法が導入されたが，それぞれの特徴や連携，補完性を構築時に十分過ぎるほどの検討が必要だったといえる．指摘したように各法の歴史・背景を無視しているために，**図1**で示した制度間優先の上位にある損害賠償，労災・戦傷病者援護法などで

表３．福祉用具の入手概略

①レンタル	介護保険	◆保険による福祉用具の貸与	特殊寝台・マットレスエアーマット・認知症老人徘徊感知装置・車いす・移動用リフトなど
		利用要件など 介護保険被保険者で，要介護認定（一部規制）を受け，介護プランに基づき，利用する種目決定，１割自己負担／実施主体－市町村（広域事務所）・業者指定あり	
	社会福祉協議会	◆地域社会福祉協議会にて貸与（寄贈・購入などで確保）	特殊寝台・車いすなど
		利用条件 特に規定はないが，社会福祉協議会で，熱心に取り組んでいるところとそうでないところがある．どちらかといえば廃止の方向が強い	
	労災保険	◆労災保険労働福祉事業（在宅支援事業）	特殊ベッド（関連補助具）・車いす（関連補助具）・移動用リフト・排泄・入浴・歩行および補助具
		利用条件 労災法１～３級の障害等級で，傷病・障害年金受給者で，現に在宅で療養（介護）を受けている者．３割自己負担（消費税・工事費など自己負担となる），限度月額35,000円	
	その他	医師国民健康保険組合事業・介護労働安定センター事業など ★社会福祉用具貸し付け制度は地域差が大きい ★国家公務員共済保険・政管健保在宅介護支援事業は2002年前後廃止	
②給付とレンタル	身体障害者福祉法 児童福祉法	◆日常生活用具給付事業	特殊ベッド・ワープロ・入浴補助用具・湯沸器・浴槽・便器・ファックス（児童向けは特殊便器など品目に一部違いがある）
		利用要件など 身体障害者手帳を取得している者，児童は別として，介護保険法との関係で，この事業も地域によってその利用の仕方が異なる．形骸化傾向の高い制度になってきている	
	老人福祉法	◆日常生活用具給付事業	自動消火器・火災警報・電磁調理器など
		利用要件など 原則としておおむね65歳以上の一人暮らしの人・介護保険法優先により，この制度は形骸化しているといえる．品目も介護保険法適応外のものに限定されている	
	その他	★国家公務員共済保険・市町村共済保険 在宅介護支援事業助成金支給（レンタルやその費用補填制度）は2002年前後廃止	
③給付	身体障害者福祉法* 児童福祉法	◆補装具給付	義肢（義足・義手）・上下肢装具類・眼鏡・補聴器・歩行補助杖・車いす・電動車いす・歩行器・頭部保護帽・義眼・姿勢保持椅子など
		利用要件など 身体障害者手帳を取得している者，指定医師または更生相談所の判定など事務手続が必要．児童と給付品目は異なるものがある．併給禁止とか耐用年数内の新規給付ができないとか所得によって自己負担があるなど制限あり	
	介護保険法	◆福祉用具購入支援	特殊自動採尿器・腰掛け便座・入浴補助用具・移動用リフトの吊り具など
		利用要件など 要介護認定・プランにより必要とされる場合，年額10万円を限度（本人は１万円負担）として利用できる	
	労災保険法	◆義肢・装具などの支給	義肢（義足・義手）・上下肢装具類・車いす・電動車いす・義眼・歩行補助杖など
		利用要件など 業務上の災害で，障害などが残り，必要だと思われる場合，労災病院での指導を受ける必要がある場合もある（下肢装具など治療中必要なものは保険で治療材料給付が可能で，別途規定あり）	
	厚生年金法	◆義肢・装具などの支給（福祉事業）	義肢（義足・義手）・上下肢装具類・車いす・電動車いす・補聴器・歩行器
		利用要件など 厚生年金（障害年金）受給者，福祉用具が必要だと思われる場合，厚生年金病院での指導を受ける必要がある場合もある．近年は財政的悪化を受け，利用時制限が強く働く傾向があり，形骸化，廃止の方向である	
	その他	※各医療保険からは，治療材料といわれる用具・機材は治療用ということで保険給付が行われている．入院費と同じく３割負担・立て替え払いが原則である ★戦傷病者援護法で補装具にあたる部分の給付があるが，利用者の高齢化により，利用者縮小，介護保険適応で形骸化している	

*身体障害者福祉法の主たる支援部分は，現在は支援費制度が導入されている．さらに自立支援法への転換が準備されている状況である．

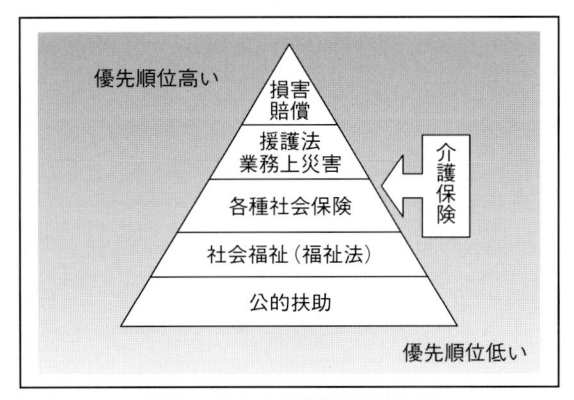

[図1. 社会保障制度間優先順]

（ピラミッド図：上から「損害賠償」「援護法 業務上災害」「各種社会保険」「社会福祉（福祉法）」「公的扶助」、右側に「介護保険」の矢印。上「優先順位高い」、下「優先順位低い」）

支援すべき場合も，下位にある介護保険法で引き受けてしまう矛盾が生じている。介護保険の要介護認定時に，優位・生涯給付である労災・戦傷病者援護などとの補償関係を明らかにすべきであるにもかかわらず，介護保険のアセスメントシート上には，そのチェック項目すらなく，ケアマネジャー教育研修にもこの点はない。優位にあっても現行の方式では，介護保険に知らず知らずのうちに移行してしまう仕組みになっている。すべてを「介護」概念で括ってしまう傾向が高まっていることが一因であろう。このような点は，介護保険財政面健全化からみても決して，'よいとは思えない'。しかも，障害者支援を介護保険に統合するならば「自立生活支援・介護支援の仕組み」をきっちり構築し，自立努力への支援もきちんと位置づけられ，「自立・介護支援保険」として組み直すことが不可欠であろう。今後，制度間連携と優先支援関係について詳細な検討が加えられることを望みたい。

VI. 福祉用具の入手

1. 複雑すぎる福祉用具供給システム

わが国では，前出資料のように給付システムは大変複雑であり，しかも，手続き窓口，書類，利用条件が全く異なっている。それぞれの法のもつ背景(性格・予算枠)から給付種目も偏りがちで，生活支援系となると特殊ベッド・車いすを中心にした構成が多い。わが国では，施策別法文解釈主義・事務処理的対応で運用されてきた措置制度理念からの抜け出しは不十分で，画期的な自己選択・自己決定・契約を軸に構築された介護保険すら2004年の見直しで，再び給付について市町村の行政裁量権（コントロール性）が高まる方向が示唆された。運用次第では問題となろう。レンタル方式のよい面は大いに論議されたと思われるが，前述したデメリットについては，明快な検証・検討が不足していると指摘せざるを得ない。しかも，介護保険は「すべての福祉法に優先する」とする方法は，大きな問題点を提議している。省庁を超えた他法との関係も含めて，利用者が困ることがないように運用しながら，検証を積み重ねての論議が必要だったと思われる。税金（福祉）予算を使う社会福祉・公的扶助軸を私的保険や共済を軸とする自己責任型の社会保険制度に置き換えようとして急ぎ過ぎたのではと危惧の念をもたざるを得ない。前述の政府管掌健康保険の介護支援事業のような単なる思いつき思い違いとバーチャルな論議を基にした施策を送り出してはならない。大きな課題とはいえ財源面ばかりからの統合化論を安易に進めてはならないだろう。少なくとも福祉用具に関する部分は，効率性のよい仕組みをつくるためには，単に一つひとつの施策がバラバラに機能するのではなく，利用者に対して，福祉用具の整備と身体機能とのフィッティング技術の提供，利用者の生活パターンの分析による種々の用具類の統合的支援，住環境整備も含めた（いわゆる北欧にみられるテクニカルエイドセンター機構）総合相談・情報入手および具体的に体験できる方式の導入が必要だといえる。身体に適合することの大切さも熟知し，既製品レンタルでは不適合な場合もあることをよく理解しておかねばならない。地方自治体によっては介護保険法優先規定により，身体障害者手帳での交付をなるべくさせない方向での解釈，指導があるとの声を聞くようなことではならない。財政的な面も含め，体系の簡素化も視野に入れ，利用しやすい，的確，総合的かつ高機能化した給付システム体系を総合的に構築すべきであろう。

2．ケアマネジャーに福祉用具供給システムの総合的教育制度の整備を

現行のケアマネジャーは，介護保険の適応とすべてを介護視点で捉える傾向が強い．しかも，他法の優先支援方法の検討（生命保険の高度障害保険適応の可能性・戦傷病者援護法の適応・生涯保険である災害補償の労災保険の適応の有無・国土交通省の交通事故脳外傷者支援の適応など）は全く欠落している．従って，本来，当事者がもっているかもしれない私的保険や労災保険の優先適応権利が行使されないまま，自ら保険料を払う介護保険に組み込むという問題を内包している．生命保険会社や労災保険機関としては，当事者あるいは事業所から請求行為がない限り，給付を検討することはない．このようにして，安易な介護概念の一人歩きで，図1で示した責任と権利関係も含め，ケアマネジャーに福祉用具の取り扱いも含め総合的な支援視点をもてるようにする仕組みが必要であろう．

3．介護保険時代だからこその注意

『介護』『だめなときは面倒みてあげる』と，安易に不適合，不必要な福祉用具を渡してはいないだろうか．低下した身体機能（ケア部分）のみに着目するのではなく，福祉用具導入に関しては「自立」をキーワードとして，福祉用具を単に単品で届けても，その福祉用具のもつ機能が十分発揮できないことも理解しておきたい．『介護イメージの一人歩き』を見直し『生活環境整備による在宅（地域）生活自立機能』を高め，総合的な生活連続軸として，福祉用具サービスは提供されるべきである．わが国は，総合的かつ生活連続性として支援する大切さは理解されておらず，連続軸として，福祉用具をトータルで届ける方法は未確立である．自己選択・決定による必要なものを必要なだけ入手できる仕組みをもつ意味で，画期的な性格をもつ介護保険制度方式を今後成熟させられるかどうかが問われている．しかし，介護保険のもつ未熟成さを原因として，福祉用具事故問題や不必要支給が表面化してきた．このことを理由に，早速，2004年の介護保険見直しでは，措置制度と同様な管理性と制限を加える（行政裁量権の行使）傾向が強められたが，マネージメント制度の資質を上げない限り問題が生じ続ける危険度は高い．

おわりに

各制度を詳細に紹介しようかと思ったのだが，従来から存在してきた制度の中には，形骸化，機能停止しているものが数多く，法制度だけが残っているものが多くなってきた．新しく創設され（る）たシステムでは起案段階で，対象となる利用者想定が「思い違い」「思い込み」で間違っている法体系が次々と顔をみせてくる時代である．この誌上では少し視点を変えてまとめてみたが，残存する縦割り行政の問題や社会福祉の影は薄くなり，すべてが介護保険に集約される傾向のみが高まっている姿が浮かんできた．現行のままでは無尽蔵に保険料のアップを続けるしかない姿もみえる．従って，省庁部課の壁を越えて，統合的な福祉用具の給付システムを構築すべき時期であろう．

最後になったが，生活支援や福祉用具プランナーを教育過程に組み込むことや，リハビリテーション関係者を福祉用具に関わる専門職として尊重され得る教科体制の整備を進めてほしいと願っている．どちらにしても『利用者の自己選択・決定』がスムースに積極的に完了できる体制が必要である．この点についてリハビリテーション関係者の**責任ある発言が必要である**ことを結びの言葉としておきたい．

参考文献

1) 齊場三十四：障害者・高齢者の自立・介護支援と福祉用具．明石書店，1999．
2) 障害者福祉研究会：身体障害者認定基準及び認定要領．中央法規出版，2003．

和文索引

あ

アームサポート　91, 113
アームサポートフレーム　91
アームサポート角度　93
アームサポート間隔　93
アームサポート高　93, 95
アームサポート長　93
アームサポート幅　93
アクセシビリティ　136
アクセシビリティ指針　136
アクセシブル・デザイン　43
アクセル　143, 144
アジャスタブル車いす　89
アライメント　86
アルミニウム合金製フレーム　96
握力　164
安全性　28

い

インクルージョン　42
インターネット　136
インタフェース　141
インテリジェント大腿義足　84
移動　143
移動制約者　143
家制度　9

う

ウィザード　141
ウィルチェアーラグビー　153
ウインカー　145
ウェブ・アクセシビリティ　137
ウォークスルーバン　149
運転シミュレータ　149
運転座席　148
運搬用車いす　111

え

エルシー・チェア　158
円背　158
円背状（猫背）　148
遠隔調整　85

お

オーダーメイド　89
オートマティックトランスミッション（AT）車　144
オルソチェア　155
折りたたみ全高　93
折りたたみ全長　93
折りたたみ全幅　93
落とし込み式アームサポート　113
応益負担　167
応能負担　167
欧州リハビリテーション工学協会　3
欧州規格　31
大型キーボード　135
音声出力式コミュニケーションエイド　132

か

ガイドライン　136
ガゼル　156
加減速の操作　149
課題指向的訓練　72
介護支援事業　167
介護派遣サービス　16
介護保険　166
介護保険制度　107
介護保険対応機種　159
介護保険法　166
介護用車いす　107
介助型　160
介助用車いす　108
介助用座位変換型車いす　107, 109
介助用特殊型車いす　107, 111
介助用標準型車いす　107, 108
介助用浴用型車いす　107, 110
廻転自在車　9
拡大・代替コミュニケーション　131
川崎バスジャック事件　15
間接発泡法　65
関節モーメント　79

き

環境制御装置　125
簡易型電動車いす　90, 100, 105
簡易昇降便座　162
臥位保持装置　69

キーガード　135
キーボード　138
キャスタ　101, 105
キャスタオフセット　93
キャスタトレール　93
キャスタ角　93
キャスタ輪径　93
キャンバ角　93
キャンバ寸法　93
規格　28, 47
機械的結合　149
機構　150
機能　150
機能障害　23
機能的電気刺激　58
脚分離型吊具　115
休息姿勢　159
共用品　39, 40, 42
共用品の市場　45
共用品推進機構　41
供給システム　26
競技用スポーツ機器　151
競技用車いす　152
筋ジストロフィー　14
筋活動　148
筋電解析　87
筋電義手　83
義肢　83
義手　86
義足　8, 83, 84

く

駆動輪　101
駆動輪（主輪）径　93
車いすガイドマップ　15
車いすテニス　153
車いすバスケットボール　14, 153

車いす格納装置　146

け

ケアマネジャー　171
ケア付き住宅　15
軽自動車　148
携帯型意思伝達装置　15, 16
携帯用車いす　111
頸髄損傷　14
欠格条項　13
原動機付き自転車　149

こ

コミュニケーション　131
コラムマウントタイプ手動式補助
　装置　145
コンテンツ　136
固定システム　149
呼吸気圧スイッチ　126
工学的支援機器　56
公共交通機関　143
交通バリアフリー法　143
抗菌　159
厚生年金法　89
後座高　93
高位頸髄損傷　125, 146
高齢者ドライバー　150
高齢障害者　158
構造　150
国際シンボルマーク　17
国際規格　29, 47
国際障害者年　15, 22
国際障害分類　23
国際生活機能分類　24
国際電気標準会議　30, 47
国際標準化機構　29, 47
国際福祉機器展　23
国内ISO審議団体　31
国民の生存権と国の社会保障義務
　　9
国立療養所箱根病院　9
骨盤　148
50音文字盤　134
豪州リハビリテーション工学協会
　　3

さ

サイドガード　91
サリドマイド　146
採型器　65
三層強化段ボール　67, 155
産業界　41
坐骨収納型ソケット　85
座圧　103
座位腋下高　94
座位下腿長　94
座位肩甲骨下角高　94
座位腰幅　94
座位姿勢　148
座位肘頭高　94
座位殿幅　94
座位変換型　107
座位保持装置　16, 62
座席シート　148
座底長　94
残存機能　144

し

シート　91
シート奥行き　93, 95
シート角度　93
シート型吊具　115
シート高　95
シート幅　93, 95
シットスキー　154
シミュレーター　65
シャワーチェア　121
ジョイスティック　143, 144
ジョイスティック・レバー
　　100, 102, 104
ジョイスティック操縦装置
　　148, 164
ジョイバン　148
四肢障害　144
四肢麻痺　125, 143
四辺形ソケット　85
支援機器　4, 7
支援技術法　19
支援費制度　167
姿勢変換機能　111, 159, 159, 160
姿勢保持　148, 158, 159, 160
姿勢保持機能　108, 159

姿勢保持装置　62
試験評価体制　37
試作車　149
試用評価　26
資格制度　51
室内型車いす　157
社会的不利　23
車軸上下位置　93
車両挙動　149
車輪　91
車輪前後位置　93
尺貫法　119
手動運転装置　143, 144
手動車いす　100, 107
手動補助装置　143
集尿器　14
小児用筋電義手　87
消費生活用品安全法　34
障害の社会モデル　50
障害者・高齢者等情報処理機器ア
　クセシビリティ指針　137
障害者生活圏拡大運動　15
障害者等情報処理機器アクセシビ
　リティ指針　136
障害者用運転装置　143
衝突安全性　150
身体障害者更生指導所　13
身体障害者更生相談所　9
身体障害者手帳　9
身体障害者福祉モデル都市事業
　　18
身体障害者福祉法　9, 89, 167
新JIS制度　34
自在輪　101
自走型　160
自走用車いす　108
自動歩行介助装置　76
自由度　150
自立センター　16
自立支援　150
児童福祉法　167
15年式義手　8
重度の障害者　159
情報機器　136
情報技術　136
情報通信技術　132
褥瘡　148

す

スキャニング	126
スキャン	126
スキャン入力	135
ステアリング操作	165
据え置き型リフト	116
寸法基準点	93
寸法調整機能	159

せ

セダン	148
センサー	126
生活の質	133
生活支援工学	55
生理的彎曲，S字の	148
制動モーメント	79, 81
製造技術認証	90
製造物認証	90
脊髄損傷者	14
脊柱	148
脊柱形状	148
旋回中心	101
線レール	116
全高，車いすの	93
全長，車いすの	93
全幅，車いすの	93
前座高	93

そ

措置制度	166
走査型選択方式	135
走査法	126
総合的アプローチ	50
操作スイッチ	126, 127
操作入力	148
操縦桿	149
操舵	149
足関節角度制限	78, 81
足動運転装置	144
足動式運転補助装置	165
足動式補助装置	146
速度感応	149
側彎	159
側彎変形	158

た

タンクレス便器	123, 124, 161
立ち上がり補助便座	162
立ち座り動作	159
多様入力コントローラ	104
体重支持機構付き歩行器	73
対等な関係	50
短下肢装具	78
大腿骨	148

ち

チェアスキー	16
治療的電気刺激	58
着座位置	149
着脱式車輪	91
超小型電気自動車	149
聴覚	41
直接発泡法	65

つ

ツインバスケットボール	16
吊り上げ装置付きトレッドミル	73
吊り上げ歩行装置	73
吊具	114
杖	143

て

ティッピングレバー	91
ティッピングレバー長	93
ティルト	100, 103
ティルト・リクライニング式機構	110
ティルト機構	159, 160
テクノエイド協会	107
デイケア・サービス	144
デザイン・フォー・オール	45
デジタルデバイド	136
デバイス	150
手押しハンドル	91
手押しハンドル高	93, 95
手押し型	108
低床スロープ	143
低床化	150
鉄脚	8
天井走行型リフト	116

と

転倒防止装置	91
電子制御	149
電動ティルト機構	103
電動リクライニング機構	103
電動車いす	14, 100, 101, 143
電動車いすサッカー	16, 105
電動昇降機構	104
電動肘	86

と

トーキングエイド	15, 16
トイレ用吊具	115
トウ角	93
トランスファボード	146
ドア・ツー・ドア	144
ドライビングポジション	149
当事者主体	49
当道座	8
東京大学鎌田研究室	149
東京都補装具研究所	149
透明文字盤	134
特殊型	107
特化	149

に

日本リハビリテーション工学協会	4, 19, 20, 22, 31, 71
日本義肢装具学会	31
日本工業規格	32, 47
日本生活支援工学会	4
日本標準調査会	29, 32
日本福祉用具・生活支援用具協会	30
日常生活動作	22, 40, 56, 132
日常生活用具給付事業	167
入浴用福祉機器	118, 119
入力装置	150
入力方式	126

の

ノーマライゼーション	42, 43
能力障害	23
脳性麻痺	14, 104

は

ハーフサイズ	116
ハイバック	116

和文索引

は

ハイブリッドニー 84
ハイルーフ化 149
ハンドリム 91
ハンドリム取り付け間隔 93
ハンドルコラム 145
ハンドル型電動車いす 101
バイオメカニクス 78
バイワイヤ 143, 149
バギー車 111, 112
バスボード 122
バスリフト 161
バックサポート 91, 103, 148
バックサポート角度 93
バックサポート高 93, 95
バックサポート幅 93
バッテリー 105
バリア 138
バリアフリー 39, 43
バリアフリー化 143
パラメータ 150
パラリンピック種目 151
パラリンピック東京大会 14
パワーアシスト型 90
パワーステアリング 145
張り調節式バックサポート 160
跳ね上げ式アームサポート 113
排泄関連機器標準化協議会 31
排泄用福祉機器 118, 122
箱根式車いす 9
八王子自立ホーム 15
万能カフ 135

ひ

ピアカウンセリング 16
ピラーレス構造 143
非言語コミュニケーション 132
膝の過伸展 78
標準化 28, 47
標準型車いす 156
標準型電動車いす 101, 105

ふ

フォーム加工法 66
フット・レッグサポート 91
フット・レッグサポートフレーム 91
フットサポート 91
フットサポート・シート間距離 93
フットサポート高 93
フットサポート長 93
フットプレート 102
フランツシステム 146, 165
フルサイズ 116
フレックス構造 67
フロア 145
フロアマウントタイプ手動式補助装置 145
ブラウザ 137
ブレーキ 91, 143, 144
プラスチックモールド 66
プロトタイプ 149
プロンボード 68, 156
福祉機器 19, 28, 56
福祉工学教育 49
福祉車両 144
福祉用具 7, 29, 40, 42, 56
福祉用具情報システム 89, 108
福祉用具法 28, 41
物理医学 55
物理的環境 26

へ

ヘッドサポート 116
ヘッドポインタ 135
ベッド固定式リフト 117
ベルト型吊具 115
ペダル 150
片上肢障害 144
便座昇降装置 124

ほ

ホーン 145
ホイールベース 93
ボッチャ 16
ポインティングデバイス 139
歩行器 143
歩行訓練器 72
補高 18
補装具 9
補装具給付制度 108
北米リハビリテーション工学協会 3, 21

ま

マウス 139
マウススティック 135
マジェスティー 159
マスト型リフト 116

み

ミニ・ジョイスティック・レバー 102
ミニハンドル 143, 144
ミニハンドル操縦装置 148
ミニバン 148
右下肢障害 144
右上肢障害 144

め

メカトロニクス 83
メッセージボード 134
メッセージ録音型VOCA 134
面レール 116

も

モールド型 65
モジュラー型 109
モニター評価 26
文字入力型VOCA 134

ゆ

ユーザー補助機能 138
ユニットバス 120
ユニバーサル・デザイン 16, 24, 39, 45, 150
油空圧シリンダ 149
床走行型リフト 117
床反力 79, 81

よ

腰椎 148
腰背部 148
浴室用リフト 117
浴槽内昇降機 161
浴用型 107
四輪駆動 106

ら

ライフタクト 163

り

リクライニング　97, 100
リクライニング機構　159, 160
リクライニング式手押し型　108
リハビリテーションエンジニア
　　　　　　　　　95, 149
リハビリテーション工学　1
リハビリテーション工学センター
　　　　　　　　　21
リハビリテーション法第508条項
　　　　　　　　　137
リフト　114, 143
リンク　145

リンク・ワイヤー方式　143
利用制度　166
立位保持装置　68
両下肢障害　144
両上肢障害　144

れ

レール走行型リフト　116
レストパル　161
レッグサポート　91, 103
レッグサポート長　95
レディメイド　89
レバー　149
レンタル　89

レンタル対応アジャスタブル車いす　157

ろ

ローバック　116
ロボットスーツ　76
ロボットハンド　146
老人福祉法　167
労働災害補償法　89

わ

ワゴン　148
ワゴンタイプ　144
和洋折衷式浴槽　121

メーカー索引（掲載順）

花王　42
トヨタ自動車　42
日本ロジックマシン社　59
安川電機　60
Ossur 社　84
ナブテスコ社　84
Otto Bock 社　85
アイホン　127
三菱電機コントロールソフトウェア　127
大番ビル福祉サービス　127, 163

旭化成テクノシステム　127, 163
Tash　127
EvoSoft　127
AbleNet　127, 163
エスコアール　127
日本電気　139
山陽電子工業　140
有薗製作所　155
アサヒテックコーポレーション　155
昭和貿易　156

日進医療器　156, 157, 158, 159
クオリ　158
東陶機器　161, 162
フジオート　164
ステアリング社　164
アナフィールド社　165
JOYプロジェクト　165
本田技研工業　165

欧文索引

A

activities of daily living（ADL） 56, 57, 132
adjustable knee　84
AFO の矯正　79
AFO の分類　79
ankle-foot orthosis（AFO）　78
assistive products　4
assistive technology（AT）　19, 55
assistive technology act（ATA）　19
Association for the Advancement Assistive Technology in Europe（AAATE）　3
AT シフト操作　165
augmentative & alternative communication（AAC）　131
Australian Rehabilitation & Assistive Technology Association（ARATA）　3

B

bio engineering（BE）　2

C

C-leg　84
central pattern generators（CPGs）　73
Commitee on Prosthetics Research and Development（CPRD）　3
computer aided design（CAD）　66
computer aided manufacture（CAM）　66
continuous passive motion（CPM）　60

D

digital-divide　136
disability　23
dysmobility　55, 61

E

E & C プロジェクト　42
E-125S　163
environmental control system（ECS）　125
European Standards（EN）　31
evidence-based medicine（EBM）　61

F

functional electrical stimulation（FES）　58

G・H

GHQ　9
handicap　23

I

i トライチェア　155
ICF　24
ICIDH　23
impairment　23
information technology（IT）　132, 136
International Electrotechnical Commission（IEC）　30, 47
International Organization for Standardization（ISO）　29, 47
ISO/IEC ガイド 71　47, 136

J

J ドライブシステム　164
Japanese Industrial Standards（JIS）　32, 47
JASPA　30
JIS マーク表示制度　32
JIS 制定　14
JISC　29, 32
JIS T9201　90, 107

L

LC CHAIR　158

M

MAJESTY　159
medical electronics（ME）　2

P・Q

Physical Medicine　55
quality of life（QOL）　106, 133

R

rehabilitation engineering（RE）　1, 2
Rehabilitation Engineering Center（REC）　21
Rehabilitation Engineering Society of Japan（RESJA）　4, 22
Rehabilitation Engineering Society of North America（RESNA）　3, 21
Rheo Knee　84
RV 車　148

S

Safety Goods（SG）　32
SG マーク　34
SG 規格　32
Shannon のコミュニケーション・モデル　131, 132

T

TAIS　89, 108
TC168（義肢装具）　30
TC173（福祉用具）　30
therapeutic electrical stimulation（TES）　58
transcutaneous electrical nerve stimulation（TENS）　58
TS マーク　34
TV & VCR Remote　163

V

voice output communication aid（VOCA）　132

リハビリテーション工学と福祉機器
〈リハビリテーションMOOK No.15〉

2006年6月20日　第1版第1刷発行

定価（本体6,600円＋税）

編集主幹　千野直一　　安藤徳彦
編　　集　大橋正洋　　木村彰男　　蜂須賀研二
発行者　　川井弘光
発行所　　金原出版株式会社
　　　　　〒113-8687　東京都文京区湯島2-31-14
　　　　　電話　編集─────(03)3811-7162
　　　　　　　　営業─────(03)3811-7184
　　　　　ＦＡＸ──────(03)3813-0288
　　　　　振替口座──────00120-4-151494
　　　　　http://www.kanehara-shuppan.co.jp/

Ⓒ 2006
検印省略
Printed in Japan

ISBN4-307-75015-2

印刷／製本　蔦友印刷㈱

JCLS ＜㈱日本著作出版権管理システム委託出版物＞

小社は捺印または貼付紙をもって定価を変更いたしません
乱丁，落丁のものは小社またはお買上げ書店にてお取替えいたします

新鮮で、実用的なテーマをくまなく提供!!
リハビリテーションMOOK
全15冊

編集主幹
千野　直一（慶應義塾大学名誉教授）　安藤　徳彦（前横浜市立大学教授）

編　集
大橋　正洋（神奈川リハビリテーション病院部長）
木村　彰男（慶應義塾大学教授）
蜂須賀研二（産業医科大学教授）

① リハビリテーション診断・評価	240頁 156図 原色16図　定価5,565円（本体5,300円＋税5％）	
② 脳卒中のリハビリテーション	220頁 155図 原色3図　定価5,565円（本体5,300円＋税5％）	
③ 介護保険とリハビリテーション	232頁 84図　定価5,565円（本体5,300円＋税5％）	
④ 高次脳機能障害とリハビリテーション	184頁 43図　定価5,250円（本体5,000円＋税5％）	
⑤ 運動療法・物理療法・作業療法	210頁 98図　定価5,565円（本体5,300円＋税5％）	
⑥ 骨関節疾患のリハビリテーション	258頁 154図　定価5,775円（本体5,500円＋税5％）	
⑦ 義肢装具とリハビリテーション	208頁 171図　定価5,565円（本体5,300円＋税5％）	
⑧ 小児のリハビリテーション	260頁 152図　定価5,985円（本体5,700円＋税5％）	
⑨ ADL・IADL・QOL	216頁 146図　定価5,565円（本体5,300円＋税5％）	
⑩ 神経疾患とリハビリテーション	266頁 134図 原色13図　定価6,300円（本体6,000円＋税5％）	
⑪ 脊髄損傷のリハビリテーション	242頁 140図　定価6,930円（本体6,600円＋税5％）	
⑫ 言語障害・摂食嚥下障害とリハビリテーション	176頁 106図　定価6,510円（本体6,200円＋税5％）	
⑬ 高齢者のリハビリテーション	236頁 103図　定価6,930円（本体6,600円＋税5％）	
⑭ 内部障害のリハビリテーション	160頁 34図　定価6,300円（本体6,000円＋税5％）	
⑮ リハビリテーション工学と福祉機器	186頁 147図 原色32図　定価6,930円（本体6,600円＋税5％）	

全冊完結

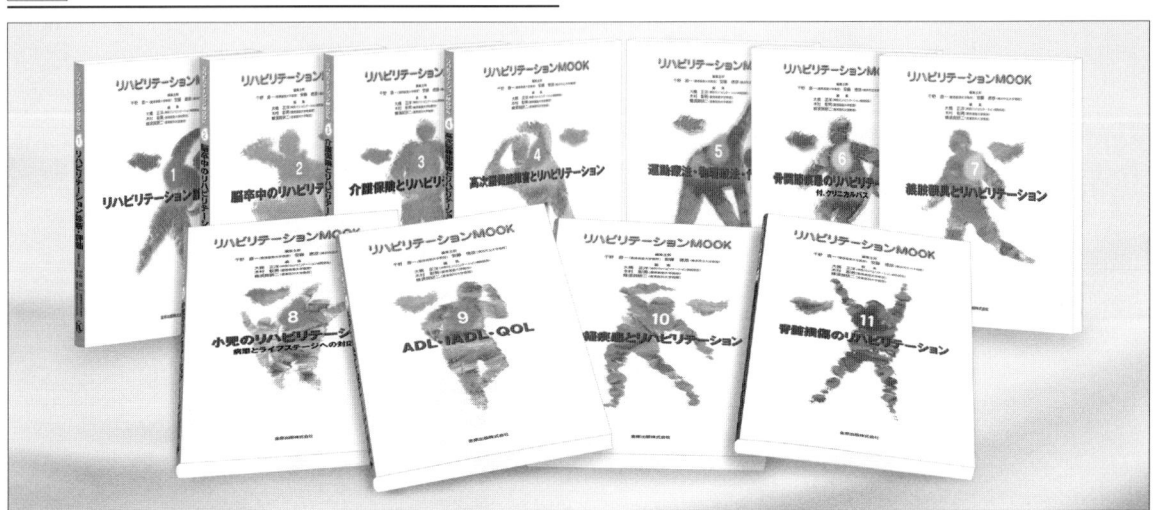

2006・6

金原出版
〒113-8687 東京都文京区湯島2-31-14　電話03-3811-7184（営業部直通）　FAX 03-3813-0288
振替00120-4-151494　ホームページ http://www.kanehara-shuppan.co.jp/